陆渊雷《陆氏论医集》

陆渊雷 撰著

沈本琰 编纂

王图南 整理

全国百佳图书出版单位

中国中医药出版社

·北京·

U0364190

图书在版编目（CIP）数据

　　陆渊雷《陆氏论医集》/ 陆渊雷撰著；沈本琰编纂；
王图南整理 . -- 北京：中国中医药出版社，2024.12
ISBN 978-7-5132-8941-2

　　Ⅰ . R2-52

　　中国国家版本馆 CIP 数据核字第 2024YB3236 号

中国中医药出版社出版

北京经济技术开发区科创十三街 31 号院二区 8 号楼
邮政编码　100176
传真　010-64405721
山东临沂新华印刷物流集团有限责任公司印刷
各地新华书店经销

开本 710×1000　1/16　印张 16.5　字数 252 千字
2024 年 12 月第 1 版　2024 年 12 月第 1 次印刷
书号　ISBN 978-7-5132-8941-2

定价　68.00 元
网址　www.cptcm.com

服 务 热 线　010-64405510
购 书 热 线　010-89535836
维 权 打 假　010-64405753

微信服务号　zgzyycbs
微商城网址　https://kdt.im/LIdUGr
官 方 微 博　http://e.weibo.com/cptcm
天猫旗舰店网址　https://zgzyycbs.tmall.com

如有印装质量问题请与本社出版部联系（010-64405510）

整理说明

一、陆渊雷《陆氏论医集》以 1933 年上海民光印刷公司铅印本为底本进行点校。原书一函四册，每半叶十二行，每行三十二字，白口，上鱼尾，四周双边。

二、原书为繁体字本，今易为规范的简体字本，并以现代标点进行句读。为保持原书的语言风格，对原文中部分主、谓、宾的句读予以保留。

三、原书系竖排本，现易为横排本，依照惯例，原书中凡指上文的"右"字径改为"上"字，凡指下文的"左"字径改为"下"字。

四、本书以点校为主，凡书中明显刊刻及抄写错误者，径改并于文后加注；通假字或异体字径改，个别予以保留或出注；对个别生僻的字词酌加注释。

五、原书中部分中药名、中医名词术语及专有名词与现今不同，改为现代通用名，并加注。

六、为保证版本的原貌，体现历史的延续性，书中所用的近代西医学术语、人称、人名及化学名词等与现代有出入者，本次点校均未做更改；可检索到的名词术语及人名在文后出注。

七、原书两分册的目录各自独立，本次点校时统一移聚全书之首。目录与正文不一致处，均按正文径改。

八、书中"□"处是作者有意或因故隐去的文字。

九、对书中个别不合时宜的地方在不影响文意的前提下予以删节处理。

十、为便于读者阅读，区分不同来源的文字，排版时将陆氏正文排为大字宋体，陆氏夹注排小字宋体，陆氏按语、在他人书信中的小字夹注，以及沈本琰按语排大字楷体，引用他人的文字部分用大字仿宋体（其中他人小字注释用小字仿宋）。

整理者

2024 年 6 月

序　目

　　中医其不亡乎？五运六气，十二经脉，三部九候，无一非凿空玄说。玄说则安得而不亡？中医其亡乎？刺灸之精，方药之用，施之苟当，其效如响。治疗既效，则安得而亡？吾故谓中医之名义面貌不能必存，中医之治疗方药必不灭亡。何则？医以疗病为志，彼科学家殚精竭虑，以求医学，然其治疗之效，曾不若我一针之入、一剂之投，彼必采用我针、剂以济其穷。针、剂既行，则中医之名虽亡，而实乃不亡。虽然，一针一剂，必附有运气、经脉之玄说。玄说不去，人犹恶其诞而不乐用也。摒去玄说，探寻得效之故，而说以科学，乃所谓整理中医，亦所谓沟通中西。存其可存，而不存其不可存，捍卫中医，功莫大于此矣。此其事，盖肇始于王清任，继起于唐容川，至于今日，言者益多。顾求其中西明确认识，不偏执、不附会，则渊雷夫子之所见，殆非王氏、唐氏之比。中医苟不亡，其必由斯道矣。夫子所著书，已梓者《伤寒今释》，将梓者《金匮今释》，其他《生理补证》《病理补编》《诊断治疗学》《内科》《妇科》《小儿科》，凡所以授遥从弟子者，皆将次第成书。唯友朋辩难，以及医报杂志诸作，或商榷主张，或讨论学理，虽不专一义，而片玉碎金，弥可宝贵。平时多不留稿，去年以来，琰助给笔札，辄为之搜罗缮写，起自乙丑，至于今兹，厘为四卷。首二卷为杂文，次二卷为长篇专著，皆以岁月为次，命之曰《陆氏论医集》，目次具如下列。其未及搜罗，以及今后之著作，当并作续编，期之异日。今国医馆方整理医学，而新旧之争纷然，则不知此书之出，为息争之调人乎？抑为启争之祸首乎？

癸酉八月

沈本琰记

目 录

卷一

卷二

卷三

卷四

卷

一

杂文一

上恽铁樵先生

乙丑七月

　　五行配五脏，业中医者尽人能知，而几于尽人不能解。尊著《群经见智录》，以为《内经》之言五行五脏，本于天之四时，一语破的，扫尽模糊影响之论，大快人意。考"五行"字面，当溯诸《尚书·洪范》，其配五脏，则有二家不同之说。今文《尚书》欧阳氏说与《内经》同。古《尚书》说："脾，木也；肺，火也；心，土也；肝，金也；肾，水也。"许氏《五经异义》："谨案《月令》，春祭脾，夏祭肺，季夏祭心，秋祭肝，冬祭肾。"与《古尚书》同。

　　郑驳之云："月令祭四时之位，乃其五脏之上下次之耳。冬位在后，而肾在下；夏位在前，而肺在上；春位小前，故祭先脾；秋位小却，故祭先肝。肾也，脾也，俱在膈^①下；肺也，心也，肝也，俱在膈上。祭者必三，故有先后焉，不得同五行之义。今医病之法，以肝为木，心为火，脾为土，肺为金，肾为水，则有瘳也，若反其术，不死为剧。"以上《五经异义》及郑驳俱见孔颖达《正义》。

　　扬雄《太玄》："木藏脾，金藏肝，火藏肺，水藏肾，土藏心。"从《古尚书》说。高诱注《吕览》《淮南》，则今古兼用，案而不断。此外，用

---

① 膈：原书作"鬲"字，当误，据文义改。下同。

《古尚书》说者不经见。夫医家治病，自当宗《内经》，用《今尚书》说，然今古二说之所以不同，医家自当研究，愿闻其不同之故。

尊著又谓："《内经》所言五脏，非血肉的五脏，是四时的五脏。持此义读《内经》，自能祛除重重障碍。"然而窃有疑者，岂作《内经》者从未窥见血肉之脏耶？如其见之，又将何以名血肉之脏？将四时之脏与血肉之脏异用而同名耶？则古医经虽无教科书方法，使人明白晓畅，亦不当以功用悬绝之两物混为一名，贻误后学之甚矣。若谓《灵》《素》之脏腑皆指功用不指实质，则尤有难言者。华元化与仲景同时，其治病也，刳断肠胃，涤洗五脏，尤长于创伤痈毒，盖与今之西医相似，使元化以其术著书，必有斥名血肉之脏腑者。不幸元化之书不传，然《素问》《灵枢》不应无片言只字涉及元化一派之术者，而谓《内经》五脏绝不指名血肉之脏耶？

《见智录·扁鹊传》第二案云："气会在两乳下，属三焦。胸会去结喉三寸，为手足六经交会之点。考三焦经二十三穴，不及乳下，亦无气会之名。"八会穴气会膻中，在两乳间，属任脉，亦非三焦经。又，任脉经穴在结喉下者，天突、璇玑、华盖，在结喉上者，廉泉、承浆，皆无胸会之名。大肠经扶突穴，在结喉旁三寸，一名水穴，亦非胸会，更非手足六经交会之点。旅箧中无《史记》，不能一考《集解》《索隐》《正义》，不识尊著所依据，尚能记忆一教之否？

以上三问，请不吝教诲，解其疑误。此外尚有不能已于言者，信手写陈，不惮烦冗，幸卒览焉。

渊雷_{渊雷名彭年，在三之义，极应自名，顾报名时用字，是以不改，今请如唐人以字行，可乎？}医药知识极肤浅，曩^①读子部书时，尝一阅《内经》，亦仅浏览而已。去年有人劝以学医，乃复取王冰注读之，三数篇后，懵然不知端绪，仍弃去。读仲景书陈修园、唐容川注，佐以《本经》三家注，若可解，若不可解。固知中国学问，不能如科学之步步脚踏实地，层累而上，反复玩味，当有

---

① 曩：音 nǎng，从前、过去之意。

豁然之日。乃勉强从事，事多暇少，仍不能卒卷。今岁从一针灸师学针，先熟经穴、手法，至治病用穴，唯恃歌诀。统计从师面授，为时匝月，实际不足五小时。苦不明诊断方法，及治此病必用此穴之故，尝举以问师，所答仍未得要领，然用歌诀治病，却能十愈六七，因思若能参究方脉，熟精《灵枢》，于针灸之理当大有裨益。适报载函授招生，信铁樵先生非滑头敛钱者，遂应征焉。

始读医书时，尝抱奢望，以为他日既得中医要领，再当旁求西医学，取彼所长，辅吾所短，更进而与西医相切磋，伸吾所长，补彼所短，其志盖不仅欲振中医于本国，且欲传中医于彼邦也。继而思之，其难有四。中西医于病理、病名、治法，截然不同，虽篇籍具在，而欲引彼证此，辄格不相入，一难也。欲通西医，既不能入医校留学，舍读书无由，然徒恃译本，所得几何？欲读西文医书，又苦不知目录，无从索购。昔治天算，求西籍之高深者，沪上西书坊林立，竟不可得。邮致二三册，费时四五月，动需数十金，幸而得西文医书矣。而西国文字又各科有特别意义，恃普通西文，亦复难通，二难也。业西医者，习闻师友诟厉中医之辞，胥以中医为卑无足道。正如光绪变法，八股冬烘留学归来，辄诋诃孔孟也，又安肯与吾合作，三难也。兹事体大，必须同志相助为理，然环顾相识之业医者，其志将以求食而已。唯其求食，故惮于研索，唯其求食，辄思自秘而冀人以验方简法相告也。举世滔滔，中国学术之不进，皆求食之私、阶之厉也，夫孰肯附和吾狂妄之愿，四难也。

昨日，第一期讲义未寄到，先求得《伤寒研究》《见智录》二书，穷一日之力，遍读之，虽甚粗率，而于先生之创获，亦能窥见一斑，则觉语语打入心坎，向之所怀疑而格格不能自达者，解其大半。读时如看小说，不忍释卷。去年读《内经》，固昏然欲睡也。

讲义寄到，读开校演辞。先生之志，何其与渊雷相似也。夫怀此学、抱此志，而事业不成者，吾则不信。函授之法，声应气求，学员中以求食为志者，固当不免，然披沙拣金，岂无一二同志？此则私心欣跃而不能自已者也。初嫌文字太深，印刷讹字太多，不便于普通学员，拟请改浅文字，而自任校勘之役，然学员而不能意会此种讲义，则其文字根柢之陋，难望于医学有深造矣，虽不更张亦可，先生以为何如？

曩治算学天文，中法从观象授时入门，西法从李氏谈天入门，其后购求西籍，佐以字典，读之亦无扞格，因知中西法始皆就天象以立算法。近代西人，始就天象求实状，再由实状立算法，结果，西人多识一实状而已。若推算而得其近似之数，中西法固不相亚。夫治历之目的在授时，苟授时无大差误，虽不知天行之实状可也。犹之尊著所谓，西人因病状势力之变化而究内景，复就内景变化而立治法，中医则就病状势力径立治法，其言内景，悬揣而已。以上系概括，非引原文夫等是治病而效，虽不知内景可也。凡百方术，中西法始皆径求应用。西法至近代，则分学理、应用为两步，所谓二十世纪之科学也。此种观念，渊雷治天算时深印而不忘。今虽不知西国医学史，然例以天算，当亦如是耳。至谓中法既能应用，虽有西人内景实状，亦可无须过问，则是求食者懒学自书之遁辞矣。《见智录·甲子篇》用天算处颇多，渊雷于《内经》学浅未能赞一辞，于天算则略涉藩篱，如蒙采及刍荛①，或能贡其一得。昔郑康成从马季长，三年未得一面，季长欲弟子为算，前列弟子无有通《九章》者，唯康成能之，遂蒙面询，不耻下问，古今人岂不相及哉？

琰按：恽铁樵先生第一次函授医学，渊雷夫子报名为学员，此书乃第一次通函发问也，于医学上似无多深义，然是夫子第一次论医文字。且世多知夫子出自恽门，此书及恽先生复书，可以见其遇合之故，故录存之。所问第一点，可见五行之无当于医学。第二点，详《脏腑论》及《生理补证》（遥从弟子之讲义），今已不成问题。第三点，张守节《正义》释五会，有胸会、听会，《正义》于上文别引《八十一难》气会三焦。今考《难经》云："气会三焦外一筋，直两乳内也。"是《难经》本指膻中穴，张氏误断三焦为句，恽先生更误为三焦经穴耳。胸会仍未知其审。

---

① 刍荛：音 chú ráo。原指割草打柴的人。现作认为自己的意见很浅陋的谦虚说法。

附：复书

渊雷先生台鉴：

下问三则，捧读之下，极为钦佩，答复当谨谢不能。所以不能答之理由无他，学问不相如耳。自来财不什不相使，知不什不相师，弟之一知半解，尚未能望见阁下之项背，岂有忝颜自居师座之理？兹将阁下所缴学费奉还，恳公亦将敝处讲义掷还，尚祈俯允为荷。再弟尚有愿承教者，阁下来函通讯处为同善社，住址当非同善社，尊府是否即在城内？阁下于同善社之外复何所事？敝处现在规模尚小，然颇有扩充希望，来函固言对于中医之志愿与弟不甚相远，脱①他日有所请求，亦肯赐臂助否？以上敢请见复。

以下所言者，为对于来函就管见所及者一相商榷。《内经》似以四时为主，五脏转居宾位，故每每从四时说到五脏，不从五脏说到四时。例如东方生木，木生肝，肝生心，心生筋，不曰"肝生于木，木生于东方"。此等处几于随处皆是，不得谓非不指实质之证。至于华元化刳涤五脏，终是疑案，因其事后既无传，而前亦无师承。且《晋书》记刘彦之向殷仲堪帐下医师求补缺唇，仲堪亦当日知医者，王莽时又有解剖犯罪以研究医学之事。综观各节，似东汉以后，我国医学颇有黜空崇实之趋势。范氏适生于此风最甚之时，华佗又世称神医，因而下笔时故神其说，未可知也。《见智录》殊未洽意，气会穴当时所根据何书，亦不记忆，唯确曾费一番考查，非弟杜撰者，现在委实无暇翻检。至于阁下所谓四难，弟亦极端赞同。弟所亟欲知者，阁下现在所办何事？将来能否于中医界有所尽力？现在所处环境何如？倘蒙不弃，尚乞复示一二。

专肃祗请台安。

弟恽铁樵顿首

七月六日

---

① 脱：倘若，或许。

《清代名医医案精华》序

戊辰七月

有清一代医工所致力者，厥为伤寒、温热之辨，叶天士以此得大名，时师或尊异之，以抗衡仲景。然晋唐以前，凡流行发热之病，皆谓之伤寒，其范围至广，故《内经》言热病皆伤寒之类。《难经》言：伤寒有五，有中风、伤寒、湿温、热病、温病。仲景自叙，称《伤寒卒病论集》卒病者，卒然而病，犹西医所谓急性病矣。故《伤寒论》所集，不限于脉紧、无汗之麻黄汤证，亦不限于杆菌为厉之肠窒扶斯[①]。《论》中阳明病即概括温热，少阳病亦概括疟疾，他若小青龙证概括大叶肺炎及其类似之病，理中汤证概括慢性及结核性肠炎，而急性传染病之前驱症亦即伤寒太阳病也。由是言之，凡侈口谈温热，欲与伤寒对峙者，皆谬妄弗可从。自叶氏首倡温热之说，吴鞠通、王孟英之徒，哺糟啜醨[②]，大放厥词，特其书平浅易晓，不若仲景书之简奥难读，下里巴人和之者众，故能风行一时。今之医工，遂无不温热者。西医余云岫著《温热发挥》，刊于社会医报，其意盖讥中医不能验细菌以诊断，而混称温邪。夫中西医之诊断、治疗，以至病名分类，固自不同，不可以彼例此。然谓临床所见，凡遇中医方案定为温邪者，验其血，多是肠窒扶斯，此则足令温热家深省者也。夫肠窒扶斯之病，见于译本西医书者，有太阳、阳明、少阴之证，一一与仲景书合，乃所谓正伤寒者无疑，而时师亦谓之温邪，是知时师口中之温热，以为当用叶、吴、王之法，不当用仲景法者，乃并正伤寒而一概温热焉？是亦不可以已乎。然此犹得谓时医之误，非叶氏之过也，则请言叶氏之

---

① 肠窒扶斯：即伤寒，为旧时音译。
② 哺糟啜醨：语出《楚辞·渔父》："众人皆醉，何不哺其糟而啜其醨。"吃酒糟、喝薄酒，指追求一醉。后以"哺糟啜醨"比喻效法时俗，随波逐流。

误。叶氏之误，有沿袭喻嘉言者，有出于杜撰者。嘉言误解《内经》"冬不藏精，春必病温"，以为温病起于伤肾，肾之经为少阴，故《寓意草》中金鉴一案，治以麻、附、细辛。此其误，在以少阴伤寒为肾病，以《内经》"精"字为男女媾精之精。然金鉴之病，本是少阴，故得少阴药而愈耳。叶氏承其谬，亦谓温病起于伤肾，伤肾则当补，补肾当用熟地黄，温病固万不可用熟地黄者，则烧为炭而用之。《临证指南》^①席姓一案，七诊而病卒不起，以其病属阳明，而用药误于温邪久伏少阴之谬说也。此叶氏伏邪之说，误于沿袭喻氏者也。叶氏又倡"温邪犯肺，逆传心包"^②之说，谓初起须辛凉轻剂，延之数日而不出方。吴鞠通作《条辨》，为之补银翘、桑菊二方。仆自从师实习以来，遇所谓温病者，未尝一用银翘、桑菊，亦未尝一遇逆传心包之症，有之则银翘、桑菊之坏病耳，是知逆传心包，正是辛凉轻剂所造成。时师投辛凉轻剂时，必预言其逆传心包，继而果然，则病家以为神，医家亦自以为神，而笃信叶、吴、王，愈益不可破矣。温热本非甚危之病，投药二三剂，为时五六日，可以霍然，今乃必欲使之九死一生而后快，此叶氏杜撰之谬，流毒三百年而未已者也。世常以温热多清医，清医之温热，果足多耶？舍温热不言，则如徐灵胎之渊博，柯韵伯之精警，尤在泾之允惬，吾无间然。他若咸同间孟河诸师，其治病也，神工鬼斧，不可方物，斯真清医之足多者尔。秦君伯未，辑《清代名医医案精华》，索余序言，既未见书稿，因妄论清医之短长以报之，不知有当于选辑之意否？

戊辰大暑

川沙陆渊雷

---

① 《临证指南》：原作《临诊指南》，据文义改。

② 包：原文作"胞"字，据文义改。下同。

答曾毓英君驳

戊辰十月

拙著《伤寒今释》中，释伤寒中风发热一段，曾载《广济医刊》，旋有曾君毓英据细菌学以驳难，因作此答之。曾君之原文附录如下。

陆君所释伤寒中风发热，似仅望文生义，未尝一究细菌学，无怪其谓："中医之治伤寒等病，在任何时期皆能治愈，非若西医之必须三周以上也。"已有如此绝妙好医，请速论文（须根据科学），可救全世界无量数病人，哪怕外国人不来学我呢？

关于发热原理，近世有名者，梅特尔廓甫 Meterhnikaff[①] 谓全身白血球与微菌搏战所起之现象（他用显微镜实验）。那彦、布利格尔、列满、克列布斯、塞纳脱尔、孔赫、阿龙索诸家，谓发热者，实人体对于细菌毒素生体之预防机能亢进之表示，直接于身体无害，且于细菌感染具有益之工作也。沙约氏（Sajous）以为：①甲状腺与副甲状腺分泌，增加肌肉细胞感觉，直接养化[②]微菌磷质。②肾上腺分泌至肺静脉，吸取空气中养气后，带养与血色素养化，供给体温。③血液破坏微菌之力量，与所含甲状腺、副甲状腺、肾上腺之分泌为比例（以上译其大要）。观此，则伤寒发热之理，可类推矣。考伤寒症为一种伤寒杆菌侵入人体，由八日至二周，繁衍充足，人体组织受其刺激，即起下列反应：①白血球变成"phagocytosis"[③]，抵抗该菌。②细胞起养化作用——平常此作用缓，异种侵入时则特别增强。③毒素则刺激心筋或鼓舞神经，使心动加速，引起体

---

① Meterhnikaff：即伊拉·伊里奇·梅契尼科夫，俄国动物学家、免疫学家、病理学家，获 1908 年诺贝尔生理学或医学奖。

② 养化：即"氧化"，为旧时术语。同理，养气即"氧气"。

③ phagocytosis：即吞噬作用。

温。④刺激脏器，充血发炎。⑤阻塞皮下起毛筋、毛细管，使体温不得放散及循环障碍。

陆君自谓与旧说不同，实未能脱古人窠白。严用和《济生方》："当严寒之时，行住坐卧，护身周密，故不犯寒毒。若奔驰荷重，当闭藏而反扰动之，则郁发腠理，津液强渍，为寒所薄，肤腠致密，寒毒与营卫相混。"《内经》云："风寒之中人也，使人毛发毕直，皮肤闭而为热。"吴又可曰："冬时严寒所伤，中而即病者为伤寒。"又曰："风寒所伤，轻则感冒，重则伤寒。"（《难经》云："伤寒有五，有中风，有伤寒，有湿温，有热病，有温病。"）夫安于温暖，突遭剧寒，固足诱起感冒（诱因非病因）。若谓冷气能致伤寒，则幼稚思想，实不可见诸今时。在昔显微镜未发明，微菌学不发达，故急性热病大抵揣为外感（所谓人身之病，不离内伤、外感也）。仲景六经症，明是伤寒第一期、第二期——即陆君所引发热、恶寒、无汗、紧脉、体痛、呕逆为伤寒，汗出、恶风、脉缓为中风，亦是伤寒应有的一部分证候。此种症，宜如何慎重，已须周密的看护，又须临机应变的治疗，或注化学药品，或注血清，使经过良好，病期缩短，不至加杂病或转归不良，决不能如陆君所云，治之之法，只须弛其皮肤，开其汗孔也。诚若所言，则安知必林、麻黄等药可以包治急性热病矣？夫岂其然。

曾君讥鄙人未尝一究细菌学，似也。盖五卷九号所载，伤寒、中风发热之理，无一字道细菌者。居今之世，论传染病而不谈细菌，不特曾君驳之，稍有科学知识者当无不驳之。虽然，鄙人未尝不读细菌学之书籍也，日本志贺洁之《近世病原微生物及免疫学》、佐佐木秀一之《病原细菌学》、阮君其煜之《微生物学》，鄙人皆经研览，然就此三书所论，以细菌为绝对之病原，殊不能令鄙人折服。此是另一问题，当别论之。今之答曾君者，凡分四条，胪列于下。

（一）五卷九号所释，乃伤寒、中风发热之理，此处伤寒、中风乃太阳病之二种。太阳病即急性传染病之前驱症，有汗者名中风，无汗者名伤寒。凡中医之理论定名，皆从治疗法之效果上倒溯而得，并非先有实验的理论、科学的定名，然后产生治疗法也。中医治此等前驱症，有两种方药，曰桂枝汤，曰麻黄汤，其应用上之标准，有汗者用桂枝，无汗者用麻黄，当用桂枝者名为中风，当用麻黄者名为伤寒。此处"伤寒"二字不能等于肠热病，"中风"二字更不是脑出血，且桂枝、麻黄并不能统治一切发热，故五卷九号所论，不过前驱症之发热。前驱期中，虽老于诊断者，不能检得病原菌，故不言细菌，此非鄙人不识细菌也。

（二）曾君所引诸西人发热之说，已不限于前驱症之范围，即非鄙人所论之范围，以此驳鄙人，已不甚中的。且以发热为治愈传染病之自然机能，则 Hippokrates[①] 早已倡之，至中世纪时，此说尤见信于世。然十八九世纪后，渐有反对之者，Flugge 及 Muller 等，其尤健者也。总之，发热是否能驱灭病菌，至今无充分之证据。梅特尔廓甫谓全身白血球与微菌搏战所起之现象，亦属揣想之词。曾君谓他用显微镜实验，则欺人之谈矣。显微镜中看白血球，固甚易之事，看细菌已稍费事，有时竟非着色不能见，今谓显微镜中能见白血球与细菌搏战，能见搏战而发热，此言但可以欺不知者耳。且伤寒患者之体内，白血球反减少，与他种传染病异，则谓伤寒发热由于白血球搏战，实非适当之说。曾君固曾研究细菌学，乃并此而不知耶？吾国人之趋性，往昔过信圣人，凡古书所言，不敢起怀疑，今则过信科学，凡西人所言，亦不敢起怀疑，其失之盲从则一也。传染病进行期之高热，鄙人认为人体抗毒力不能抵敌菌毒之一种现象，此亦根据免疫学而来，非臆测也。盖预防及制造治疗血清时，注射毒素或细菌，其注射反应之发热，必起于一日之内，然抗毒价之最高量，常在注射后十日之外、二十日之内，故知发热是抗毒力不敌菌毒之病象。既是病象，则设法除去之后，必于抗毒力之增生大有利益。若谓发热有利于灭菌作用，则西医于高热何以亦用解热药？且何以用冰囊耶？然进行期之热，固非麻黄、桂枝等汤所能治。曾君谓"诚若所言，则安知必林、麻黄等药可以包治急性热病矣"，此因不知中医之治疗法，且误认鄙人所论之发热为全经过中之发

---

① Hippokrates：即希波克拉底。

热故也。

（三）感冒风寒为传染病之诱因，而非原因，然从治疗法_{中医的}上观之，诱因当更重于原因。何以言之？健康人之口腔内，常有极危险之肺炎菌、霍乱菌、白喉菌发现；肠热病全愈后，大便中发现肠热杆菌至数十年而未已，即所谓传菌者（baillentrager）与久泄菌者（chronisher）是也；德医古甫尔氏 [①]，吞咽纯粹培养之霍乱菌一大杯，结果仅微下痢，并不发霍乱症状。细菌学者对于此等事实，无法解释，乃臆造先天免疫性、后天免疫性之说，其实乃遁辞也。鄙意以为感染细菌为不可避免之事，若无其他不卫生之诱因，即感染多量之细菌，亦不致发病。不卫生之诱因，则感冒风寒为最重，因感冒而身体失却健康，抗毒力低减，其条件适合于某种细菌之繁殖时，即发现该病之症状，故前驱症_{即太阳病}之头痛、恶寒、发热，鄙人认为由于感冒而起，非由细菌而起。其理由有三：前驱期中不能检得病菌，一也。病菌种类不同，所发症状各异，而前驱症几于千篇一律，二也。设无病菌而体温增高，则原因当不出于两端，一是生温过度，二是放温障碍。中医治太阳病之方药，适合于此两原因。用此种方药而太阳病全愈，更无后患，则知前驱发热非由菌毒，三也。夫细菌之感染既不可避免，感染细菌者既不必发病，细菌之病既必由感冒诱因而发。若是而谓诱因重于原因，宁得谓之无理由。太阳病既是诱因之病，诱因既以感冒风寒为重，若是而谓太阳病由于风寒，宁得谓之望文生义乎？

（四）西医得各种科学之助，其说理之翔实、精确远胜中医，鄙人固所服膺，独于细菌学则未能苟同，今因曾君之驳，略伸鄙意。细菌大家德人谷克氏 Robert Koch [②] 决定微生物为病原时，有三个原则：①病原体非在同患者之一切时期皆存在不可；②病原体可培养而得其纯粹者；③动物试验上，必须发同一病证。就中第二原则与疾病无关，可以弗论。若使传染

---

① 古甫尔氏：即 M.J. 佩滕科弗，德国卫生学家，主要从事环境医学和传染病学研究。

② Robert Koch：即罗伯特·科赫，德国医生和细菌学家，世界病原细菌学的奠基人和开拓者。

病之种种事实悉合于一、三两原则，鄙人自不容不服。然就上文所言，传菌者、久泄菌者及古甫尔氏之吞咽霍乱菌，已与第三原则抵触。今更举疟疾以证之，疟疾之病原体为麻拉利亚原虫，传染媒介为安俄斐雷司蚊，自一八八零年、一八九五年以来，已认为铁案。然春夏之交，蚊类已多，人不病疟，疟之流行，反在深秋，又有隆冬发病，恶寒、发热、汗出，作完全之疟型者。疟之潜伏期，短者三十六小时，至长不过十五日（据《欧氏内科学》），而十五日之前，蚊类早已绝迹，则蚊传疟虫之说，已不可凭。且疟疾中有所谓"假面性间歇热"者，血中并无麻拉利亚原虫，特以疟疾特效药奎宁治之而愈，故亦谓之疟疾据桥本节斋《近世内科全书》丁译本，则与谷克之第一原则不合。又有作弛张热及稽留热者，有并不发热，但皮色污秽苍白、心悸气促、关节疼痛、体力衰脱者，以其血中皆有麻拉利亚原虫，故亦谓之疟亦据《近世内科全书》，此与谷克之第三原则又不合。由是言之，病疟者，未必由于麻拉利亚原虫；染麻拉利亚原虫而病者，其病未必作疟型；麻拉利亚原虫之传染，亦未必由于蚊类也。不宁唯是，回归热之病原为螺旋体原虫，然未发热或热退后，此虫于人体内杳不可得，岂非细菌学之一大疑窦？又，伤寒转疟疾、疟疾转痢疾，为临床上常见之事实。由细菌学说言之，伤寒之病原为肠热杆菌，疟疾病之病原为麻拉利亚原虫，痢疾之病原为痢疾杆菌，或为阿米巴，中医虽不能行细菌诊断，然就其病型症状上观之，其为伤寒，为疟疾，为痢疾，实无疑义。今伤寒常转疟疾、疟疾常转痢疾，是伤寒杆菌常能变为麻拉利亚原虫，麻拉利亚原虫常能变为痢疾杆菌或阿米巴也？不然，则是伤寒愈后常必感染疟疾，疟疾愈后常必感染痢疾也？又不然，则是一种细菌，而所显之症状无定，常先作伤寒型，次作疟型，又次作痢疾型也？此于细菌学上皆绝不可通，则又何也？且所贵乎搜求病原者，将据以行治疗也。细菌原虫之已发现为病原者，六十余种，徒使医者忙于细菌诊断，于治疗上初无贡献。曾君谓治伤寒当注化学药或注血清，然化学药或血清之能杀伤寒杆菌，或能中和伤寒菌毒者，果为何种药、何种血清耶？以鄙人所知，化学药之对于传染病有特效者，厥唯六零六及九一四，血清之对于传染病有特效者，厥唯比令氏之白喉血清及破伤风血清。然所见梅毒患者，受六零六、九一四之治疗，病不除反加重者，往往而有，则细菌竟非化学药所能治？比令氏血清最有效，然制造之法，乃利用动物之天然抗毒力，非人工所作也，其效亦限于发病之初期，病深即无效。若中医者，固不知细菌为何物，治梅毒亦无妥善之法。破伤风病不常见，唯白喉流行较多，于初发时用麻杏石甘汤，六小时内可以退热除痛，其效实与比令氏血清等，手续虽较烦，而价值之低昂，相去不可以道里计矣。轰动一世之病原细菌学，其无益于治疗也如此。近年来，上海一部分之西医，专以消灭中医为事，其最大之理由，谓中医但讲五行运气，谓中医不知细菌。夫五行运气，非中医学之至者，但讲五行运气之人，不得代表中医，犹细菌学者，亦不得代表西医也。今因五行运气之不能治病，而攻击中医之学术，是犹见细菌学者不能行手术，而攻击西医之学术也。至谓中医不知细菌，似矣，然西医虽知而不能治，则知与不知等。于是彼辈改变口吻，谓中医治病时不知细菌，不能确定何病，则传染病无从调查统计，且无从消毒预防，其意盖谓若欲调查统计、消毒预防，则治病必须悉用西医也。夫调查统计，不过供细菌学者以资料耳，细菌学既无益于治疗，医者即无须负供给资料之责。至于消毒预防，尤属多事。彼欧美人之消毒预防，可谓至矣，而传染病未尝绝迹；华人之消毒预防，可谓疏矣，而传染病未尝大行。于是欧美人称华人之抗毒力强，不知抗毒力之所以强，正因不消毒而常染病菌之故。何以言之？凡预防注射，多是注射菌液、菌体，以引起人体之抗毒力。今一方面消毒以遏止自然感染，一方面又注射菌液、菌体，若是乎，狐埋之而狐搰之也。不消毒，亦不预防注射，以自然感染引起自然抵抗力，不亦可乎？所异者，自然感染无限制，预防注射有限制耳。然自然感染者，亦决不致一时间中骤染多量之细菌如致死量者，可断言也。然则上海一部分西医欲消灭中医者，乃全无理由，全失根据。质言之，不过营业竞争而已，可耻孰甚！以上所言，固非答曾君者，唯鄙人怀疑细菌学已久，无暇作专论，因曾君之驳，而连类略言之。

　　曾君与鄙人，无怨无德，彼此作学理上之驳难，可谓攻错之良友。

曾君若更有以驳鄙人，鄙人当效闻过之喜。若鄙人之反驳曾君，亦望曾君认为学友，弗以为学敌可也。曾君又言："已有如此绝妙好医，请速论文，须根据科学，可救全世界无量数病人，哪怕外国人不来学吾呢？"根据科学以论中医治疗法者，中土及东邦皆有成书，曾君特未之见耳。

与王君宇高论肝病传脾

戊辰十一月

拙著《肝病传脾之研究》，即《金匮今释》第一卷"人禀五常"条之解释，曾录登《医界春秋》，蒙王君宇高有所指正，因作书以遗之。王君之原文如下。

（上略）细观陆君所言，贯串中西，以古人之实验合于近世之科学，夐①平尚矣，然而核以吾所研究者，尚有毫发之差。当今吾人初下中西贯通功夫之际，譬如困居危城，单枪匹马，各寻出路，尚未突出重围。第一要道，在于互相照应，各以辛苦艰难中所经历者，以相告语，始于实际有裨。故吾不揣冒昧，就管见提出讨论，吾不敢自以为是，谅陆君亦必不以吾为多嘴也。

肝病传脾，欲明其关系之理，先须研究肝与脾之各个生理。陆君以神经归肝，消化归脾，忧愁忿怒归交感神经，似仍不免蹈古人之笼统，且于生理学有背谬之处也。

《哈氏生理学》言肝之功用曰："肝之功用，与体内新陈代谢有关系，更与糖糯新陈代谢及脂之新陈代谢，有重要关系，又有成胆汁之功用。"又曰："胆汁即肝所恒常生之泌，流入小肠上段，唯当食物恰至小肠上段之后，流入更多。"又曰："肝生胆汁，非脑经所司，而生泌素之作用，因此素能激刺胰腺及肝。"

《哈氏》又论吸收食物曰："小肠为吸收食物之要部，大肠之吸收力较小，胃之吸收力更小。"

又论肠动曰："诸脑经割断，肠仍能动，故肠脑经罗，可谓自主。"曰

---

① 夐：音xiòng，假借为"远"，辽远，距离遥远的，也指影响、意义等深刻而长远。

本大阪市西淀川区大仁町四十番地日新治疗社，于昭和三年九月二十日出版之《日新治疗》第三十八号内，有上海东南医科大学后长德氏所作《交感神经及副交感神经之概论》一文，有曰："神经系统中可分为两大类，一为动物性神经，一为植物性神经。动物性神经分布于横纹肌，司官能知觉等之随意作用；植物性神经分布于平滑肌，司理一种不随意的特别作用。植物性神经广布于全身，以营其植物性之机能，如身体之营养及生殖等，行使其平滑肌、心肌及腺体等之神经作用，而与内分泌腺化学的连络，尤有至切之关系，而与随意机能及意识无关。动物性神经与植物性神经，在组织学上亦判若霄壤。本篇所述植物性神经，即交感神经与副交感神经也。"

就哈、后两氏所述观之，则肝之所主，为助消化与新陈代谢而已，于忧愁忿怒无关也。即其助消化，亦自生胆汁而已，与脑神经亦无关也。交感神经为植物性，为不随意性，于消化系统之机能，固赖其主动，而与忧愁喜怒则风马牛不相及也。此陆君所言与吾所见闻之大相反处。

后氏谓交感神经与意识知觉无关，卡侬氏谓痛楚、恐惧、忿怒，皆因交感神经之刺激（原注：按拙著语意剧不尔，在《金匮今释》，已载《中国医学月刊》，可以覆按），二说相反。然证以吾之研究，常见痛楚者，除胃痛外，苟不发高热，与胃纳皆无关系，而忿怒者气平后，往往饥馁喜食。虽恐惧者多不思食，非不消化之关系，乃脑神经之无暇及此也，故余亦非卡而是后，以交感神经与忧愁忿怒无关也。

至于《内经》所言情志，心乐、肺悲、肝怒、肾恐、脾思，神经分布五脏，陆君一以归于肝脏，是较古人更笼统矣。故吾于陆君所言，吃吃期期，不敢赞同也。

然则吾对于肝病传脾之见解如何，亦提出以请陆君之评判。肝主生胆汁以助消化，科学所告吾，而为吾所信者，消化系统有口、咽、食管、胃、肠、胰、胆数种，古人以脾为之主。脾即统言消化系统，不可以词害意，陆君此言，吾亦云然。但证于古说，则《经》谓肝主风，风主动。黄坤载谓肝主木，木疏土。所谓动者，即肝生胆汁，与胆汁激刺胰腺及大肠之蠕动是也。所谓疏者，即肝所生之胆汁能消化食物是也。若肝胆病，勿论为肝萎缩及坏变，为肝炎，为肝变硬，为肝之寄生物，为胆石，皆于生胆汁助消化有碍，是吾于肝病传脾之见解，如是而已。（下略）

宇高先生阁下：

黄生祖裳持示《中医新刊》第八期，得读大作，于拙著《肝病传脾》一篇，有所商榷。嘤鸣之友，千里相求，欣忭无似。寻绎尊意，有与鄙见不同者，以神经归肝是也；有误会鄙意者，谓拙著以忧愁郁怒归交感神经是也；亦有与鄙意相同者，古书称消化器官为脾是也。夫赏奇析疑，不厌求详，请申鄙意，用质高明。

若以肝为解剖上之肝（liver），则肝泌胆汁，胆汁为重要消化液，肝病则胆汁不分泌，消化液失其主要成分，以此释肝病传脾，非不简捷易晓也。然沟通中西，须贯彻全体，不可断章取义。统观古书所言肝者，唯"肝藏血"一语，似指解剖上之肝。人身血液之分布，肝脏独得四之一，正合藏血之义。此外言肝者，稍一寻思，即知其指神经系统。略举数例，如《四气调神大论》云："被发缓形，以使志生，生而勿杀，予而勿夺，赏而勿罚，此春气之应，养生之道也，逆之则伤肝。"此言春时宜慈惠宽和，否则伤肝。慈惠宽和之情绪出于大脑，今云"逆之则伤肝"，是指大脑之情绪为肝也。《痿论》云："思想无穷，所愿不得，意淫于外，入房太甚，宗筋弛纵，发为筋痿，及为白淫。故《下经》曰：筋痿者，生于肝，使内也。"夫思想无穷，所愿不得，意淫于外，即拙著所谓忧愁郁怒也。

原注："意淫于外"谓心意奔驰于外，非性欲之淫。忧愁郁怒而入房，《下经》谓之"肝使内"。忧愁郁怒之情绪在大脑，是"肝"指大脑也。《灵枢·本神》篇云："肝气虚则恐，实则怒。"又云："肝悲哀动中则伤魂，魂伤则狂妄不精，不精则不正当人。"恐怒悲哀，皆大脑之情绪；狂妄不精，不正当人，皆神经病之证候，而《灵枢》归之于肝，知肝为神经系统也。《巢源·肝病候》引《养生方》云："肝脏病者，忧愁不乐，悲思嗔怒，头旋眼痛。"此亦以七情之病为肝病，即今人所谓肝气者也。所见肝气病，皆由忧愁郁怒得之。拙著以忧愁郁怒为肝病，实由于此。不特此也，凡神经系统之疾患，其证候为

偏枯不遂，为掣引瘛疭者，古人皆谓之风。风则属于肝，故亦谓之肝风。然则肝之为神经系统，殆无疑义。若解剖上之肝，其病为肝硬化，为肝脓肿，为肝癌、肝瘤，为脂肪性肝、淀粉样肝，其症状乃无一合于古书之肝病者。故知古书所谓肝，非解剖上之肝尔。若谓肝病不生胆汁，致阻碍消化，则可以释"肝病传脾"，不可以释一切肝病，所谓断章取义而不能贯彻全体者也。

阁下云："《内经》所言情志，心乐、肺悲、肝怒、肾恐、脾思，神经分布五脏，陆君一以归之于肝，是较古人更笼统矣。"夫神经之分布，除毛发、爪甲、骨组织外，无所不至，岂特五脏而已？悲、乐、恐、怒、思，皆大脑所主，《内经》分配于五脏，正嫌古人太不笼统，阁下乃责鄙人太笼统，岂别有所见耶？

以忧愁郁怒归于交感神经，鄙人论旨剧不尔，阁下自误会耳。忧愁郁怒之情绪在大脑，而交感神经为不随意神经，即阁下引后长德所谓植物性神经也。植物性神经不出于大脑，而出于延髓、脊髓，似与大脑之情志，风马牛不相及。然羞愧则面赤，惊恐则面白，面赤由于面部充血，面白由于面部贫血，充血、贫血由于血管之张缩，司张缩血管之神经，则植物性神经也。植物性神经宜与大脑之情绪无关，然大脑感羞愧、惊恐时，面色之赤白，如响斯应，于此知大脑有情绪冲动时，植物性神经即有刺激传出。拙著谓"忧愁郁怒足以刺激交感神经"，盖由于此。阁下乃谓鄙人以忧愁郁怒归于交感神经，此非鄙人之过，阁下自误会耳。

以脾为消化器官，已得阁下同意，然鄙意尚不尽，别有论，刊于《医光》第二期中，兹不赘述（琰按：即《脏腑论》之论脾也，见第四卷）。阁下又云："常见痛楚者，苟不发高热，与胃纳都无关系，而忿怒者气平后，往往饥馁喜食。虽恐惧者多不思食，非不消化之关系，乃脑神经之无暇及此也。"此论固是事实，然限于一时，非所以论持久者也。患肝气病者，其忧愁郁怒持久不已，交感神经亦继续传出刺激，日久即影响消化器之官能，此是慢性病，不可例以一时间之事实。至卡依氏之实验，乃证明忿怒时虽纳食，而胃液不分泌，肠壁不蠕动，此与生理学并无抵触。其书商务印书馆有译本，可以一阅。唯译笔之拙，视《哈氏生理学》更甚，读之欲睡，若能识西文者，不如阅原本为佳。

抑更有进者，阁下论肝与肠胃之生理，引《哈氏生理学》，论交感神经，引《日新治疗》杂志，其实此等皆普通常识，不须引据出处。著作之体例，似宜斟酌也。

阁下与鄙人，初未尝知姓氏、接杯酒之欢也。此次笔墨相见，或以文字因缘，遂相契合，则学理愈争辩，友谊愈敦睦，此则鄙人所馨祝者已。有张君治河者，投稿于《广济医刊》，鄙人稍与讨论，竟尔悻悻，深以为惧。今者驳难起于阁下，或不以鄙人争辩为忤乎?

陆渊雷顿首

琰按：此书去后，王君照登于其主编之《中医新刊》，不复赘一字，其服善之勇猛，态度之光明，中医界中未见其匹。附记以识钦仰。

日本人研究中医药之趋势

戊辰十二月六日《新闻报》中药专刊号

日本医学，往昔盛行丹溪派，自吉益东洞出，提倡复古，一以仲景为宗。前乎仲景者，如《素问》《灵枢》《难经》等，东洞不取；后乎仲景者，如金元诸名家，东洞亦不取。即仲景书中伤寒、中风、六经诸名目，东洞亦以为非疾医家之言，即非仲景之言也。东洞之师法仲景者，唯在凭证候以用药方，就药方以测证候。此种主张，在今日之中医视之，必大生訾议，以为执古方不可治今病也。然东洞之治病也，真能起死回生，出乎意料之外，名声大噪。自是日本医学，悉祖仲景而宗东洞，而丹溪之学遂微。明治维新以后，一切效法欧美，盛行德国医学，五十年来，所谓汉医者，几乎绝迹矣。然东洞之支流余裔，民间为人治病者，至于今往往而有，治病成绩，实出德医之上。于是和田启①著《医界之铁椎》，颇为汉医张目。谓之铁椎者，谓德医威焰有如祖龙，不可无博浪之击也。其徒汤本右卫门②又著《皇汉医学》，以科学原理解释仲景方。此二人者，皆德医出身，得有医学士学位者也，其左祖中医学，当然非客气作用。和田之书，丁君仲祜已有译本印行。今节译汤本书一章，使邦人君子，知日本医学之趋势，已有舍彼取此之势（琰按：《新闻报》改为"已有德医、中医并进之势"，其不敢丝毫开罪西医如此）。则国人之从事于医学者，亦可知所去取矣。唯日本之所谓《皇汉医学》者，祖仲景而宗东洞，至于叶天士、吴鞠通一派，未尝一挂齿颊。彼非不见叶、吴之书，谓叶、吴之不足言医耳。国人有执叶、吴之书，以为中医学在是者，亦终必亡而已矣。

琰按：原文此下译《皇汉医学》"汉医治传染病之法，主驱逐细菌性

---

① 和田启：即和田启十郎。

② 汤本右卫门：即汤本求真，原名汤本四郎右卫门。

毒素"一章，今外间译本已多，故不录入。

渊雷按：《皇汉医学》因鄙人此作引起国人之注意，彼时揄扬此书，盖有二意，一则国人富媚外性，西医方引日人之学，以攻击中医，借日人书以塞其口，贤于国人自为说；一则国内中医方喜日本之复兴汉医，而不知苏派医之不足兴，借日人书以儆醒之耳。不虞经此揄扬，《皇汉医学》遂大重于中土，译者同时有二本，营业炫鬻①，誉之过当，非鄙人始料所及也。

---

① 鬻：音 yù，卖、出售之意。

论中西医学之争与《杏林医学月刊》报社

己巳二月

辱赐书，奖饰逾恒，愧且勉矣。仆近年始留心医学，朋辈中常要索稿件，充其书报篇幅，辞不获已，则捉笔率成若干言，聊以塞责。每见西医攻击中医者，叫嚣豗突①，不可响迩，仆以为浅俗不足与辩，故作滑稽之言以谑之。初不欲与此辈争一日之短长，亦不欲为今世所谓中医者保其饭碗也。中医胜于西医者在治疗，治疗莫善于仲景，仲景书但据证候以用药，直捷了当，未尝杂以阴阳家言；《千金》《外台》，间有玄诞之论，犹未失仲景矩矱②；金元诸家，始专以五行六气为说；下至叶桂、吴塘、王士雄之徒，乃揭櫫③温热，以自异于仲景之伤寒。今世所谓中医者，皆宗叶、吴、王，不读仲景书，不用仲景法，此皆左道旁门，非中医之大宗嫡系也。五运六气、十二经脉之说，始自《素问》《灵枢》，盖出入于道家、阴阳家，非经方疾医之流。自《七略》冠《黄帝内经》于医经之首，后世言医者，莫之或易。然此是李柱国所为，非刘氏父子意。仲景自叙，虽云撰用《素问》《九卷》《八十一难》，然《伤寒》《金匮》颇与《内经》《难经》殊异。今之《灵枢》《难经》亦未必仲景所见之《九卷》《八十一难》，且《天元》《五运》等七篇系王冰附益，非《素问》原书。则五运六气之说，仲景固未尝撰用矣。至于叶桂所谓"温邪犯肺，逆传心包"者，其病即西医所谓大叶肺炎。仆遇此等病，每视其证候，投麻杏石甘、小青龙、麻黄等汤，不过三五日即愈。瘀血之病，西医所谓血栓栓塞者，殆无治法，仆于此等病，每视其证候，投桃核承气、抵当汤丸、桂枝茯苓丸、大

---

① 豗突：音 huī tū，意指冲撞、破坏、骚扰。
② 矩矱：音 jù huò，意为规则、法度。
③ 揭櫫，音 jiē zhū，意为揭示、显示。

黄牡丹皮汤、当归芍药散、下瘀血汤、大黄䗪虫等剂，取效亦速。由是言之，仲景之法，不特叶桂所不及，西医亦远不及。夫据一定之证候，投一定之药方，而其病愈，则愈病不得为幸中。投药据证候，不据五运六气、十二经脉，则五运六气、十二经脉非中医之险要也。仆质鲁，于仲景书用力殊苦，曩读徐氏《伤寒类方》，以为得仲景治疗之条贯，尝拟取金匮方治，增益而重编之，以观其汇通。奔走衣食，卒卒未暇。近见东医吉益东洞之书，如《类聚方》《方极》《药征》等，与鄙见不谋而合，以其言施之病者，良效。且东洞之所守尤约，不但五行六气俱被摈斥，即仲景书中一切病名议论，亦所不取。乃益信向日之主张为不谬，知中医之菁华，在此不在彼也。往者东医皆宗丹溪，东洞出，提倡复古，一以仲景为师，而丹溪之学微。明治维新，德医之势大张，汉医几乎绝迹，今则渐知德医不足恃，相率研求汉医学，祖仲景而宗东洞，号为皇汉医，旗鼓大振。然使向无东洞，则汉医早已灭亡于明治维新之际，安能复振于今日？何则？丹溪之治疗，不能贤于德医耳。今中土之所谓中医者则不然，不能宗仲景，且不能宗丹溪，独守叶桂、吴塘之书，以为中西学在是，复沉迷于五行六气之说，死而弗悟。彼固尊仲景为圣人者，然圣人之书则不读，圣人之法则不用。问其故，则曰古方不可治今病也，曰江南无正伤寒也。呜呼！中医之不学无术，夷于江湖卖伎也久矣。江湖卖伎者不足责，独怪张元素、秦景明之徒，枢机不慎，一言之流毒，如此其烈耳！（"运气不齐，古今异轨，古方新病不相能也"，见《金史·张元素传》。"江南无正伤寒"，见秦景明《伤寒大白》）今国内西医之摧残中医，不亚于东邦明治之际，而中医之学术治疗，远不及东洞之徒。以彼鉴此，中医虽欲不亡，其可得乎？

西医攻击中医，以阴阳、五行六气、十二经脉为放矢之的，是犹韩昌黎之辟佛，昌黎本不知佛，所辟者特祈福募化之和尚耳。中医嚣然自辩，亦以阴阳、五行六气、十二经脉为固国之险，甚且自承为哲学医，恬不知怪，是犹和尚以祈福募化为佛耳。夫辟佛者以祈福募化为佛，闲佛者亦以佛为祈福募化而已，楚则失矣，齐亦未为得也。且以祈福募化而启人辟佛，则和尚者，佛之罪人耳。故旁门左道之中医，不读仲景书，不用仲景法者，即无西医攻击，仆亦不敢引为同道。西医欲摧灭中医者，余云岫、汪企张最健，其余不过吠影吠声而已。企张浅陋不足道，云岫固不失为学者，彼亦知《伤寒》《金匮》《千金》《外台》为有用，而上不取《灵》《素》《难经》，下不取金元四大家，尝陈其意于章太炎先生，则学识既是矣。《学艺杂志》尝载云岫之文，于《伤寒》《金匮》方中寻绎附子之功用，此即吉益东洞考征药性之法。云岫留学日本，又喜涉猎中医籍，必已见东洞之书，且知日人趋向汉医之故矣，然犹摧残中医，甘为戎首，且于东洞之法，秘不肯言，则其学虽可取，其心乃不可问也。然则吾侪今后所当致力者，厥有两端：其一，须使中医界悉摈谬说，而宗仲景；其二，宜究仲景方所以得效之故，加以科学说明，使中医学推行于海外，则人类之福，邦家之光。若夫中西之争，意气之论，非所急也。鄙见如是，未审诸君子以为何如？数千里远辱下问，用敢略陈其愚。

陆渊雷顿首

琰按：广州新发起《杏林医学月刊》，约在民十八之春，书抵渊雷夫子，请撰稿，光篇幅，夫子驰此书答之。该刊登出后，旋有人驳难，持论既力卫五运六气及温热家，措辞又极丑诋，非学者态度。夫子以为志趣不合，遂不复有只字登载该刊。近见该刊五十二期载一文，为《时医不敢用经方之驳论》，署名梅永茂、吴景焌，大段直抄渊雷夫子遥从讲义中之"谈话"，其主张当然即此书之主张，不知该刊次期有驳议否，同此丑诋否？不然，则是前次之驳议丑诋，明明对人而发，非为学说起见矣。

为中央卫生会议废止旧医案宣言

代上海国医学院　己巳四月

中央卫生会议废止旧医案，上海中医学团体开会力争，敝院亦派代表列席，唯与到会之医界闻人学说不同，意见不能无异。盖中医之学说不合科学，中医之治疗突过西医，皆为不可掩之事实。谓中医当用科学方法整理其学说则可，谓中医当废止则不可。今医界闻人所主张之理由，则谓中国医学有四千余年之历史，国粹应当保存。西药进口有一万数千万之漏卮，利权不可外溢。夫使中医药果不能治病，虽千万年亦所当废；使西医药果能回生，虽亿万金亦所当买，以此为理由，无乃甚不充足？中医药不可废之理由，约有五端。

（一）中国经方，历数千百年、数万万人之实验而得，效用极著，方法极简，至东汉已灿然大备，其时欧西尚在草昧时代。近三百年，科学突飞猛进，医学始脱离哲学的理想，而趋于科学的实验。然人体之秘奥，究非今日之科学所能详悉。西人亦知科学未足以解决医药问题，乃趋重于动物试验，以求效方。西医汪企张，为破坏中医最出力之人，尝于《时事新报》发表议论，略谓中医之效方，乃牺牲数万万人命试验而得，至为不仁，吾新医（汪自称）之治疗固不能完善，然不忍以人命为试验，故先以动物试验，使效力以渐接近，然后供于人体（以上檃括①汪之原文）。夫谓中医效方出于人命试验，乃莫须有之诬词。《中国医学月刊》第一号中言，中药发源于单方，单方之发明，由于人体之抗病本能，极有理由，可以取证。即使真如汪氏之言，则既经试验所得之效方，将以其会牺牲人命，故悉摈不用，坐待动物试验之成功，然后治病乎？不用此效方，则牺

---

① 檃括：音 yǐn kuò，意思是指矫正木材弯曲的器具。

牲于试验而死者，可以复生乎？且使患病者不用效方，而坐待不可必得之发明，则人命之牺牲于患病失治者，何止数万万！以此言仁，宁非至愚？夫能用中药之效方者唯中医，则中医不可废也。

（二）卫生委员废止旧医之最大理由，谓旧医不知病原细菌学，不能治法定传染病，且为消毒预防之障碍也。夫消毒预防，固卫生行政之首务，然按其实际，亦徒唱高调而已。日本历行新医五十年，竭三岛卫生家、医学家之力，预防一麻疹，曾无少验，细菌学之无裨于卫生如此。细菌原虫为最下等之单细胞动植物，按生物学之定理，动植物愈下等者，发生于地球上愈早，则病原菌之存在，早在人类萌芽以前，决非近代始有。吾中医向不知细菌，向不知消毒预防，而深知消毒预防之□□□□□□[1]辈乃发生于近三十年，使细菌果能害人，则华人之绝灭久矣。然以本部十八省之面积计，人口之密为全世界冠，可知细菌之毒，初不因旧医而蔓延。西医所用防疫诸药，多以菌体、菌毒注入人体，以引起其抗毒力。夫以人工注射，与自然感染者相去几何？今历行消毒，充其量不过减少病菌之传染机会，决不能将病菌杀灭无余也。然人体抗毒力，反因减少传染机会之故，退化殆尽。一旦猝染菌毒，势必为病愈深。西人愈讲消毒，而抵抗传染病之力愈弱，则消毒预防之利害轻重，正复难言。至于传染病治法，西医什九无效药，其由化学制成者，唯六零六与九一四。然所见梅毒患者，经六零六、九一四之治疗而转归不良者，比比皆是。比令氏之白喉破伤风血清，号称特效，然皆利用动物之天然抗毒力制成，可知利用抗毒力为治疗传染病之唯一方法。中医治传染病，实能补助病人之抗毒力。唯事关学理，决非尺幅之报纸所能尽。今欲废中医而代以西医，则传染病将愈不可治矣！

（三）中医之学说，不足取信于人；中药之效方，已引起全世界之研究。日本且设立东洋医道会、皇汉医界社，大张旗鼓，宗师仲景。汉医之价值，骎骎[2]乎出德医之上。若在五十年前，则德医压迫汉医，正如国内

---

① 此处空铅表示隐去人名或不雅语言等，陆氏原书如此。下同。

② 骎骎：音 qīn qīn，形容马跑得很快的样子。

□□辈之压迫中医也。人方扶植，吾则摧残，中国医学从此常落人后矣！

（四）郭君云霄者，西医而供职军队者也。丁艰归里，亲友求治病，以乡僻无从得西药，束手无术，因历举中医药治效数事，谓西医亟应研究中药。原文见《广济医刊》五卷四号。夫中医药之治效，出于西医之口，则非阿私之言。且乡僻之处无西药铺者，治病唯赖中医药。今□□辈欲废中医，将仅废都会之中医欤？抑悉废全国之中医欤？由前之说，则都会卫生而乡僻不卫生；由后之说，则必使穷乡僻壤遍设西药铺而后可，无怪□□之被谥为西药推销员也。郭君与□□同是西医，郭君谓西医应研究中药，是西医亦当用中药也；□□欲废能用中药之中医，是国人皆须用西药也。郭君之言不失为公，□□之作为乃一片私心耳。敝院以为，凡西医学校，皆应加授中医课，非特中医不可废而已。

（五）废止中医之后，中医之失业者，人数尚不甚多，然从此国内无人能用中药，则采药、贩药、制药之人，以中药为生计者，何止数千万，将悉因□□之一言而失业。使中药果不能治病，犹可说也，今以效验卓著之中药，益以数千万人之生计，断送于一言之私，困兽犹斗，□□虽欲安然销西药以业西医，其可得乎？

对付方法，亦有五端。

（一）作大规模之宣传，使全国人悉知中医药将被废止，患病者从此须悉受西医治疗。若乡僻无西医、西药之处，即无从求治，而直接、间接以中医药为生计者，皆将失业。祸首厉阶，实为上海西医□□□□□□。

（二）中西医于学理上、业务上，皆有互相联络之必要。今因□□辈一二人之故，引起中西医药界之恶感，须唤醒西医药界，将□□逐出医师公会，并请卫生局吊销其营业执照。

（三）□□□等系三十年前留学日本之旧西医，并非公众卫生学专家，滥充中央卫生委员，不于积极的卫生行政上悉心筹划，而乃假公济私，废止中医药，以遂其营业竞争之素志，应请卫生部立予罢斥，并却回其议案。

（四）由中药团体组织委员会，严厉禁止中药出口，断绝西药之原料。

（五）联络各地金融机关，与西药业断绝金融往来，非俟中医药有确实保障时，决不恢复友谊。

生于忧患，死于安乐，中医药界经此绝大打击，急当淬厉自新，力图振作。谨陈管见，用备采择。

（一）请教育行政机关监督、检查私立各中医学校，务使中医学渐入科学轨道，不得沿用五行运气等谬说。择办理最完善之医学校，准其加入学校系统，以资模范。

（二）规定若干年后，非正式学校出身，不得挂牌开业，禁止私人收领学徒。

（三）中医药界当补充科学知识、卫生知识，推行消毒手续，废除各种不卫生之旧习。

（四）联络科学家、西医学家，切实研究中药性效，以求新发明。

（五）丸、散、膏、丹，本当公开原方，但专利法未有确实保障，则事实上难公开。无已，则仿单上之效用，须令简明确实，并须载明禁用之证候，不得滥载百病，使人茫无适从。

（六）混售伪药及滥售毒药，皆间接破坏中医药之信用，须由药业、医业会同组织委员会，从严检查取缔。

（七）西医凡有新学理发明，一经公认，即全体推行，虽有德、日、英、美派之分派，学理上仍相一致。中医则金元而后，大分门户，各承师说，不相统一。应组织学术研究会，存是汰非，归于一致。

（八）医学各团体，当实事求是，公开选举，不得仍前近于包办性质。

以上就敝院同人管见所及，略备刍荛之采，医药界同志如有充分理由，加以纠正，敝院极愿牺牲成见。如以为一得之长可取，竟予推行，则敝院全体教职员、学生，誓为后盾，特此宣言。

琰按：此文发表，盖在上海召集全国医药团体，谋抵制卫生会议废止中医之时，该召集旋即组成总联合会者也。

上海国医学院课程说明

己巳六月

政府不以中医学立入学校系统，民间私立之中医学校遂各自为政，无一定之课程。近日全国医药团体总联合会召集学程委员会，欲统一医校功课，本院亦曾派代表出席。顾学术上之见解，非开会时所能讲说明瞭，诸委员又于科学真义、世界大势，不无隔膜，徒以多数取决，故其学程草案与本院所主张者颇有出入。今该草案尚未确定，本院仍用自定课程，为之说明如下。

本院课程，可分五类，一曰基础科学，二曰基础医学，三曰应用医学，四曰研究门径，五曰功令课目。

（甲）基础科学

中医学向来杂以道家、阴阳家言，藻以文学色彩。道家、阴阳家之言多肤廓，文学又易涉夸诞，医政不修，习医者类多读书不成之人，于是文学亦荒，但掇拾套词玄语，以相附和。今欲整理中医学，成为世界的医学，非先习基础科学不为功。此类共有五科。

（一）理化 高中毕业生所习物理、化学，已足应用于中医学。但以历来中医学校所招新生，多不从高中出身，有文字斐然可观而不识声、光、炭①、养为何物者，遽授以基础医学，则格不相入。亦有高中出身，而但重西文、算术者，犹不可不补习理化。唯年期所限，钟点不能多占，每周四小时，一年而毕。

（二）生物学 授以动植物之摄食、传种、避敌、防患诸法，以明生

---

① 炭：即指碳元素。

物之究竟及人类在动物界之位置。每周二小时，一年而毕。

（三）有机化学　为医化学、药化学及生理学、病理学[①]之预备工夫。每周三小时，一年而毕。

（四）国文　中医学之真际，多在唐以前。自白话文盛行，学者多不能读古书，故本院国文课钟点较多，期于粗通诂训，能辨别古书之时代为度。或疑医学当另编教科，使文字浅显，易于领悟，何必以古书为读物？殊不知古人积至多之经验，出以简奥之文辞，又因当时无科学之故，其说理至涵浑，须后人整理发明者至多。学医者读古人书，譬如采矿于山，煮盐于海，蕴藏既富，取汲无穷。若凭一二人之所见，编为教科，则狭隘局促，犹市之于食盐栈、五金铺，所得几何？文学根柢既浅，则不能读古书而无阻，国文之需要，势则然也。每周平均四小时，三年而毕。

（五）日文　世界医学，德国为最，习医者当读德文。然德文理法细密，非浅尝所能致用。日本医学居世界第二，西国医书之佳者，日人多有译本。近年彼邦复兴汉医，所出书尽有突过中土者。学医能通日文，不啻兼通数国文字也。平均每周三小时，二年而毕，期于能读和文书而止，不必能操日语。

（乙）基础医学

此一类共八科，曰解剖生理学，曰胎生学，曰组织学，曰病原细菌学，曰医化学，曰病理总论，曰病理各论，曰医学常识。前五科皆西国学说，后三科则出入中西而观其汇通。

（一）解剖生理学　解剖与生理，本属两科，但中医之治疗，无须大手术，略明形态部位，已足应用，故解剖不立专科，附于生理。生理为医学之基础，知生理之常，然后能知病理之变，《内经》所谓揆度奇恒者也。古人唯不知生理，立说多谬误，故此科钟点较多，每周八小时，一年而毕。

---

① 生理学、病理学：原作"生学理、病学理"，据文义改。

（二）胎生学　每周二小时，一年而毕。

（三）组织学　每周二小时，一年而毕。

（四）病原细菌学　此为显微镜出世以来，发明最近、进步最速之科学。言传染病者，莫不谈虎色变，而至今尚无化学药物之疗法，不过利用动物之天然抵抗力，注射血清而已。事实上，可疑之处亦复甚多。至于免疫原理，说者虽多，皆属臆测。然医校中无此课目，人将诋为不识法定传染病也。此科包括细菌原虫及免疫学，每周二小时，一年而毕。

（五）医化学　生理及病理上之化学作用，今日尚多未明。西人化验中药，所得有效成分，亦颇异于本草、经方之规矩。使用中药，依本草经方之规矩，则成效卓著，依化验所得，十失七八，知今日之化学程度尚不足以解决医药也。然其实验所得，亦有可以证明古说而纠正其谬误者，不可不习。每周四小时，一年而毕。

（六）病理总论　泛论生理变态之入于疾病范围者，以西说为蓝本，处处与中医相印合。每周五小时，一年而毕。

（七）病理各论　西医之立病名也，或以病菌，或以病灶，或以所中药毒，定义分明，不相蒙混。唯官能性疾患，犹多泛漫，无较然之界限耳。中医则以症状立病名，《巢氏病源》所论，凡千七百余候，细按之，或一病分为数候，或一候包含数病。《千金》《外台》亦甚有出入。金元而后，郢书燕说[1]，充栋汗牛，不可爬梳，董而理之，甚难甚难！近日沪上医药会，尝欲统一病名，适脑脊髓热盛行，于是开章明义，为之立方定名，传示医家，令其遵用。方姑不论，名为疫痉，则似未妥。何则？疫者，传染之义；痉者，强急之名。病之见强急证而有传染性者，不独脑脊髓热，破伤风、瘈咬病[2]皆如此。小儿于急性热病，多数发痉挛，而脑脊髓热亦有不见强急证者，谓为疫痉，未能惬当。西人知脑脊髓热之病原系一种双球菌，而以脑脊髓膜发炎为固有之特征，故又曰流行性脑脊髓膜

---

① 郢书燕说：原意是郢地人信中的误写，燕国人却为之解说。比喻牵强附会，曲解原意。

② 瘈咬病：即狂犬病。

炎。脑脊髓膜发炎，不可以望而知，于是检查其脊髓液、血液、涎液等，确知有此类双球菌存在，然后断定其为脑脊髓热。今但见病人有强急之症，流行一时，而臆定为疫痉，则卤莽粗率，非学者态度矣。本院病理各论一科，病名悉从西医，而益以中土之说理，亦择其核实可信，有裨于治疗者（此科向称百病概论，今后改称病理各论）。每周五小时，一年而毕。

（八）医学常识　中医所习用之名词理论，骤观之，似荒诞不足信，细绎之，多暗合科学。若是者皆当据科学以解释之，使意义显溪呈露，则学者之观念得以确切，故名医学常识。每周三小时，一年而毕。

（丙）应用医学

此一类为医生所必需之知识技能，必修者八科：曰药物学，曰内科，曰小儿科，曰妇人科，曰诊断学，曰医案，曰临床实习，曰卫生学。选修者八科：曰外科，曰咽喉科，曰眼科，曰针灸科，曰推拿科，曰伤科，曰注射术，曰法医学。

（一）药物学　《本草》自唐至宋，代有增修，药品亦递多，金元以后，尤多异说。今人用药，多宗《备要》《从新》等书，失效甚多。日人吉益东洞著《药征》，考之于仲景书，证之以实验，品虽不多，言得约要。近时日人穷研汉药，西人继之，颇有新说，散见于医报杂志。本院教授章君次公留心搜辑，蔚为巨观，加以剪裁去取，编为讲义，甚有精彩。《本草》例不载用量，讲义则斟酌古今，定有效量、极限量各若干，以便处方。此科每周五小时，二年而毕。

（二）内科学　《伤寒》《金匮》，为方书之祖，亦为中医学之中坚，审证苟真，药效如响。书经亡佚，即王叔和所编次者，亦不得见其原本，今所见者，宋治平中林亿等校刻之本也。今依明赵开美影宋刻本原文，采前人注释，复下己意，编成讲义。日本人用仲景方最有经验，亦详为辑入。原书有说理难通之处，晋人羼[①]入之文，不加删削，以存其真，但于讲义

---

① 羼：音 chàn，搀杂之意。

中举其疑义，以待识者论定。至于《千金》《外台》诸书，宋元以后诸方，当从严决择，别为时方，合之以成内科学。盖中医之方，对证而施，非对病而治。一病之经过中，可以用寒热攻补相反之方；一方之应用，亦可有数种性质不同之病。故内科当以方为经，以病为纬，不若西医之以病为经，以治法为纬也。自叶桂揭橥温热，吴塘、王士雄之徒从而推助之，时师或以抗衡仲景。然其方间有可取，其说则违失已多，中医学坐是衰落。今特开温热辨惑一课，附于内科，使学者勿惑迷途焉尔。计每周《伤寒》六小时，《金匮》六小时，时方五小时，温热辨惑二小时，皆一年而毕。

（三）小儿科　本内科之一种，社会进化则分业愈细。凡小儿特有之病如百日咳，小儿多患之病如天花、麻疹、脑脊髓热等，汇为小儿科，而初生之保育法附焉。每周三小时，一年而毕。

（四）妇人科　妇人之病，与丈夫同，所异者，经带胎产而已。每周三小时，一年而毕。

（五）诊断学　中医之诊断，向称四端，望、闻、问、切。自王氏《脉经》以脉决病，后人或夸张脉法以自炫，其实切脉特诊察之一端而已。日人吉益东洞始言腹诊，其法甚佳，可取，而中土尚少知者。今以望色、闻声、辨舌、切脉、腹诊诸法汇为诊断学，为中医之诊断，所以定投药之标准，非所以决定其病名也。决定病名，当用西法，故西法之听诊、打诊①、触诊，以及理学的、化学的诸诊断法，亦当习学。计每周三小时，二年而毕。

（六）医案　成方有定式，而疾病无定形，活变之法，随人智慧。医案者，前贤治病之陈迹，读之可以启灵心、知活变。每周二小时，一年而毕。

（七）临床实习　为习医者最要功课，第五学年分派于医院及各医家。不限钟点。

（八）卫生学　以公众卫生、卫生行政为主，个人卫生附焉。每周一

---

① 打诊：即叩诊。

小时，一年而毕。

选修诸科多专门方术，无须说明，唯注射术并授通行各种注射液之效用、禁忌。法医学不全用《洗冤录》，亦不全用西法，任学者自行选读，得十人以上则开班。合计钟点，每周不得逾十二小时，一年而毕。

（丁）研究门径

学问无穷尽，若以毕业为学成，不复研究上进，则其所学亦仅耳。研究须有门径，否则事劳功少，或且误入歧途焉。此一类凡四科：曰医学史，曰医经，曰中西医学书目提要，曰医论。

（一）医学史　本国医学史，世界医学史。每周各一小时，皆一年而毕。

（二）医经　《素问》《灵枢》《难经》，中医奉为医经者也。中国学术，秦以前，汉以后，截然分为两途。医家所以治病者，皆汉以后学术_{《本草》}亦是汉人文字，而《素》《灵》则秦以前书，前人往往牵合为说，转多穿凿。《难经》则浅谬尤甚，不可与《素》《灵》并称。本院所课，就教者研究所得，发挥其精义，剪辟其谬说，原文则不加删削，使学者识古书之本来面目。每周六小时，一年而毕。

（三）中西医学书目提要　择其尤要者授之，使毕业后能自动读书进取。每周四小时，一年而毕。

（四）医论　为学者发表心得之课，各教授分任评改，不限钟点。

整理中医学说刍议

己巳十一月　代上海国医学院

当以《伤寒论》《金匮要略》《肘后方》《千金方》《外台秘要》《本草经》《名医别录》等方书、药书为主要科目。

不当以《素问》《灵枢》《八十一难》等议论之书为主要科目。

当根据科学，以解释医理、药理。

国医之胜于西医者，在治疗，不在理论。《素》《灵》《八十一难》等理论之书，多出于古人之悬揣，不合生理、解剖、病理。时医不察，尊奉之，以为医学之根柢，自招物议，引起废止中医之危机，此大不智也。唯经方自《伤寒论》《金匮要略》，以至宋之《局方》，皆凭证候以用药，无空泛之理论。《本经》《别录》言药性，亦但言某药主某某诸证，皆由实验，无悠谬空虚之论。金元以后，始采《素》《灵》之说，以解释病证方药，此实中医学之堕落，不可从也。今年夏间，总联合会开教材编辑委员会，敝院代表主张将《素》《灵》诸书作为参考研究之书，在医校后学年内酌量讲授，不作主要课，而在会诸君争持甚力，不蒙采纳。窃谓此种主张，虽若惊世骇俗，实有极充分之理由，关系学说之标准，即关系中医之存亡。不惮辞费，胪陈于后，倘蒙赞许，则中医药前途幸甚！

《素问》之书，隋唐以前医家，殊不甚措意。《外台》博引诸经方之论，无有据《素问》以立说者。注释《素问》之人，隋之全元起、唐之王冰最著，而历代目录，绝少二君之方书（琰按：全氏竟无方书，《元和纪用经》虽托王名，实叶长文撰，见《宋史·艺文志》），知二君非医家矣。故隋唐以前医家，皆不讲《素问》，讲《素问》者乃非医家。由是言之，《素问》本非医书，较然明矣，特其书多涉医事，故《汉志》列入医经耳。然《史记·仓公列传》载仓公受业于公乘阳庆，其书有《上下经》《五色诊》《奇咳术》等，今考仓公医案中所引，皆非《素问》之文。仓公少而喜学方术，及见公乘阳庆，阳庆谓仓公曰：尽去而方书，非是也。夫《素问》之书，固出仓公之前，安知非仓公所素习，而阳庆所尽去乎？且中医学之大体，在于汤药治病。《素问》空论，于汤药殊无关系，习医但求能用汤药，虽不读《素问》可也，或有为《素问》训诂疏通，亦不过讲明古书，非可施之实用。譬如《管子》为政治书，然讲《管子》者，不可以为政治家；《墨子》多论机器，然讲《墨子》者，不可以为工程师也。至于五运六气之说，最受西医攻击，其说乃出于《天元纪》等七篇大论。此七篇者，王冰所补入，又非《素问》原书，时医反锲而不舍，至死不肯放弃，自招攻击而不悔，此则读书不明源流本末之故也。《灵枢》尤晚出，不与《素问》同时，其书专论针刺，或以为依傍《甲乙经》以伪撰。《八十一难》论脉法，本为解释《素问》，而时与《素问》抵牾，其为伪书，久有定论。二书又皆非《素问》之比，就书籍源流上考之，此等书不当采为医校教材，亦已明矣。

《大论》《伤寒论》《要略》《金匮要略》诸书，则异于是。例如头痛、发热、汗出、恶风，桂枝汤主之。今试用桂枝汤于此等病，如响斯应。夫医家之目的，治病而已，病已治，则不言其理可也。经方但言某方主某某诸证，而未尝言其理，非不欲言，在当时之知识，其理有未可知也。后之人智不足知，而不肯自居于不知，于是援《灵》《素》以为解释，乃谓风伤卫，荣弱卫强，桂枝汤调和荣卫荣卫之说出自《灵枢》《大论》，言荣卫者三数条，详其辞气，皆是叔和，非仲景之旧。又谓风邪伤人，桂枝祛风，是一病一方，已有二解说矣。又有引《天元纪》之文，主太阳寒水，本寒标热之说者，则尤荒诞不可究诘。试进而问之，荣是何物，卫是何物？荣弱卫强，何故致头痛、发热、汗出、恶风？桂枝又以何种作用而调和荣卫？若谓为风邪，则无人无日不吹风，何以他人不病，而此人独病？桂枝又如何祛风？如此追问，吾知其必瞠目不能答，即或引《素》《灵》以强答，亦但以糊涂理自解糊涂话，愈解愈糊涂而已。夫经方治病，明白了当，事实昭然，本可取信于世界，今乃引《素》《灵》以糊涂之，以自取灭亡，是谁之过欤？就学说兴亡上言之，

《素》《灵》诸书不当采为教材，不更明乎？

今试舍《素》《灵》，以今日之科学知识为解释，则其理明白切实矣。盖浅层动脉充血，故脉浮而发热；汗腺分泌过度，故汗出；皮肤上之汗液，遇风而蒸发，蒸发必吸收热度，故恶风。桂枝汤之主药为桂枝、芍药，桂枝之主成分为挥发油，挥发油能刺激血管神经，以整调血液之流行；芍药之主成分为安息香酸，安息香酸能刺激痉挛中枢，故能收敛血管。桂枝气厚则外达，芍药气薄则内行。人体之常理，一部分血管弛缓而充血者，他部分血管必收缩而贫血。桂枝证，浅层血管弛缓，知其深藏血管必收缩，用桂枝以整调浅层血管，芍药以舒放深层血管，则肌表之充血自平，发热自止，汗液亦不复漏泄矣。以此解释，处处近情著理，有科学实验为根据。虽令黄发碧眼之医博士闻之，亦当心服首肯，何苦为《素》《灵》作忠臣遗民，抱残守阙，自取灭亡哉？

敝院同人，苦心研究，所教功课，大抵类是。窃以为整理学说，发扬中医，舍此当无他法。同人牺牲一己之私利，为中医界辟坦途，自问当无罪于天下。岂知二三医人，狃①于见闻，排除异己，毁谤破坏，无所不至。或谓敝院不中不西，非驴非马，或谓敝院能空谈，不能实用治病，甚则谓敝院不能胜西医之压迫，俯首乞降，卖国求荣，为中医之罪人。夫敝院淬厉自新，亦欲为中医张皇学术，存亡续绝耳。若使《素》《灵》为已是，旧说为已足，则彼二三医人者，固守笃信，亦既有年，何致受西医攻击，岌岌而不能自保哉？己则不能，而忌他人之能，为中医之罪人者，果谁欤？更有一事须明辨者，敝院宗师仲景，实用经方，而时人或谓仲景北方人，其法不可以治南方病，或谓古法不宜于今人，不知仲景为涅阳人，汉之涅阳县故城，在今河南镇平县南，地濒白水，白水流入汉，汉流入江，以山河两界言之，其地在北岭之南，长江流域，实非北方。况仲景为长沙太守，即今湖南省城，更在大江以南乎。若谓古法不适于今人，不知汉末至今不足二千年，造化之运行，二千年曾不能以一瞬，而谓古法不

---

① 狃：音 niǔ，因袭、拘泥之意。

适于今人乎？且时医不能用仲景方，则谓之北人，谓之古法，及其书方立案，又喜引《素》《灵》以自重，不知轩岐史迹，远在幽燕，年代且四千余载。轩岐之于仲景，孰北孰南，孰近孰远，可谓自相矛盾者已。日本复兴汉医，一以仲景为宗，上不取轩岐，下不取刘、李、张、朱，至于叶天士、吴鞠通之徒，更未尝一挂齿颊。我中土医人，昧于决择，亦可以借镜而自鉴焉。

故敝院所主张之教材标准，人物则仲景，书籍则《伤寒》《金匮》《肘后》《千金》《外台》《本经》《别录》，方法则科学。谨献刍荛，伫候明教。

琰按：此全国医药团体总联合会第二次大会时发表。于时，西医之《社会医报》特载一文，题为《一变之鲁之一部分旧医》，略谓此篇之主张，与若辈之主张距离甚近，颇有表示同情之意。而总联合会之会刊，反有一篇驳议，其知识极浅陋。渊雷夫子尝反驳之，极嬉笑怒骂之能事，而会刊藏没不登出。今驳议与反驳皆未检得，他日发见，当另行刊出，以见总联合会之程度。

《临床应用汉方医学解说》序

己巳十二月

近世医林作者，渊雅莫如徐灵胎，精当莫如柯韵伯，熨帖莫如尤在泾，皆见重于世。东邦当隋唐之际，窃中土绪余，以为三岛之文明。其于医学亦然，而奕世钻研，颇有青蓝之胜。所见彼国医书，如吉益氏父子，精当不让柯、尤，而渊雅过之；丹波氏父子，渊雅不让灵胎，而精当、熨帖过之；其他若尾台榕堂、山田正珍、中西惟忠等，皆风发踔厉，卓然成家。余于上海国医学院，授《大论》《要略》之课，搜采旧籍，取数子之说独多，盖非阿好①也。近有汤本求真者，著《皇汉医学》三卷，取吉益氏《类聚方》，附以前贤注释，间下己意，有精要处。又有《临床应用汉方医学解说》一卷，方虽不多，皆可施于实用，效验卓著者。盖汤本氏先习西医，苦西医治疗之不效，乃改习汉医，积二十年经验，以成此书。故其书不骛渊博，以治疗实用为指归。审证用药，大抵师吉益氏，去其褊激峻下之弊，而于血证尤有心得，此其所长也。至于精思冥悟，妙合古今，抽绎陈言，张皇科学，则寡人未皇多让焉。今汤本之书先行，拙著《伤寒今释》《金匮今释》，亦不日脱稿，将以问世。刘子泗桥既译《皇汉医学》，复译此卷，而索序于余。余谓此书卷帙虽少，实汤本一生之精粹，且使中土医师知东邦复兴汉医，乃张仲景之学，非叶天士、吴鞠通之学。所谓汉方，乃麻、桂、姜、附、芩、连、膏、黄，非豆卷、豆豉、菊花、桑叶，则刘子此译之有功于医界，岂但供临床采择而已。

民国十八年十二月

陆渊雷序

---

① 阿好：方言，谓迎合别人的爱好。

答马希文君

庚午七月

希文先生史席：

客岁书辞三至，竟不一答，疏简之罪，何可言谢？乃蒙不弃，续赐教言，推奖逾分，愧不敢当。拙著《伤寒论今释》，自去夏排版，至今才逾半部，唯后数卷尚未脱稿。校印前数卷时，又多自视不惬，曾毁版重排。今虽赓续撰印，竟未能刻期出书。所以迟迴审慎者，一则不敢以谬说遗误读者，一则名心未死，不敢以未定之稿付刊。又见并世诸贤，出书多且速，动称万病自疗，无师自通，以相号召，而读其书者，无不嗒然自失。雷惩后惩前，益不敢率尔问世。医药新闻系诊务最忙之名医，出资印刷，以壮观瞻者。名医诊务日忙，则文字之抛荒日久，纵能搦管属词，亦苦刻无暇晷，或倩学徒门客捉刀。尚有可观者，程君门雪，最为此中佼佼。其人虽不谙科学，然其国医旧学，固雷所心折也。

《中医什志》系中医学会所出，自王君一仁归里后，编纂无人负责，去岁曾见其取生僻薄本旧书，以充篇幅，近顷未能按期出版。其不寄《什志》，似非滑头之故。《康健报》系中医专校学生陈某所办，初办时陈方从丁君仲英实习临诊，故用丁君名义发行。尝于丁君处识其人，即请指导扶助。适见所载陈自署名之文字，有"生产时胎儿转身"云云，因告以："胎儿临产转身，系齐东野语①。凡正规妊娠，胎儿在母腹中，头向下，脚向上，背在前，胸在后，并无临产转身之事。吾侪鼓吹中医，务宜矜慎，勿遗西医以口实。中医界执笔者，多不谙科学，自暴弱点，足下必欲仆效劳，不妨先将稿件交阅，然后付印。"其时陈颇示感谢之意，但云："此稿

---

① 齐东野语：比喻道听途说、不足为凭的话。

是六七年前旧作，其误当然是六七年前所误，乞为原谅。"雷计六七年前，陈且未入医校，何来论医之作，既欲文过饰非，则孺子不可教矣。然因其屡次索稿，曾随手取油印本《伤寒今释》数页与之，复以报中他稿太芜秽，即不复续予，亦不复阅其报。

其后友人见询，谓《康健报》曾载雷之著作，雷必有交谊，奈何听其登载秽亵文字，索而阅之，则一篇性交方式也。因遗书责陈，略谓："读《康健报》者，无人不知足下主笔，亦无人不知足下为学识经验一时无两之中医。夫以学识经验一时无两之中医如足下者，其所编收，乃等于张竞生之《性史》，则学识经验不如足下之中医，其谈吐更当如何卑劣，不令人轻视中医耶？且此等文字，虽足吸引无知青年，有识者见之，必加菲薄。足下纵不为中医大局计，独不为己身利害计乎？"陈答书略谓："先生学问，固所钦佩今则学识支离无归矣，附注一笑，然无办报经验，不知办报之苦。此稿不知如何混入手民①手中，被其用以填补空阙云云。"雷知其饰词，一笑置之而已。

及全国医药总会开筹备会，陈起立发言，谓："当用大宗金钱作大宣传，使国人尽知中医之必要。"其言浅薄，而滔滔不能自已。雷恶其空费时间，乃挽言云："此易事耳。《康健报》销数极广，陈君又极热心，但得陈君于贵报上尽尽义务，已足宣传，何用大宗金钱为？"四座哄堂，陈亦面赪。此次该报诋雷学说支离无归，及捣乱闹风潮，殆因此积怨耳。至于事实，甲校有风潮，非雷主动，乙校则并无风潮。近始侦知甲校中人真以雷为风潮主动人，乙校亦真有暗潮，且真为雷任该校教职所致。此中曲折，暇当公布之。附尘致总会诸代表公函一纸，亦可见其大概。

《中医世界》系某医学院前主任某甲所办。甲创某医学院时，揭橥学术革命，与乃师丁氏反眼若仇敌，及甲被驱于某医学院，乃复与丁氏合，生平自谓宗《内经》《难经》。尝见其《内经》著作，竟有误破原文句读者。彼其意，必须燥金、湿土，命门、三焦，然后为真驴、真马、真中医，此

---

① 手民：古时仅指木工，后来也用来指代雕版排字工人。

亦不足怪。盖甲之医学知识，此为大宗，设真正革命而推翻以上诸说，甲将无法可说，不得列为中医大家也。此等论调，所见甚多。老氏有言："下士闻道，大笑之，不笑不足以为道。"敝院所以直受而不屑辩也。即如先生之义愤，岂待敝院自辩哉。至于全国医药总会，办理颇有规模，如执行委员、常务委员、候补委员、主席、秘书，其他各部各组委员，无虑数十百人，人才济济，毫无阙额。各分会所上呈文，日必数起；总会所下训令，亦日必数起，工作不为不勤。若谓未有重大建树，或因未得巨大经费之故。执事请拭目待之，勿责人过急。半月刊亦按期出版，印刷疏朗，字大悦目。执事谓不可得见，误矣。教材编辑委员会，雷亦尝列席，略言经过，想亦执事所乐闻。

其时，某医学院，甫经风潮，学生稀少，岌岌不可终日。总会乃指定该院为开会地点，粉饰一新，诸委员寝馈[①]其中，同声称赞，当场指定主任某甲记录管卷。到会诸委员，固于国医学造诣甚深，如兰溪医校校长张君山雷，深细淹雅，不同凡俗，雷虽接谈日浅，至今怀念不忘。惜乎张君于科学未尝留意，有旧学而无新知，是以雷提议根据科学说明中医学理，即相顾愕眙，以为不可。夫学术问题，决非议席上短时间所能说明，不得已改变谈锋，谓："斯会任务，欲令教部认可立案而已，不用科学，即无以耸动教部。"于是始通过"挂科学招牌"为原则。雷乃继续提议："医校初年侧重解剖生理，完全用新科学，至于《内经》诸书，当于后学年内作参考研究之课，不可于初学年作正课，空费时间。"在场诸君俱不赞成，而某乙反对尤力，其理由略谓："昔年曾办医校，先读外国生理，及读中国生理时，诸生皆鄙弃不信，使教员大为难。且外国生理于中医毫无用处，若要用生理，非中国生理不可。"言时出其所著中国生理课本，说一身只是一个八卦。雷浅陋，竟不解其深奥也。又谓：《内经》必须于初学年教读，如辛甘发散为阳，酸苦涌泄为阴，用药根本，悉出《内经》，不先教则他课无从教。且后学年学生程度已高，《内经》深奥之书，设受

---

① 寝馈：指寝食，吃住，又指时刻在其中。

学者质问，教者将不能自圆其说。"某乙之言皆类是。某乙者谁？今任某医学院院长包某也。其后雷病利，不能列席，会议之结果，莫得而知焉。（下略）

附：马君原函

渊雷先生大人钧鉴：

客岁曾上三函，未蒙示覆，梦寝溯洄，萦念弥殷。后读《自强月刊》第三号中"用药标准"，藉悉先生席不暇暖，请益无门。因念姑俟来春，先生之《伤寒今释》《金匮今释》出版时购而读之，晤对于行间字里，何殊仰沐乎！时雨春风，乃者端阳已过，秋节将来，犹未闻有出版之讯，是以中心焦灼，急欲渎函以探究竟者也。又，希文前曾订购沪上医报数种，披阅之余，疑团莫释，每欲有所倾吐，继念学医日浅，又未敢贸尔发挥，爰于先生函中约略陈之。沪上医报，如《康健报》《康健什志》《医药新闻》《中医什志》（钱寄出，《什志》不肯寄来，滑头之极）《中医世界》等，皆无甚精彩，阅之昏昏欲睡。然此数种刊物中，尤以《康健报》与《中医世界》为最荒谬，时或谩骂涉及私人。如《康健报》第四年一号中，曾攻击先生学说支离无归，《中医世界》中更指国医学院诸先生为非驴非马、不中不西。文与诸先生素无面缘，徒于文字中生信仰，当时已不禁使文义愤填膺，即欲奋笔疾书，大张挞伐。然福州无医学刊物，投稿未从，而沪上刊物又多为腐恶所操纵，即未卷入旋涡者，亦乌肯登载较激烈之言论，以开罪于人哉，所以稿成而又毁之也。但不知先生及贵院诸先进，对此又作何解，岂唾面自干，犯而不校耶？

噫！中医之在今日，受人冷嘲热讽，既已体无完肤，而政府禁锢之法令频颁，又不啻身陷桎梏。所可幸者，只有沆瀣一气，合力以御外侮，整顿旧籍，同时输进新知。学说之基础确立，奸人之嚣张斯泯。全国医药总会成立之时，各省市中医界及学医青年，孰不翘首向风，冀有巨大之建树。乃迄今年余，风吹烟杳，并半月刊亦不可得而见之矣。至于确立基础之教材编辑委员会，卢某所编之样张，竟愈编而愈旧，愈释而愈晦，此非唯不能提高国医之地位，且将促国医而速其灭亡也。奈何不令有心人痛哭流涕，长太息哉！

贵院讲义，衷中参西，语语刻绳，倘假以岁月，赞以群策，必可使教、卫两部都认为全国医校标准之本。乃蛾眉遭妒，千古同悲，总会诸君徒逞一时私见，翻欲解弦而更张，斯诚不可解之尤者也。呜呼！中医奈何不见绌于人哉？

又，《康健报》第四年中云："《自强报》出版未久，即告停刊。"此更诬蔑之尤者也。《自强》由报纸而改为月刊，凡属关心医界出版物之人，蔑不知之。而《康健报》乃丧心病狂，发此怪论，非有意挑衅而何？《自强医刊》中鸿篇巨著，洵令人爱不释手，而先生之"用药标准"，能以庄谐并见之笔，输进旧识新知，尤为难能可贵。文每读此篇，非反复至十余遍不快。乃第七期之稿件，不幸因印刷所被火，而致搁顿，然去今三阅月①矣。七、八两期之稿，当获征，便付梓矣，犹未见寄到，殊令人望眼欲穿。请先生示以《自强月刊》出版之期，藉释远念为感。

（中略）

文于全国医界中所最信仰者，唯贵院诸先生。倘诸先生有所撰述，或单行本出世时，敬恳赐予介绍，藉长学识。冒昧渎函，罪歉殊深，尚祈先生谅其愚诚，进而教之，临颖不胜待命之至。耑肃敬请教安。

福州北门长河境六号马希文上言

---

① 三阅月：阅月指经一月，三阅月指经过三个月。

答段伯阳君

庚午十一月

　　读本刊第十期所载段伯阳君赐函，古道热肠，而且娴熟世故，不胜感荷。段君指斥医书、医报之处，鄙人不欲市恩，亦不任受怨，不敢妄加可否。其指导编辑推销之处，当由本刊负责人答复，鄙人亦无须屡言。唯督责本刊批评介绍，及指示拙著《今释》出书方法，愿借本刊尺幅地，以答段君，藉与读者诸君一叙。

　　批评介绍医书、医报，鄙人于创刊号"开场白"中，果尝毅然自任。继而思之，自撰稿医报以来，对于中医界之怪行谬说，已极嬉笑怒骂之能事，不但自伤忠厚，其人读我文者，曾不反躬愧悔，愈益倒行逆施，鄙人亦何苦激人以铤而走险耶？且此辈目的，不过骗钱，迫于生计，不得已而出此。其事虽可恶，其情亦大可哀。假使吾侪一一揭其黑幕，致销路断绝，试问此辈能否甘心穷饿？譬如鹰犬，饥则攫拏^①，至其急不择术，则为害于世，必有不堪问者。昔曾文正督两江时，豢养假道学若干辈，食客常满。或婉谏之，则曰："此辈才足以济其恶，一旦饥寒，犯上作乱，何所不至？吾豢养之，使蒙道学之名，以终其身，不啻消弭几许乱阶也。"嗟乎！以曾公之学问经济_{今人讥其助满、无种族思想，则不知时代变迁耳}，而其言如是。鄙人虽无状，私心慕之，是以对于荒谬骗钱之医书、医报，终未快心指斥。在购读诸君，虽一时受骗，然实际上所费无几，而使此辈得以糊口，不致作奸犯科，亦未始非阴功积德耳。若虑受者奉其谬论，治疾杀人，正复未必。即如段君，对于彼等谬报，初亦推崇备至，曾几何时，已大声疾呼，自知受骗矣。是以鄙人现在之志愿，但愿介绍有价值之书报，不愿指

---

①　攫拏：音 jué ná，意为以爪相持，猎取，捕捉，争夺，张牙舞爪。

斥此辈妄论。（下略）

附：段君原函

年来我国出版中医界刊物，可谓汗牛充栋，即以鄙人所定阅者计，亦有二十余种之多。但查其内容，除贵刊及《中国医药月刊》并《医光月刊》（系前上海新中医社出版，二刊均已停刊）外，均是袭死人余唾，或胡说乱道，毫无价值。虽间有一二佳作，然亦如凤毛麟角，不可多得。顾其推广、鼓吹之力，则远非贵刊所能企及。鄙人对于贵刊，崇拜甚殷，故特不揣冒昧，将贵刊应建议改革之处，略述一二。如蒙采纳，无任欣幸。

（中略）

（一）辟"问病理"一栏。（理由）问病固所当要，问病理是医生之良法，尤为必需。前数年有恽铁樵办了个中医函授学校，可惜不久停办了，很有许多学子失望。近上海虽有国医学院之设，但因路远及经济艰难的关系，哪能人人如愿以偿呢？近日秦某设有某某指导社，办法很善，可惜该执事等，尽是油头滑脑，藉医盗名敛财的恶徒，真盲者骑瞎马，害人不浅。若贵刊能辟此一栏，真大开光明方便之门，嘉惠医林，何可言喻？如以公等事忙，不暇及此，可每问取费一元，以示限制。彼求学心切者，断不吝此区区也。如所问太长，不妨指示可参看某书某章，或贵刊某期某题目，如此亦甚省事，不啻开一函授学校，真有益于阅者。此条可照《广济医刊》问答栏办理。

（二）批评及介绍医书、医报。（理由）虽贵刊诸先生以改革中医为职志，可惜出版物不多，颇有于医林供不应求之势。介绍类如恽铁樵所著书七种及《皇汉医学》等书，均有相当价值，可惜许多还不知道。类于此类之书，尽量介绍，或招登他的广告，既能收广告费，又尽了介绍之责，岂不两便，或彼此互相交换广告亦可。至批评书报，前陆渊雷先生于贵刊创刊号作有"开场白"一文，说得着实有劲，云："无论什么人的言论，如有不是处，均要着实教训一番。"曾几何时，贵刊言犹在耳，而批评则未见也。想公等以宽大忠厚为怀，不屑与较，恐招人怨耳。但为公等进一言，凡事要舍轻取重，不要避重就轻。须知取怨者少数人，得益者不啻数千百倍。因彼等荒谬著作，骗人之钱事小，受者学识肤浅，是非莫辨，奉其谬论，视为金科玉律，以之治疾，其杀人何可限量！公等明达，不再赘言。此条属介绍者，可仿《中医指导录》内之中医出版近询办法，或加介绍古书之有价值者，如《世补斋医书》及柯韵伯等书。然其失处，亦宜批评一二。至批评近人著作，可及其大吹法螺之广告（如中医书局新出各书），而批评之可也。

（三）贵刊推销，宜厉行策进。（理由）此条是关于经济问题，务祈注意。因古往今来的人，都有个通病，就是凡长于理财者（即鬼诈），必短于道德学识。反之，有道德学识者，每不善讲经济，或者弄得来终其身英雄无用武之地。不信但看秦伯未等之《中医世界》，办得何等声势浩大，及陈存仁主办之《康健报》，销场何等广远，以视公等之《自强医刊》（以销路较），真云泥之隔也。鄙人作此言，非因怨其销场，观之红眼，作此不平鸣，乃以彼等谬毒流传全国，公等之真实言论，反不能普及医林，能不令人废笔三叹！今为公等进一言，果欲改革中医，非普及新中医智识不可。欲普及新中医智识，非推广贵刊不可。欲推广贵刊，除学理外，一切印刷、装订、广告、推销等办法，非仿照《康健报》《医界春秋》《卫生报》《中医世界》等不可。公等幸勿以公等志白高洁、才识过人，有好著作何愁不能普遍全国，何必仿造彼等专以推销鼓吹为能事耶？此则误矣！此乃学术普及问题，正不妨取彼等之方法，非劝公等舍学问于不顾，有何伤道德耶？况公等以改革中医为职志，非以骗金钱为目的，正不必拘此小节。俗语云："不怕不识货，只怕货比货。"人倘非至愚，岂是不能分辨？因贵刊之不普及，只见彼等之谬说，未见公等之正论，辨无从辨耳。即鄙人未获读贵刊前，于彼等谬报，亦推崇备至，及见贵报，始知受骗，于此可见一斑。至推销办法，公等自知，不必详说。

（四）贵刊诸公之著作，宜迅速提前出版。（理由）前《皇汉医学》之预约样本，底封面之内面载有各公之著作，云："尚在整理中，不久即可出版。"至今仍未印出，不外两种原因：一，因经济关系。要先垫钱出去，出版后又恐销不完二，因太忠诚的原故。务要一部完全编好，改了又修，修了又改，如陆渊雷先生于其"用药标准"题内，自述其时间之忙，及抄校《伤寒今释》每版校三遍。今于贵刊八期覆马希文函中，亦曾述及。鄙人于此有一办法，即分集出版。假如陆君之《伤寒今释》，全书约一千二百页，分做十集，每集仅一百二十页，如此则轻而易举。

如陆君著作之纸版，今已做好十分之一，祈速提前印出，以济医林之渴望，余则陆续出版。如此办法实有利而无弊，兹列其理由如下：一，可济学者渴望。二，提前出版，正不怕无销路。三，陆君纵太忠厚，要活到九十九岁才出书。但此书第一集出版，可以声明，学问随时间而增长，下次再版，必要改订。如此既无伤忠厚，将来新版改定过的出版时，就再重买一本也不妨。再者，十集出齐，总共起来订成洋装，亦无不可。总之，凡事要识缓急，此乃当急者，且进行去，亦有利无弊。且分集出书，亦可便利寒士。如一部书要价十元、八元，岂不令寒士感心有余而力不足的么？又，国医学院诸公之著作及国医学院讲义，亦可采取此分期、分集出版办法，每种先出第一集，余陆续出版，俟出版齐了，又总共来印成一册或数册，如此真是人己两便。鄙人并非医生，不过有暇喜阅医报，因见荒谬学说太多，流毒太广，造成无量数杀人医生。欲挽回此狂澜，非诸公莫属。诸公作品，早一日出版，即早一日多救生民疾病之危。鄙人关心世道之深，故不觉言之过切，且太拖累不堪，诸公幸勿见笑。

后学段伯阳谨启

上海国医学院教务杂记

庚午十二月

一、课程

本院现行课程，就现在人才、财力可能范围之内，为之分配，与鄙人理想中之计划，相去尚远。盖医学是物质方面事，非精神方面事，是形而下之学，非形而上之学。不若文学、哲学，须熟读古书_{指本国文字}，一切从其朔也。鄙人理想中之计划，除医化学、药化学、解剖、生理诸课，悉用西说外，其病理总论，宜取西医通行顺序，与中医独有之精要，沟合镕冶，打成一片。病理各论与内科学、外科学，亦取西医通行之名目分类。唯证候方面侧重中医，亦须与中医独有之精要，沟合镕冶，打成一片。盖中医之病名，泛滥无严确之定义，古今南北，又参错不相统一，或一病分为数名，或数病同冒一名，不若西法有一定之标准。舍短取长，固不必珍其敝帚，自画其进步也。治疗学则取古今方剂之确有特效，确知其证候、用法者，汇集成编，仍附西医疗法之大概，以资比较，务使瑕瑜不相掩。则杰出之士，将因此自创新法，而中医学因此进步矣。诊断学除望、闻、问、切、腹诊，及辨别死、生、剧、易诸要端外，当兼授西医之听诊、打诊、触诊及检查血液、大小便诸简要法。药物学则以性效分类，如发表、温里、逐水、攻瘀、行气之等，其业已化验证明者用新说，否则记其确有效验之用法标准。诸课皆由教授自行编书，逐年修改，以臻完善，绝对不用古书原本。何则？古书原本，皆发挥一家之学说，或杂采旧说以成书，初不合于教学方式。若用古书作教本，譬如教几何学者，用欧几里得原书；教微积分者，用奈端^①原书，即大背世界学校之通例矣。犹恐教

---

① 奈端：即牛顿。

授者学识有限，不能悉得古书之精华。不读古书，则宝藏在地，学者或不能继续开发，是宜将《素》《灵》《大论》《要略》《本草》《千金》《外台》，以及金元诸子，下至有清叶派诸书，规定尤要者若干种，由各教授自认研究一部或数部。诸生至后学年，一方面临诊实习，一方面阅览古书，而就各该教授处质疑问难，或有起予之才，必能继续发明古书之精蕴。图书馆中仍广搜古今中外医书，恣其涉猎，如此则学与术俱臻上乘，教室功课并不虚縻时间，而诸生仍得自由发展之门径。此鄙人理想中之计划，虽未敢谓斟酌尽善，要亦无大变易矣。然此种计划，直接限于人才，间接限于经费，不知何日能实行耳。

现行课程，则如章程所载，第一期院刊所说明者是已。就中解剖、生理，由同济大学朱君克闻、钱君侠伦担任，胎生学、细菌学、注射法大意等亦得相当人才，皆胜任愉快。唯有机化学、医化学、药化学，为专门学问，极难物色人选，且钟点虽少，代价甚巨，非本院贫窭^①所能聘请。从前尚付阙如，今已商请广济医科毕业生黄君劳逸，半义务担任，本院亦算了此一种心愿矣。

病理总论本祝君味菊担任，祝君年来诊务渐忙，又向有脑病，难以载笔，遂由本院毕业生余公侠继续，仍时时禀命祝君，不失矩镬。

鄙人承乏《大论》《要略》之课，凡内科学、治疗学、病理各论、诊断学，皆归纳焉。章君巨膺之温热病课，许君半龙之方剂课，邓君源和之西法诊断课，皆能匡我不逮，使学者实际得益。以古书作教本，本非鄙人素愿，然欲编《病理各论》《内科学》诸书，须有充分时间，非可以随编随教，作急就章者，且生平寝馈于仲景书中，姑以此应急需耳。

章君次公授药物课，搜采最勤，然随其读书记览之便，今日大黄，明日人参，任意编教，初无分类之序。一日，次公与鄙人相对诉编讲义之苦，鄙人戏之云："君何苦之有，牛溲、马勃^②，任拈一物，即讲授一课，

---

① 窭：音jù，意指贫穷、贫寒。
② 牛溲、马勃：牛溲，牛尿，一说车前草，利小便；马勃，可治疮。比喻一般人认为无用的东西，在懂得其性能的人手里可成为有用的物品。

有不知者，可以留待他日。我所教《伤寒》《金匮》，无从颠倒章节，若有疑义，则彻夜翻书，冥思力索以待旦，斯为苦耳。"次公亦粲然。然所积药味既多，分类编排，亦尚易举。若欲撤去《大论》《要略》，改编病理各论、内科治疗、诊断诸课，斯真一部十七史，不知从何说起矣。

徐君衡之授小儿科，长袖善舞，自是不凡。唯妇人科教授，极难物色。盖妇科套话，无非女子主血，肝藏血，脾统血，冲任血海，带脉绕腰，如此而已。诸生从次公、鄙人辈既久，闻此等说，则寻根究柢，求疵索瘢，以相问难，必至教者语塞而后已。是以三易其人，莫不学者哗然而教者愤然，至今此座犹虚，无敢受聘。鄙人尝发愤自矢，俟所著《伤寒》《金匮》修改毕，即专研此科，以安学者反侧，譬如优伶倒串，不知能免倒彩否。

铁樵先生常言："文学不佳者，学中医一万年不得佳。"此因其长公子不嗜读，有为而言（琰按：闻恽先生长公子今已袭乃翁诊所为名医，则恽先生之言亦不尽然，一笑）。然中医精义，悉在文学色彩极浓之古书中。文学不佳，医学自不能深造，纵使学有心得，而不善修辞，亦不足以行远传世。即退一步言，西医界攻击中医最力之某君，其言论纵横排荡，中医莫之能御。所以然者，半由医学之不齐，半由文学之不敌也。又如夫己氏[①]者，最善标榜炫鬻，偶见其所撰《内经讲义》，竟于绝无疑义之处，误破原文句读。短于文学，其累如此。本院初年级课程，国文钟点甚多，然诸生自以身入大学院，耻效村塾儿童之咿唔，多不甚措意。教授陈君，督责亦未甚严，往往已至高学年，文字犹未通顺，此最可虑。鄙人执教二十年，深知文章无他谬巧，唯有讽诵烂熟而已。本学期拟令背诵《孟子》《论语》，不特学文所当读，亦欲诸生稍知义理，无使如时下青年，偏信浅陋谬说，强项不可理喻也。

以上现行课程，就本院可能范围之内，尽心焉耳已。盖兼晓中西大意，为本院中心人物者，章院长而外，不过次公、衡之、巨膺及鄙人，凡

---

① 夫己氏：音 fú jǐ shì，犹言某人，不欲明指其人时之称。

四人而已。医界巨子，学识十倍吾侪者，固亦有之，然无安车蒲轮之礼，则不足以屈高贤之驾，此所谓间接限于经费者也。唯理想计划及现行课程，无非欲学者得实际技术学问，欲中医学有实际改良与进步。至于世俗风尚，道路议论，非所计也。戊辰之秋，中国医学院延鄙人讲《伤寒》《金匮》，夫己氏谓课表中必须有《内经》《难经》《伤寒》《金匮》等名目，不然，人将诧曰："何以无《内》《难》耶？"如是则来学者少矣。然中院至于今，以夫己氏之《内》《难》为主要课，学者初不加多；本院但以《内经》为研究参考课，《难经》伪书，早已废弃，学者初不因此加少，则知从俗诡遇，固无益于招徕矣。

二、招考

本院开办两载，经过四次招考。招考事宜，院长及各主任赋鄙人以全权。鄙人则主张从严取录，宁可目前短少收入，苟功课认真，成绩昭著，来学者不患不多，收录时愈可精选，庶几实事求是，得真人才。然本此主张以招生，来学者初不因此减少。初开办时，全院仅七十二人。二年内，毕业出院者二十人，开除、退学者若干人。本学期在院学生一百二十人，人数为沪上三医校之冠。观于来学者之踊跃，知社会风气，渐知中医之必须革新，未始非中医学前途之曙光也。

先时，持有他医校修业证书者，许其插入相当年级；或从私人读书临诊若干年者，亦许其投考插班，冀其入学之后，自行补习基本科学，成就或与本院全学年生无二也。然两年来，发现此等转学诸生，对于茫昧颟顸①之旧说先入甚深，听受本院新学说多不能领悟，求其脑筋清楚、易于改化者，十不得一二。盖其从前所受课业，上焉者为《内经》《难经》，此在教者已不能精研细绎，徒取旧注敷衍，学者自不能得益；下焉者乃为《汤头歌诀》《医学三字经》等陋书，学者诵习日久，渐以不知为知，满脑子鹘突②概念，不复能推勘理致，辨别是非。素丝之染，墨翟所以兴悲

---

① 颟顸：音 mān hān，意思是糊涂而马虎。

② 鹘突：音 hú tū，意思是模糊、混沌，不明白事理，疑惑不定，乖迕，惊慌。

也。尝欲令此等学生专习几何学一年，磨练其推理力，恢复其取得准确观念之本能，碍于事实，怀念未行，不知此法果可补救否。唯有一事可异焉，文学程度高者，虽无科学知识，插班听讲不半载，即柔顺就范。所取谢姓一生，其医学知识完全旧说，亦未学过何种科学，唯在家塾中读毕四子五经，其文斐然可观，遂取入三年级后学期，至今不过一年，听讲绝无捍隔，近且自出心裁，运用一二科学，以正旧说，亦饶有理致。鄙人尝谓："四子五经，足以浚发性灵。"观于谢生而益信。教育家废止读经，推行白话文，实足致人才破产，大堪痛哭者也。插班生既如此难教，第四次招考时，愈益加严甄取，故所取插班生特少。

或见鄙人以科学说中医，驳斥五行气化等旧说，遂以鄙人为中医界之革命者，以鄙人为维新人物，此实不然。鄙人特欲整理中医学术耳，未尝自称革命。良以"革命"字面出自《大易》，汤武圣王之业，非草野书生所得僭居也。若夫文学、伦理、礼教，鄙人则笃守国故，不知其他。当今新文化甚嚣尘上，实不敢一瞻顾，犹恐来学者沾染时习，流荡忘返，特于第二次招考题中微示其意。考题录如下方，君子观之，亦足见其志之所在。

凡投考一年级者，试国文一篇，测验国故常识一、时尚常识一、史地一，凡四题。投考二年级者，加试生理一则，测验医学常识一，凡六题。投考三年级者，又加试病理一则、药物一则、治疗学一则，凡九题。向例随到随考，若常用一题，则后考者不免关节之弊，若每人易题，则命题又不胜其烦。于是策两全之法，以九类题目作九号，每号三题，缄封分置九器，命投考者依当考题数，于每器中自拈一封，如是参互拈题，则先考、后考者，其题虽不尽异，亦不尽同。以代数排列法计之，考四题者，当得八十一种不同；考六题者，当得七百二十九种不同；考九题者，当得万九千六百八十三种不同，庶几免于关节之弊，而命题亦不甚烦。题如下。

第一号国文题（白话听便，文言更佳）

其一，"道德维旧，学术维新"说。

其二，"救国宜提倡勤俭"说。

其三，"学中医并非保存国粹，学西医并非文化侵略"说。

三题中，第二题最易作。作此题者，虽文有高下，用意固不相远。第一题较难，意谓道德当守本国旧说，医学当用世界新说，各从其长也。作此题者，乃中肯少，不中肯多。第三题最难作，有似乎射策，意谓医药所以疗病，人命至重，果使中法不如西法，虽国粹亦当废弃，果使西法胜于中法，虽侵略亦所不恤。何则？事势有缓急，利害有重轻，国粹虽当保存，不可以人命为代价也；侵略虽当防御，不可以有病而弗治也。中医之当整理阐发，实以中法胜于西法之故，而非保存国粹、防御侵略之谓也。近年时势造成之庞然某会，为中医呼吁政府，以保存国粹、防御侵略为理由，不知谁氏之大手笔，识见浅薄乃尔。题意如是，考卷中肯者仅一人而已。凡国文卷，佳者绝少，不特文辞芜秽，持论亦菲薄之甚，文学之衰落，教育家宜加之意焉。

第二号国故常识测验（是则加○，非则加 ×）

其一，文字之变迁，先有篆书，次有隶书，次有真书，次有行书，最后有草书。

其二，"古文"是秦汉以前的作品。

其三，《本草经》是神农所作，《内经》是黄帝所作，故医药书为中国最古之书。

第一题，草书实先于真书，所谓章草是也。考卷中肯者得二人。第二题，"古文"之名，创自韩昌黎，而胜清桐城阳湖诸子大扬其波，此实专门名词，不可以望文生义，用逻辑法解释也。此题考卷中肯者，仅得一人。第三题，神农时文字未肇，黄帝时文字初兴，亦未有简册流传。《内经》实出秦汉之际，《本草经》又在其后。此题中肯者亦仅一人。时下青年之缺乏国故常识如此。

第三号时尚常识测验（是则加○，非则加 ×）

其一，"性理学"直接研究两性异同，间接解决恋爱问题。

其二，"天下为公"这句话，孙总理以前没有人说过。

其三，人生之目的，不过求满足欲望。

第一题诸卷，皆加〇肯定，有一卷，于下句作 ×，仍于上句作〇。盖濂洛关闽[①]，身心性命之学，时下青年，非但未尝问津，抑且未闻名义。独狂且秽亵之说，风行一时，有心人所为长太息也。第二题，知为孔子之言者，得三人，知出于《小戴·礼运》篇者，仅得一人。第三题否定者，仅得二人。君子观于青年之知识风尚，作若何感想耶？

第四号史地测验（是则加〇，非则加 ×）

其一，晋文公战胜齐桓公，于是齐衰而晋霸。

黄河曾在江苏、河北（即直隶）两省入海。

其二，欧洲之一部分，曾入中国版图。

隋唐之时，日本人多到中国来留学。

其三，历史上中国曾战胜日本人？次。广州在粤江？岸。哈尔滨在松花江？岸。襄阳在汉水？岸。天津在白河？岸。（每？处填入一字）

三题唯第一题前半当否定，余皆当肯定。第三题，自有中日战争以来，中国未尝获胜，此题欲唤起学者之敌忾心也。诸题皆非甚生僻难知者，然中式者不多。有一人，赫然持高中毕业文凭，拈得第三题，于第一题中填"一"字，余皆填"沿"字。意者，文凭是借来之物，不然，中等教育不当如是败坏也。

第五号生理试题

其一，血液有几种功用？

其二，胃与肠皆为消化器官，其功用之不同处何在？

其三，何谓淋巴（lymph）？

题甚浅易，试卷亦多中肯。然亦有用《素》《灵》旧说答第一、第二题者，读之往往失笑。

---

① 濂洛关闽：濂指周敦颐，因其原居道州营道濂溪，世称濂溪先生，为宋代理学之祖，程颐、程颢的老师；洛指程颐、程颢兄弟，因其家居洛阳，世称其学为洛学；关指张载，因其家居关中，世称横渠先生，张载之学称关学；闽指朱熹，朱熹曾讲学于福建考亭，故称闽学，又称"考亭派"。

第六号医学常识测验

其一，下列诸事，试取中医书中相对的两个名词概括之。

物质与势力　亢进与衰减　兴奋与麻痹

充血与贫血　体温之升腾与低落

其二，下列诸事，何者应发挥，何者应打倒？

五行　阴阳　十二经络　五运六气

伤寒六经　营卫　表里虚实寒热

其三，下列诸书，何者优，何者劣？

《素问》《灵枢》《难经》《本草经》及《名医别录》《药性赋》

《汤头歌诀》《医宗必读》《伤寒论》《金匮要略》《千金方》

《外台秘要》《徐灵胎十三种》《陈修园三十二种》《温病条辨》

《温热经纬》《临证指南》

第一题当概括于"阴阳"二字中。第二题、第三题，则国内医家主张本自不一，唯考卷中一律指《难经》为劣书，则千年尘封，从此得刮垢磨光矣。

第七号病理题

其一，略说炎症与癌症。

其二，何谓"自家中毒"？何谓"自然疗能"？

其三，略说传染病之病原体。

三题皆易简，唯考生但知旧说者，不能道只字。

第八号药物题

其一，贝母、远志、杏仁、麻黄、葶苈、半夏，俱治喘咳，略言其异。

其二，略言植物性下剂与盐类下剂之异同。

其三，分配下列之药物与症状（空括弧内各填一数目字，你若以为桂枝治小便不利，桂枝前是"一"字，则于小便不利前亦填"一"字。余类推）。

药物：（一）桂枝　　（二）麻黄　　（三）黄连　　（四）半夏

（五）柴胡　　（六）人参　　（七）茯苓　　（八）芍药

（九）术　　（十）厚朴

症状：（　）上冲　　（　）呕吐　　（　）喘　　（　）心下悸

（　）心下痞，按之濡　　　　（　）心下痞硬

（　）胸胁苦　　　　（　）腹满　　（　）挛急

（　）小便不利

第一题，稍识药性者，皆能作答，但见识自有高下耳。第二题，非略知西国药物学者，不能答。第三题，非熟谙《伤寒》《金匮》者多误答。

第九号治疗题

其一，病人发热恶寒，自汗出，头微痛，头项酸而硬，脉浮数，舌苔白，腹部肌肉挛急，应服何方？

其二，病人头上热，手足冷，似昏睡，而轻呼即醒，大汗如雨，舌色淡白，脉微细，自诉心跳，按之，觉心下痞硬，应服何方？

其三，病人苦头痛而眩，眼中时见黑星，平日往往赤眼，胸胁下膨满，脉沉而紧，应服何方？

第一题，为桂枝加葛根汤证。试卷有中肯者，有知为表证，不能确指主方者。

第二题，为茯苓四逆汤证。试卷多知为亡阳，然知用四逆，不知用茯苓四逆也。

第三题，为苓桂术甘汤证。试卷多指为肝胆之火上逆，不知是水病，用药更不着边际。

三、成绩计算

以分数计核成绩，学校之通例皆尔。教学稍久，学者之优劣，固大概可知，而分数则优者不必多，劣者不必少。盖考题所命，优等生或偶值忽略，劣等生或偶所熟览，所谓智者千虑，必有一失，愚者千虑，必有一得。则考分之多寡，不能与优劣、勤惰悉合。而况夹带、传递之弊，究不能杜绝，则分数与实学常不相蒙。然欲凭平日之观察，以评定甲乙，虽

宅心至公，犹不足塞悠悠之口，则分数终不可废也。其始，取各科考分之和除以科目，为平均分。既而觉其不妥，盖钟点较少之课，性质必不甚重要，教者监考、判分常因此优容以示惠，于是劣等生主要课不及格者，总平均反因此及格，幸进之弊甚大矣。乃于第二学期起，取各科考分，乘以该科每周钟点数而并之，除以各科钟点总数，为平均分。如是计算，则主要课之甲乙，影响于平均分较大，盖于学年制中，寓学分制之意焉。

答黄劳逸君

庚午十二月

劳逸先生惠鉴：

尝于《广济医刊》得读大著，钦仰久矣，无由识荆为憾。前日沈君仲圭书来，言阁下雅非身价自高者，肯任敝院教职，此固仆所大愿而不敢先请者也。敝院系秋季始业之学年制，课程及教员之更动皆在暑假中，本学期各教授俱已聘定。暑假后，拟屈尊帮忙，万祈勿却。修脯虽薄，然阁下以研究中西医药为志，则敝院诸同仁，或能裨补高明，稍得观摩之益耳。已将此意函沈君请为转达矣。顷读华翰，大慰鄙怀。

以奔豚为肠酸酵过甚，理想上甚是，实际似未尽然。盖酸酵过甚之病，肠管内瓦斯充积，或致腹膨大，成中医所谓气鼓胀，其病愈之转归，当有放屁或噫气之事。而奔豚则不然，并不放屁，亦不甚噫气，且腹部绝对不膨大也。奔豚之"气上冲心胸"，不过病人有此自觉症，并非真有瓦斯上冲。盖中医所谓气，多指脏器器官、神经等之作用，非指瓦斯。奔豚之气，亦指作用耳。鄙意疑是肠神经之官能疾患，此从病症、药效上推勘而知，是否颇不敢必，乞更详之。五劳七伤，张氏引《巢源》之说为是，唯文字稍误，其以为五脏之劳者，古书亦有此说，现在则成为普泛之名称，并不确分五种、七种。此问亦经阮君转问，已详复阮君，请向索阅可也。若以七伤为刀伤、跌伤等外科之病，则世俗中医不读古书之臆说，不可听信矣。

仆治病虽用中药方，理法则大体采用西医。诚以西医之理法，根据科学，信而有征，而中医之疗法，根据数千年之实验，往往突过西医也。且医药所以救疾苦、免夭札，人命至重，苟有良好方法，当一律研究采用，不当存中西门户之见，更不当与保存国粹、提倡国货并为一谈。是以仆之志愿，欲冶中西为一炉，使中医研究西国之科学原理，使西医采用中国之简效疗法。盖不但望中医得西法而言归实际，亦望西医得中法而更有进步也。然中医学向与科学不相蒙，一旦欲沟而通之，实万分不易。仆深思力索甚久，始有一二心得，未敢自以为是，故时借杂志发表，以冀就正有道，数年来颇得西医界赞许。而中医界反因绝无科学知识之故，见仆之学说，骇诧丑诋，无所不至。此譬如蚊蝇生死夏日，闻说冰雪，则怪为向壁虚造耳。近时市上中医，多不研究学术，即古书旧说，亦不讲求，唯工交际应酬，揣摩社会心理，以求发达其营业。中医学术之衰微，地位之堕落，皆此辈所造成。及政府欲议废止，乃相与结团体、出书报，以图幸存。究其实，团体不过为一二人造地盘、筹俸给；书报不过为一二人作宣传，以销售其剪贴、抄袭之著作，引病家登门请诊而已。尤可恨者，此辈既志在营业，必自赞其学识本领为中医界第一，然一读其大作，则悠谬荒唐，令识者齿冷。若不明真相之人，信其标榜之大言，又见其浅薄之伎俩，将谓中医学真无价值，真可废弃，则此辈之罪可胜诛乎？此辈聪明才智，实胜常人，若用心研究学术，未必一无所成，但以不肯用功力学，而膏粱文绣之欲，又横亘胸中，遂不得不出于谖诈，斯真无可如何也。尊著极愿拜读，《民国医学杂志》何处发行（是否在辽宁满洲医科大学内）？便乞示知。拙著《伤寒今释》，春夏之交当能印成，彼时当送请指正。仆性耽学术，而置身不喜学术之中医界中，常抑郁而谁与语，今得阁下之同情，遂一发其狂言。

陆渊雷顿首

《伤寒论今释》叙例

庚午十二月

《七略》叙方技为四种：医经、经方、房中、神仙。仲景书盖经方之流也。房中、神仙，非疾医所守，其事亦隐曲怪迂，君子弗道。医家所讲肄者，唯医经、经方二种。医经之书见存者，《黄帝内经》十八卷，原人血脉、经络、骨髓、阴阳、表里，以起百病之本、死生之分，若是而冠于方技之首，谁曰不宜？虽然血脉、经络、骨髓深藏而不可见也，阴阳、表里暗昧而难征验也。今有病脑者，啼笑无节，举措失常，而医经家指为心病，其持之有故，其言之成理，闻者则以为心病矣。有病内分泌者，肌肤暗淡，肢体罢敝，而医经家指为肾病，其持之有故，其言之成理，闻者则以为肾病矣。心肾之不能言，夫孰与发其诬妄？故医经之论，其言可闻，其效不可得见也。经方以草石汤药疗病，视证候以投方，投方中则覆杯而愈，不中则不死为剧，岂若医经之大而无当者哉？《七略》著录经方十一家，今尽佚不存。皇甫士安云："伊尹以元圣之才，撰用《神农本草》，以为《汤液》，汉张仲景论广《汤液》，为十数卷，用之多验。" 按：《七略》有《汤液经法》三十二卷，在经方十一家中，盖即士安指为伊尹所作，而后人推衍其法者。然则仲景书者，经方《汤液》之遗，《汤液》不可得见，得见仲景书，斯可矣。余少壮之年，弃儒学医，受《伤寒论》于武进恽铁樵先生，又请益于余杭章太炎先生，家君亦宿尚方术，过庭之训，不仅诗礼，以为《伤寒论》经方之冠首，治疗之极则，学医所必由也，是以沉潜反复，研索独勤。自远西科学发明，国医之为世诟病也久矣。金元以后医家，困守《内经》，莫能自拔，单词只义，奉为金科，驰骛空言，不验实效，其缪于科学也亦宜。夫科学岂能反乎事实哉？《大论》用药之法，从之则愈，违之则危，事实也，其必有科学之理存焉。余虽短浅，持科学以寻《大论》之旨，往往焉如解牛，动中骨肯，乃知国医取庆之道，固在医经，不在经方也。会诸医校延讲《大论》，乃申科学之理以说之，为《今释》八卷。盖《大论》方药之验，古今无二，若其凭证用方之故，非科学则莫得其真，犹有用之验而求之未得其理者，则余浅陋之过，抑亦今世科学所未及知也。用古人之法，释以今日之理，故曰今释。不然，成氏而降，注者百余家，岂无善本，而犹待余哓哓为哉。教学三年，属稿粗定，自唯急就多疵，未敢问世，而友朋驰书逼迫，不容或缓，因加董理，以付手民，而发其凡如次。

《伤寒论》传世者两本，一为宋本，一为金成无己注解之本。成本辗转翻刻，已非聊摄^①之旧，如《明理论》所引《论》文，与正文或异。《本草纲目》谓人参、柴胡，唯张仲景《伤寒论》作"人蔆""茈胡"。今所见《伤寒论》本，未有作"蔆"、作"茈"者，唯成本释音，有"蔆音参，茈音柴"之文，则知成本多存古字。李氏所见犹尔，今为浅人改易尽矣。宋本者，治平中高保衡、孙奇、林亿等校定，国子监雕印，然今世藏家书目，殊不概见，盖原本绝矣。今所见者，为明赵开美覆刻之本，文字端好，当不失治平旧面。别有《金匮玉函经》，乃《伤寒论》别本而异名者，文字编次，与宋本、成本小异，与《脉经》《千金翼》《本事方》所引颇同。此书中土罕见，东邦犹有传本。今正文用赵刻本，若他本文字有异，涉及辞义者，于说解中著其校。文字虽异，辞义犹同者，不悉校。赵刻本有显然错误者，则据他本改正，仍于说解中注明。又有俗书讹体，如"鍼"作"针"，"脈"作"脉"，"卻"作"却"之类，则径为改正，不复注明。原文中细注或作字，皆林亿等校勘所记，可见古本异文，今故一仍其旧。原文用方诸条下又有数目字，每篇自为起迄，盖亦林亿等所沾，即"林序"所谓证外合三百九十七法，除复重，定有一百一十二方者也。今既不用林说，概从删剟。

原本自六经及"霍乱""阴阳易差后病"诸篇外，先之以"辩脉""平脉""伤寒例""痉湿暍"诸篇，终之以"汗吐下可不可"及"汗吐下后"

① 聊摄：成无己的故乡，今山东省聊城市茌平县洪官屯镇成庄村，此处代指成无己。

诸篇。今案"伤寒例"，有搜采仲景旧论之语，明是叔和撰集之文；"辨脉""平脉"，辞气颇类叔和，义理乖张亦甚；"痉湿暍"本在《金匮》中；"汗吐下"诸篇，又皆与六经篇复重。注家自方有执以降，皆弃置不释。今亦但释"六经""霍乱""阴阳易"等十篇，厘为八卷。

《大论》精粹，在于证候方药。其有论无方诸条，多芜杂不足取，且辞气参错，不出一人，此等不知仲景所撰用，抑叔和所补缀也。自来注家遵汉唐义疏之例，注不破经，疏不破注，随文敷饰，千载沉翳，坐令学术不进。今悉为辨正，唯求心安理得，非敢立异也。又，《论》中"厥阴病篇"最难审，首条提纲，上热下寒，即乌梅丸证，旧注既是矣。下文"寒热胜复"诸条，截然与首条不类。且临病绌书，胥无征验。篇末"下利呕哕"诸条，既非上热下寒，亦非寒热胜复，其为杂凑，显然可见。又如所谓合病，成氏释为二经俱受邪相合病，诸家相承无异说。然《论》中凡称合病者，皆无二经以上俱见之证，有俱见之证者，又皆不称合病。愚以为阴证太少而外，更无所谓厥阴，合病则别派古医家之术语，仲景沿而用之，其本义已不可知。凡此皆伤寒家所未言，今不避专辄，悍然言之，知吾罪吾，所不敢知。

说解虽以科学为主，旧注不背科学者，仍多采用。集注通例，必先引前贤，后申己意。今不尔者，或顺原文之次，或取讲授诵览之便，无定例也。凡所援引，辄于初见处著其姓氏、书名，便检索也，其后再见，或单称氏，或单称书，取文省也。唯雉间子炳①之书，幖帜乃师之《类聚方》；小丹波之书，绍述厥考之《辑义》，故二子独称名，父前子名，师前弟名也。

援引旧注，多删其繁芜，取其精要，虽剪裁衔接，不敢窜易旧文。又有本非逐条注释，别立论以阐经义者，如小丹波之《述义》等，其原书，大书细字，相间而行。今就其文势，剪裁联系，悉作直行大书，仍不窜入字句。又如汤本之书，和文甚繁冗，不宜直译，则意译为多。

说解中多有引本论条文相印证者，则细字注明条目，以便检对。唯山田

---

① 雉间子炳：雉间焕，字子炳，为吉益东洞之弟子。原文为雉闲，径改。

之说解，多自举条目，而其分条与本书稍异，则改从本书之条目，使归一律。

仲景自序，虽云撰用《素问》，今考《论》中用《素问》者，百仅一二，又皆沿其名而不袭其实。旧注援《素问》为释者，回曲穿凿，捉襟见肘，甚无谓矣。今于首卷传经诸条下，一发其覆，使无惑人，自谓有功后学不鲜。又有旧说通行已久，习焉而不知其非者，则略引数端，辨驳以示例。所用旧注，有瑕瑜相杂，不可删节者，亦略为辨正，其余小疵易知者，不复辨，不欲毛举细故也。

前贤述作，说理虽多遄臆，其凭证用药，则经验所积，有足多者。今于汤丸散诸方下，广引诸家用法，学者沉潜玩索，不特有裨实用，亦可触发巧思。其有臆决病情，不举证候者，仍不采录。用法之后，继以方解，则因医药之本始，先有疗法，后乃寻其理解故也。前贤治验，可以见活用之法，世有畏仲景方不敢用者，得此亦堪壮胆，今以附于方解之后。验案有与本论某条之证相对者，则以类相从，附于本条之后。唯鄙人一己之治验，概不附入，嫌标榜也。用法治验中，多有兼用后世方者，则细字注明药味，其有不知，则从盖阙。

说解文辞，务取浅显，唯白话俚语，概不阑入①，一以便学者，一以矫时弊也。至于训诂考据之处，仍宗汉学家矩镬，范我驰驱，不敢诡遇。

此书本为讲授医校诸生而作，首卷成于上海中医专门学校，次两卷成于中国医学院，后数卷成于上海国医学院。尔时专校诸生，不习生理、病理诸课，药物课又但用张秉成之《本草便读》。余授《大论》，乃如鲁滨孙入荒岛，万端日用，事必躬亲，往往讲一条之文，累数千言而未已。中院课目堪相表里者，亦但有章君次公之药物，余书犹未得简要适当也。至上海国医学院，则诸课配置，指臂相联，余书始得专力于治疗。书成自读，乃觉首尾重轻，删补再三，犹未惬意。虽然，读书为学，亦如破竹，数节之后，迎刃而解，则后半正不妨稍简耳。岁在上章敦牂，十有二月壬辰，陆渊雷记。

---

① 阑入：搀杂进去。

上海国医学院辛未级毕业纪念刊序

辛未五月

识脏腑之形色功用，究疾病之原因传变者，医之学；投药施法，已疾苦而救横夭者，医之术。彼西医之学，极深研几，可谓精矣，常苦无术以疗病。中土之术，针膏起废，可谓神矣，其学乃荒诞而不可信从。吾意术之与学，其分驰而不相及者乎，何中西之不能兼善也？古之贤士大夫，如王刺史、苏长公、沈存中及吾远祖宣公，皆喜裒①集旧方，用济急难，其方用之多效，而数公未尝以医学名。又有沉疴痼疾，西医所不能疗，中医所不敢治，而铃串走方，一药遂起者，比比然也。吾惊其术而求焉，久之得其书，大抵不出《串雅》，然涂鸦错谬，不可卒读，盖纯乎术而不知乎学者也。医者也，以愈病为职者也，苟能愈病，虽术而不学何伤？学术者，不以封疆为界者也，苟取其长，虽术中土而学欧西何伤？彼西医炫其学之精，不知其术之拙；中土诸工，恃其术之效，不知其学之荒。龂龂然相争而未已，则其不能兼善也亦宜。余治医，为术主中土，讲学从欧西，庸安者或诋为非驴非马，骛新者犹惜其至鲁而未至于道，吾皆勿顾。同此志者，章君次公，助其成使传之后生小子者，徐君衡之。上海国医学院，由此其选也。岁辛未，第三届毕业，诸生相从稍久，颇知趣向，故于其纪念刊，序教学之旨焉。间有一二人未脱时师科臼，则入学较后者也。

---

① 裒：音 póu，聚集之意。

卷
二

杂文二

国医药学术整理大纲草案
辛未十一月
代中央国医馆学术整理委员会（稿成未采用）

吾国医药事业，自古侪于巫卜，民间私相授受，官司鲜有督责。历世既久，派衍愈繁，骤欲整理，苦无端绪。委员等自顾驽骀[1]，缪膺艰巨，兢兢虑始，唯恐弗胜。谨以管蠡所及，拟具整理大纲，就正海内鸿哲，庶循轨渐进，十驾可几。国医学术之须整理，学者宜无异词，然并世诸贤，守旧维新，途辙悬异，见仁见智，志趣迥殊，皆尊其所闻，毁所不见。深恐道旁筑室，多议无功，拟先决问题五条，齐其视听，泯此争端。众志既一，宜端趋向，拟整理宗旨四条，树之表望，殊途同归。事有缓急，责有巨细，拟临时任务七条、日常任务六条，刻以期日，勉底于成。中央国医馆学术整理委员会谨拟。

第一章　先决问题

第一条　学术有是非，不可有中西新旧之见。

［说明］风俗、习惯、法律有因时因地之宜，适于欧美者，未必适于中国；适于古代者，未必适于今世。医药则不然，虽有某种疾病限于地

---

① 驽骀：喻平庸无能，作者自谦的说法。

方性及气候关系，其大体则古今中外一致。但物质上之知识，有古人所未知，今人始知之者；有中国所未发现，欧西则已发现者；亦有古今中外俱未彻底明瞭者。是宜于事实学理上取其最近是者用之，不可存中西新旧之见。

第二条　一事物之理解，只有一个真是。容有若干之说俱非，不容有两个以上俱是。若此者，当定其一是，去其众非。其有名同实异、名异实同者，当先审其名实，而后定其是非。

［说明］中国医学，北宋以前现存之书，尚无显明之歧异。歧异乃起于金元以后，莫不自以为根本《内》《难》，而其所以说《内》《难》者，则相去不可以道里计。今姑不论《内》《难》之是非，《内》《难》只有一部，而说之者如此其违异，若干种违异之说不能同时俱是，不待辩论而后知也。近世复有中西之争，西说出自科学，非《内》《难》所能范围，其争点尤大。中西理解之异，虽有短长多寡，要不能俱是而并存。中医界少数持论者，既不能确知西说之所短，又不能确知中说之所长，乃作调和之论，谓西医长于解剖，中医长于气化，或谓西医是科学医，中医是哲学医。要知一种疾病，只是一种事物，只许有一个理解真是，不容有两个以上俱是。若不能彻底证明解剖之非，则气化不能与解剖同时俱存；若不能彻底证明科学之非，则哲学不能与科学同时俱存<small>指所谓科学医、哲学医而言，非泛指科学与哲学</small>。即使证明解剖与科学俱非矣，而气化、哲学之说未有实验以明其真是，则所谓气化与哲学者，犹未能自立也。故医学上古今中外种种不同之理解，当从实验证明，定其一是，去其众非。然事实上如此者不多，多数皆名同实异，名异实同耳。亦有两说大体上皆有相当的实验证明，其小节稍有参错，难以去取者，则不妨并存其说，候他日有识者重行审定。何谓名同实异？例如霍乱，中医书言治法者，或主泻心等黄连剂，或主四逆、白通等姜附剂。言之各自成理，互相驳诘。夷考其实，则姜附剂所治者，虎列剌①真性霍乱；黄连剂所治者，夏秋间流行之急性胃肠炎耳。又

---

① 虎列剌：急性传染病霍乱的旧称，亦简称虎疫。

如白喉，或言白喉忌表，宜养阴清肺汤，或言白喉当表，宜麻杏甘石汤。言之各自成理，互相驳诘。夷考其实，则麻杏甘石汤所治者，为实扶的里；养阴清肺汤所治者，为急性喉黏膜炎、急性咽炎、腭扁桃及周围炎等病，亦即《伤寒论》之少阴病咽痛。若二方误用，其病不死即剧，实扶的里误用养阴清肺汤，其害尤烈。此皆所谓名同实异也。何谓名异实同？仲景之所谓伤寒，即时师之所谓湿温，亦即西医之所谓肠窒扶斯；仲景之所谓心下痞，即时师之所谓伤食，亦即西医之所谓胃肠扩张、胃肠炎等病；时师之所谓大头瘟，即西医之所谓丹毒。若此者不胜枚举，皆所谓名异实同也。又，古人虽粗知脏腑之部位形态，而不能明试以知其功用，故谓心及心包主神明、思虑，此以大脑之功用误属之心也；谓肝主风、主动，此以运动神经之功用误属之肝也；谓脾主转输、健运，为胃行其津液，而恶湿，此以小肠及各组织之吸收作用误属之脾也；又见小肠内容物为液体状态，大肠内容物为固形状态，乃谓小肠排尿、大肠排屎，此以肾脏之功用误属之小肠也。近世王勋臣号称能实地考验，不肯盲从古人，然《医林改错》所言，错误仍甚多。如以颈动脉为左右两气门，以大动脉为卫总管，则因勋臣所目验者，皆死人与剐斩之尸体，动脉管中血液，非干涸即已流尽，遂误以动脉管为气管、卫管也。《改错》又以膈膜以上为血府，则因剐斩之尸体，剐割皆在胸腔以上，循环系中血液多流潴于胸腔，遂误以胸腔为血府也。若此者亦不胜枚举，而为名实乖异之尤。凡此皆须先审其名实，而后定其是非者也。

第三条　医药所以救夭札，已疾苦，不可与保存国粹、杜塞漏卮①诸主义相提并论。故整理国医药学术，引用科学原理时，不任受破坏国粹之名，即或采用国外药品时，亦不任受利权外溢之名。

［说明］科学之根本，为自然界之对象，此乃天地间所公有，非一社会、一国家之私物，尤非西医所独有。西医可利用科学，国医独不可利用科学乎？不过现代西医之理论与方法，从科学中产生，今日国医药之

———

① 杜塞漏卮：意为堵塞有漏洞的盛酒器，比喻堵塞住利益外溢的漏洞。

整理，乃欲于经验已效之方法中，求得科学之理解耳<small>参看第五条名论与方法</small>。经验已效之方法，亦是一种自然界之对象。用已知之科学原理，理解此种对象之所以然，而产生前此未知之科学知识，乃今日学者所应有事。中国古代，未有科学原理，而盛行五行岁露学说，故以五行岁露理解已验之医药方法。古代国医之用五行岁露，犹现代西医之用科学也。昧者不察，视五行岁露为国医所独有，斤斤然议保存。以保存五行岁露为国医之专职，将以发明科学为西医之专职乎？弗思甚也。夫五行岁露等说，未始非国粹之一种，未始无保存之价值。然与今日之科学较，玄谈、实验，相去悬绝。应用于医药学者，何去何从，当不俟明辨。故诚欲保存五行岁露等说，当提出别行研究，不当与国医药同时整理。合之两伤，不如离之两美。何则？医药之目的，为救夭札，已疾苦，非为保存国粹也。药品中如西洋参、番泻叶、阿魏、肉桂之等，多产自国外，而国医习用已久，以其为救死已疾之物，虽漏卮亦所弗恤。况今之所整理者，为国医固有之方法，其所用药品，大多数固为国产，于提倡国货、杜塞漏卮之主义，固无所抵触也。用科学以说国医学者，国内已不乏其人。而沟犹蒙瞀^①之徒，辄议为不中不西、非驴非马。夫宋元诸儒，化合儒、佛以产生性理学。佛非中国所固有，而学者未尝屏性理于国学之外，且未尝屏性理于儒家之外。若如沟犹之言，则性理学亦将不儒不佛、非驴非马矣。且其人亦有出版物，且引三数语生理科学，装点门面，试问此等书为中而驴乎？西而马乎？蚩蚩之氓，可与乐成，难与虑始，自古已然。此本不值一辩，仍恐识浅者受其眩惑，附论于此。

第四条　今世科学程度，尚未能彻底了解自然界之对象。国医固有方法，实验有效而不得科学上理解者甚多。今之整理，欲医药利用科学，非以医药供科学之牺牲。无论其方法之出于铃医授受、民间传说，苟有实效，无不采用。

［说明］西医过信科学万能，凡根据科学之疗法，虽施用屡败，犹固

---

① 蒙瞀：比喻愚昧、盲目。

守弗弃。反之，国医所有经效疗法，以科学未能了解其原理故，西医辄薄为民间疗法，不足当医学之称，鄙弃而不顾，此过信斯柯达谬论之故也。盖发明打诊、听诊之斯柯达氏，尝谓"医学之目的，在诊断研究，得疾病之真相，以满足吾人之知识欲。至于如何疗治，非医家所敢问"云。西医坐此不屑措意于民间疗法，然其宅心行事，与中国人视医事为仁心仁术者，极端相反矣。今之整理，唯求疗治效验之确与速，若斯氏之论，则无取焉。

第五条　医药学可分为两部，曰名论，曰方法。今之整理，于名论之部宜大有更张，于方法之部，不过审定其孰确孰速，详开其用此方法之证候而已。

［说明］以横的方面分，则有内科、外科、针灸科、按摩科、妇人科、小儿科等；以纵的方面分，不过名论、方法二部而已。凡医经一类之书，属名论；凡经方、本草一类之书，属方法。凡生理、病理、病原细菌、药理等科，属名论；凡诊断、治疗等科，属方法。名论与方法之分，医家所未言，今为便于说明计，臆创之。设有古医书，言："小柴胡汤，治少阳病，邪在半表半里，胸胁苦满，往来寒热，心烦喜呕，脉弦细者。"其云少阳病者，名也；云邪在半表半里者，论也，此所谓名论也。云小柴胡汤者，所用之药方；云胸胁苦满乃至脉弦细者，据以用此药方之证候，乃所谓方法也。夫所谓少阳病者，究是何种病变？所谓邪者，究是何种病毒？所谓半表半里者，究是何种部位？皆未有明确之界说。其有据经络、脏腑、六气变化为说者，又皆渺茫而不可信据。若谓胸胁苦满乃至脉弦细，即是少阳病邪在半表半里之界说，则径言"小柴胡汤治胸胁苦满乃至脉弦细"可矣，何必赘以"少阳病，邪在半表半里"乎？故国医学名论之部，若不根据科学加以明确之界说，则不能取信于世界学者，而不能自存于今后之世也。若夫胸胁苦满乃至脉弦细之证候，则皆显然之事实，可以望、闻、问、切而知。据此证候以投小柴胡汤，病即良已，亦为历试不爽之事实。事实既历试不爽，可知必合乎科学之理。若此者，有科学可说，则说以科学，苟无科学可说，而事实具在，亦无可疑、可废之

理。盖国医学之成立，先有经效之方法，而后推求其名论，故名论容有不核，方法则皆有相当的实效也。故国医药方法之部，无须更张，但凭经验所得，更求增损完密可矣。至于符咒祝由，亦是方法之一，亦有确然得效者，但其原理，绝非科学所能知，其授受亦秘不可公开，无从整理，宜置弗论。

第二章　整理宗旨

第六条　将国医学方法部分加以科学合理的说明，其目的：第一步使此后业医之士渐成科学化，第二步使世界医学界得明了国医学之真价值，第三步使国医学融合世界医学，产生一种新医学，而救死已疾之法益臻完善。

［说明］国医科学化之声浪，盖起于十年以前。当时国医界颇持反对论调，今则反对者百无一二矣。然科学化云者，当求原理上之彻底了解，决非采用一二西药、西械而已足。其年高而行医已久者，事实上亦难改造，唯有期之此后之新进而已。医学非法律、国宪之比，世界各国共同研究，研究有得，则共同采用，不分国界。西医虽有德日派、英美派之分，大体固无甚出入，唯中国医学与世界医学画若鸿沟，不相通贯。此非语言文字之隔阂，乃因世界医学以科学为说，中国医学犹多五行岁露之说。科学通行而五行岁露不通行，故中国医学不得通行于世界也。中国医学固多特长之处，为世界医学所梦想不及，然此等特长，绝不关于五行岁露，仍处处合乎科学之理。今以科学说明国医之特长，则世界学者皆能通晓。人情恶病死而乐寿康，彼西人既知国医之特长，安得不弃西医而就吾国医？则世界新医学之产生，亦意中事，非觊然大言也。

第七条　为欲实现前条之第一目的，国医学中宜加入必须之科学，如理化、胎生学、解剖学、生理学、病理学、病原细菌学及西医诊断学之一部分。

［说明］国医学之名论，有与诸科学名实乖异者，当一一说明，务使国医学与科学不生隔阂。其例，如第二条名实异同之说明是也。西医诊断

学之烦难苛细处，乃斯柯达氏所谓满足其知识欲者，于治疗上毫无裨益，虽不学亦可，故但学其一部分。

第八条 为欲实现第六条之第二、第三目的，国医学之名论部，须阐发其一部分，黜除其一部分。如阴阳、虚实、表里、邪正之等，须阐发者也；如五行生克、六气标本、司天在泉之等，须黜除者也。

[说明] 古医书所谓阴阳，乃概括一切相对的事物，其意义随处而异，或指体液与体温，或指脏器之实质与其作用，或指病变之进行性与退行性，或指机能之亢盛与衰减。此真有似乎代数学之代号，而其所代有一定之质量者也。邪正者，邪谓病毒，正谓抵抗病毒之自然疗能。阴阳、虚实、表里、邪正之等，或为西医所不言，或虽言而不甚详悉。然国医治疗之所以奇效，往往由此为基础，此必须阐发者也。为五行辩护者，亦当譬之代数之代号，然究其所代者不过五脏六腑。脏腑既各有主名，何必舍主名而用代号？若言生克，则又澜翻周转，漫无归宿。譬如土病而虚，可以主张补火，谓母旺则子强也；亦可以主张泻火，谓火衰则食木，木被食而弱，不能克土，则土自强也；可以主张泻水，谓水衰不复克火，火旺则生土也；亦可以主张补水，谓水盛则不仰食于金，金盛则克木，且不仰食于土，木被克则不复克土，土又无所被食，则土虚自愈也。似此澜翻，任何主张皆言之成理，然而事实上岂有一病而可用相反之两治法者？六气标本、司天在泉之说，出于王冰所补"阴阳大论"，后世医家不悉源流，与《素问》原文等视。其说乃飘渺无据，于治病丝毫无益，此必须黜除者也。国医学之当阐、当废者，不止于此，举此以为例。

第九条 为欲学说之统一，及学者之免入歧途，必须审查古今医药书籍。

[说明] 晋唐以前书，记载事实较忠实，推想事实以成理论，亦无多违失，故其事实多可信，其理论虽不尽得当，亦多可触发巧思，此皆研究参考之宝库，无须急急审查去取者也。宋元以后书，记载多涉夸诞，又根据不尽不实之名论以自立方法，其书已不可尽信。至近人著述，因印刷进

步而得书易，则抄袭稗贩之成书亦易，间有可取，纰缪实多，若不急与审查，则庞然众说，后进者不免歧途之害矣。

第三章　本会临时任务

第十条　规定国医各科所必需之知识技能。但无论何科，须加入法定传染病之常识。

［说明］现在业医者流品至杂，其甄别管理，虽有该管机关，其学术程度，理宜由中央国医馆规定，则亦本会之任务也。拟分国医为十科，曰内科，曰外科，曰针灸科，曰按摩科，曰妇人科，曰小儿科，曰伤科，曰眼科，曰喉科耳鼻等向无专科，故不列入，曰花柳科。每科规定必须肄习之书一部或数部，为医疗方法之最低限度。他日甄别考试，即以规定之医书为范围。国医向无病原细菌之常识，遇传染病，不知必要之处置法，于卫生行政不无妨碍。往年西医报纸载一老医，于一日中先诊一白喉，次诊其他诸病，受诊者皆依次传染，因目此老医为传染媒介。此虽张皇过甚之词，然业医者缺乏传染病常识，固属不可掩之事实。针灸医所用之针，外科医所用之刀，近复有使用体温计者，多不知消毒，绝非细故。至于防止蔓延之方法，又不知告诫病家。故传染病之常识，不但新进诸医所宜通晓，即行医已久之老医工，亦宜设法使有补习机会。

第十一条　规定国医所应知之学理。

［说明］前条受甄别及格之人，得执行医疗业务，拟称为国医士。若兼通学理者，兼得收授学徒，或充任国医学院、国医学校之教授、教员，拟称为国医师。国医师应具之学理，由本会规定若干种书籍，以为甄别考试之范围。前条及本条甄别考试之施行时期，为便于投考人预备肄习计，约在规定书籍公布后第三年，由中央国医馆另行规定，会同该管机关施行。但行医已久，资望素孚者，得予免试。又，暂许收授学徒，系一种过渡办法，他日医教育普及，仍须废除。

第十二条　规定国医学院及国医专科学校之课程标准，及其必需之设备。

［说明］国内已有之国医学院及学校，查有十余所，皆程度参错，课程各异，即修业年限，亦未一律，此必须及早规定者也。课程标准，指必修及选修各科目，每科之质量，及其修业先后之次序。前此国医界曾议编辑课本或教科书，以归一律。然课本、教科书，适用于中等以下学校。若专科学校及学院，则应由各教授本其独到之经验心得，于规定质量内自由讲授，不须有课本、教科书，但规定其标准可矣。国医学院之课程标准，须使毕业生得为国医师；国医专科学校之课程标准，须使毕业生得为国医士。

第十三条　解剖、生理、病理及西法诊断中之名词意义，往往与国医旧说不合，国医书中常用之学术语，亦为一般科学家所不能晓，皆当编纂专书，互相解释，务使不穿凿、不附会，藉作国医科学化之梯阶。

［说明］如第二条之说明，生理之大脑，乃国医旧说之所谓心与心包；生理之运动神经，乃国医旧说之所谓肝，此其最显者。其他名实乖异极多，近人颇有论撰，仍多附会错误。若不一一疏证明白，则科学终不得运用于国医学也。至国医常用之学术语，如阳盛阳虚、阴亏阴盛、痞硬动悸、心肾不交、热入血室，以及瘀血、湿邪、痰饮、肝气之等，自科学头脑者视之，莫不鹘突难晓。然国医学之特长，往往在此等处。若不用科学原理详释之，则国医终不得世界学者之信仰也。此皆须编纂专书者也。编纂时若采用近人学说，则明著其人，以彰其美。

第十四条　审查病名而统一之。

［说明］西医之病名，极有规律，器质病则以其病灶性质命名；传染病则以其病原命名；物理病及中毒病，各以其所受之刺激及毒质命名；唯官能病颇不明晰，此亦无可如何耳。国医则多以证候为病名，诸病既无明确之界说，古今医书，名实又大有异同。《巢氏病源》列一千七百余候，今考之，有一病误分为数候者，有数病误混为一候者。《千金》《外台》《圣济》诸书，大抵从《巢源》分类，而互有参错。自宋以后，鄙俗臆造之病名，多至不可胜计，甚有闽粤所通行，而江浙老医瞠目不知所谓者。今欲整齐统一，虽极烦难，亦属事不可缓。每病拟用雅驯合理者一名，附以特

征及鉴别诊断法，使界说明确，而以西名及他种参错异名悉列其下，以资寻核。若无适当之名，则径取西医病名，务使名实不复淆混。

第十五条　规定管理国药商之原则。

［说明］前卫生部所订管理药商规程，因起草者是西医药界之人，情形隔膜，又不免有意桎梏国医药，若施行于国药商，势必大相枘凿。应由本会规定管理原则，请中央国医馆咨送该管机关妥慎重订，以利施行。

第十六条　其他由中央国医馆交办之事务。

第四章　本会日常任务

第十七条　审查各处国医学院及国医专科学校之讲义、课本。

［说明］倘有精当之新学说及新发明之有效方法，当通令其他各院校采用，庶观摩而善，共策进步。如有错误，则指挥纠正。

第十八条　审查近出之医药书报。

［说明］若有精当之新发明，除公布表彰，并通令全国国医学院、国医学校采用外，当择尤①呈请政府予以奖励。若有多种书报先后雷同时，则以最先出版者为发明人。如有学说错误，则指导纠正。其错误之尤者或涉房中术、麻醉药、堕胎法等，足以诲淫诲盗者，得请中央国医馆转呈政府取缔之。

第十九条　审查金元以后医药书籍。

［说明］医政失修，业医者之程度日以低落。下里巴人，属和者众，故医药之书，愈浅陋则愈通行。此其弊，直接使医学退步，间接则杀人于无形。甄汰去取，势不可已。当先审查最通行之书，以次及于罕见之书，各作提要，公布之。庶谬说不致流传，而宝璞亦不虞见弃。

第二十条　调查国药之产地、产量，各处炮制方法，及用量之极限，作改善药物之准备。

［说明］德、日、美医药界渐知中国药之可贵，每年搜买极多，即如

---

① 尤：疑为"优"。

大黄，吾国四川产者最佳，日本产者，正效薄弱而副作用极大。日人搜买吾川产大黄，而以彼邦劣品售之吾国。乡僻小药商，贪其廉价，往往混售。医家但知诊病处方，设药商配给劣品，则疗病之权，不操之医工而操之药商矣。此不容不整顿者也。制法用量，各地方颇有出入，而用量为甚。川湘人用麻黄，常至四五钱；徽歙人用茯苓，不过三四分。此因吾国幅员辽阔，水土气候不齐，因地制宜，势难画一。然此等地方习惯，不无需要改善之处，则非先有详细调查不可。

第二十一条　其他由中央国医馆交办之事务。

第二十二条　前第十七、第十八、第二十诸条之征集调查方法，由本会另订，函请中央国医馆转呈政府核准施行。

第五章　附则

第二十三条　凡所编纂，及所审查，发行一种不定期刊物，随时公布。

［说明］公布分假定及确定两种。假定者，为审慎起见，征求全国学者之意见也。以幅员之辽阔，交通之不甚便利，自公布假定之日起，至少须三个月，方能征集全国学者之意见，再加整理修正，然后作确定之公布。倘有重大疑难，得召集全体大会议决后确定。唯议决方法，以辩论最后得直者为定。不用表决法，因学术与庶政不同，须从其真是非，不得从多数人之好恶也。确定公布后之推行方法，由中央国医馆另订之。其后若发现错误，或有更进步之学说方法时，即另行公布修正，或废弃以前之确定。

第二十四条　本会委员，对本会以外不负责任。

［说明］因有审查学校讲义、近人著述之任务，对外文字，一切不署主稿人姓名，亦不宣布某案为某委员主办，所以免瞻徇情面，及无谓之恩怨也。

第二十五条　第三章之临时任务，暂定开始办事后三年以内完竣，必要时得延长一年或二年。

　　［**说明**］编撰之事，刻期迫则遗误必多，载笔之士，自知此中甘苦。故事，省县修志，动需数载。彼有旧志为蓝本，不过随事增益，尚不能速成，今之整理，为新旧交替时代之创举，又有假定征求之周折，则三年与五年，似为最短之时期矣。

　　第二十六条　本大纲由委员全体大会通过施行。

附：中央国医馆整理国医药学术标准大纲草案

二十一年十二月十九日学术整理委员会会议通过

本馆为改进国医药学术起见，根据馆章第一条，采用科学方式，逐渐整理，爰制定标准大纲草案如下。

第一　学术标准

本馆学术整理委员会草拟之整理学术标准大纲，以下列之要点为标准。

甲　以我国固有之医药学说，择其不背于近世学理者，用科学方式解释之。

乙　其方术确有实效，而理论欠明者，则采用近世学理以证明之。

丙　凡属确有实效之方术，为我国成法所固有，而为近世学理所无者，则特加保存而发挥之。

丁　其方术无实效，而其理论又不合科学方式者，则删弃之。

戊　凡属确有实效之方术，为我国固有成法所无者，则采用近世学说补充之。

第二　分科大纲

学术整理委员会所草拟之分科大纲，系采用近世科学方式，分基础学科、应用学科二大类。

（甲）基础学科

基础医学暂定为解剖生理学、卫生学、病理学、诊断学、药物学（即本草学）、处方学、医学史。

子　解剖生理学。本科以固有国学为纲，仿近世解剖生理学之通例，可分骨骼、筋肉、皮肤等项，及肺、心、脾、肝、肾五大部别之。

［说明一］考近世科学分类法，对于解剖、生理，有分之为二者，有合之为一者，以我国之基础医学，向系综合的，为材料便利计，以采用后者为宜。

［说明二］查我国脏腑之分类，与近世新学说，用器官分类法，颇相暗合。盖古圣先哲，均系以脏为主，以腑为副。细推其意义，所谓肺者，非专指肺之一体而言，实含有代表呼吸器全部之义；心者，实含有代表循环器全部之义；脾者，实含有代表消化器全部之义；肝者，实含有代表神经系全部之义；肾者，实含有代表泌尿器全部之义。据此分类，既不背古，又合于今也。

丑　卫生学。本科可将我国固有卫生学之精义，尽量发挥。至近世卫生学及防疫法，亦附于此。

寅　病理学。我国医学，系综合的，病理一科，向无专书可考。即以《巢氏病源》而论，不过单以病症为主，仍难取法。故本科宜仿近世《病理通论》例，而变通之，划分为病论、病因论、病症论。

［说明］考《病理通论》，系合病理总论、各论二者而为一。新学总论中之病变，系以病之机能形态发生变化为主，所谓实迹的。我国之病症论，其最详备而可法者，以仲师《伤寒论》而言，分六经传变，所谓气化的。故酌古证今，宜合病理总论中之病变，及各论之全部，另成一病症论。

卯　诊断学。我国诊断学，向分望、闻、问、切四大部，今不妨仍从其旧例，而略加损益，删去其不合科学原理者，并增加近世之器械检查。

辰　药物学。药物一科，即古之《本草》，其内容宜参照新例分总论、各论二篇。总论如讨论药物之一般通则，或禁忌配合等。其各论中，宜仿药质分类法，每述一种药，须另列子目，如异名、产地、形态、性质、功用、成分、用量、禁忌等，以清眉目。

［说明］考近世药物分类，有脏器分类法、药质分类法等。我国本草，亦不外是，如分经用药法、药剂分类法等是。

巳　处方学。我国方剂，极为繁赜，通常有古方、今方之分，颇不一致。故宜仿近世处方学通例，不论古今方剂，择其性质相同、功效确实者，分类序述。

午　医学史。医史，即医学之源流。凡治一学，若不穷其源流，则如木之无根，未有能发扬滋长者。本科仿我国史学通例，以朝代为分类。

（乙）应用学科

应用医学，暂定为内科学、外科学、妇科学（产科学附）、儿科学（痧痘科附）、眼科学、喉科学、齿科学、针灸科学、按摩科学、正骨科学、花柳科学。

子　内科学。吾国内科书，向分伤寒、杂病二大类。所谓伤寒者，即《经》云热病之类也，非指一种病而言，实含有近世急性传染病之总名。杂病者，亦即近世各器官病之总称。此次纲虽仍旧，目则变通之，照近世例，每述一病，分原因、症状、诊断、治疗、处方、杂录等，以清眉目。

［说明］查近世内科书体例，除传染病不分类外，其余杂病均按照各器官分类。我国杂病分类法，亦有与此相似者，如《江氏医镜》等。

丑　外科学。外科学之内容，在吾国亦向分总论、各论两大类（如《金鉴》《真铨》等皆是）。各论中之次序，向以人体为标准，分头项、躯干、四肢等，今不妨仍旧。唯各论中，每述一病，须分原因、症状、诊断、治疗、方药等，尤须参加种种消毒手续，以策万全。

寅　妇科学（产科附）。我国妇科，向分经期、胎前、产后三大类。今本科除总论中注意妇女之特异生理及其一般之诊断、治疗外，各论不妨仍其旧，唯每述一病均与子、丑两项同。

卯　儿科学。小儿之生理，与成人不同。宜仿近世小儿科例，亦分总、各论两大类。各论中每述一病，亦均与子、丑两项同。

辰　眼科学。眼之构造，本极精微，故疾病亦极繁夥。除各论中，每述一病，均照前项分列子目外，而总论中，关于生理之微细、手术之通例、器械之选择、方药之调制等，尤宜三致意焉。

巳　喉科学。喉关一窍，为饮食、呼吸之门，关系重要，故总论、各论二大类，亦仿辰项细述之。

午　齿科学。我国古医，向列喉、齿为一门，或纳入外科中。现以其关系重要，久已各列为专科。故总、各二论中，除关于理论外，对于手术之材料，尤宜加意充实。

未　针灸科学。针灸一科，为我国医学之单独发明，历行数千年，成效素著。即日本维新后，对于针灸，犹加保存。唯经穴、孔穴各部位，须与近世解剖生理学互相参照。除各论中每病照子、丑两项分别细目外，总论中对于手术上之消毒法，宜加注意。

申　按摩科学。按摩一科，俗谓之推拿，其奏效全在手术之得法。故总论中，关于一般手术之材料，宜加意充实。至各论中之各个手术，亦宜与近世解剖生理学互相参照。

酉　正骨科学。正骨一科，俗谓之伤科。各论中每病照子、丑两项分别细目外，至总论中，对于解剖生理学之参照、手术之通例、方剂之调制、器械之选择，均宜详加注意焉。

戌　花柳科学。花柳一科，我国俗称之为毒门，近来有名之为性病者，向列于外科中。自通商后，其病蔓延尤甚，故久经列为专科。今亦仿各科例，分总、各二论，余均于子、丑各项同。

以上之标准大纲，系按照目前国医情形与世界医学大势，斟酌损益而成。唯学术之进步，多随时代为转移，此先哲徐氏有医随国运之论，以后本大纲仍当随时修正。

上中央国医馆书

壬申十月

谨将学术标准大纲草案,管见应行修改之处,胪陈公鉴,计开。

第一学术标准——甲项:择其不背于近世新<small>按:当时油印本有"新"字,今已无</small>"新"字,盖廿九日开会所删,下同学理者,用科学方式解释之。"近世新学理"五字,拟改为"科学原理"四字。"方式"二字,拟改为"原理"二字。方式不过外表之形似,非内容之实理,所贵乎科学者,为其原理之真确,不为其方式之入时也。近世新学理,当是暗指西医,然西医所根据者,仍是科学原理,似不必多立名目。下文乙项"新学理"三字,丁项"方式"二字,并宜改为"科学原理"及"原理"字。

同上——丙项:而为近世新学理所无者,则特加保存而发挥之。拟改为"而为近世科学所未发明者,仍须保存应用,以待科学更进步而得其解释"。

同上——戊项:全文拟改为"西医方术确有实效,而为我国旧法所无者,亦得采用"。

第二分科大纲:拟删去首二句二十四字,稍似复重拖沓故也。

同上——(甲项)基础学科:拟加入病原细菌及免疫学。其诊断、处方二科似宜移入应用学科中。药物学究属基础科,抑属应用科,亦请审酌。国医不知病原菌,最为西医所诟厉,且病菌、免疫,固医者所宜晓也。

子项,解剖生理学及说明一、说明二全文拟改为:解剖所以明部位、形态,生理所以明其功用,本皆独立之科,非医学之附庸,尤非西医所专有,其编纂法既为世界所通行,即无庸改易。唯国医旧说,往往与科学抵牾,则当核其名实,别加沟通。例如旧时所谓肝,乃指运动神经;所谓脾，本指消化管之吸收机能，从而统指全身诸组织之吸收机能。若是者，皆宜细审而说明之。○原文："以国学为纲，以新学为目。"按：油印原本如此，今已删去"新学为目"一句，盖后来修正。"纲目"二字，似欠明了惬当，且国学本无此专科，则立纲更难。至卫生防疫，关系细菌学较深，当附于细菌学下，唯个人卫生可附于生理科耳。按：油印原本卫生防疫附入生理科，而下文丑项为病理，今已特立丑项卫生，迁移病理至寅项，盖亦开会所改。[说明一]解剖与生理本属二科，医校为便于教学计，有合并为一科者，今从之。[说明二]国医旧说，分腹内器官为五脏六腑，凡显然作管状、囊状者，则谓之腑，非然者，则谓之脏，而以脏为主，腑为副。此因六腑之功用易知，古人已知为聚水谷之所；五脏之功用难知，古人意想以为藏精神、魂魄之所，故臆造此五脏六腑之别也。故其说病，则腑浅而脏深，而身外诸器官，皆隶于脏，不隶于腑也。然古人虽粗知部位、形态，而无实验方法以证明其功用，故其言脏腑，往往形态是而功用非，而脏为尤甚。其显而易知者，如《内经》称"心者，君主之官"，此明是大脑之功用，而非心之功用；又称"诸风掉眩，皆属于肝"，明是运动神经之功用，而非肝之功用；后世又有以小肠主溺，大肠主屎者，盖食物在小肠中，尚未吸收，但作液状，遂误以为溺耳。此外名实错误处极多，本会将逐一疏证沟通，附于生理、病理二科中，使学者得用科学知识研读国医古书而无所隔阂。○心似非代表循环器，肾似非代表泌尿器。原草案所云，似宜再商。

丑项，病理学按：今已移为寅项全文拟改为：国医向无病理专书，《内经》既驳杂而无系统，《巢源》又但详证候，间有说病理之处，亦泛滥肤廓，无可据依。今仿西医《病理通论》之编制，而特注意于病证俗作症，之所以然，随处沟通旧说而解释之，如生理之例。[说明]西医论病理，侧重所谓病变，以实质上变化为主，多从病理解剖得来。国医则侧重病证，从自觉、他觉之症状，以推想其脏腑之变态。凡所推想，固不能无误，然用药治疗，悉以病证为据。故用病变说明病证之所以然，为今日国医之要务。故国医之病理科，虽属新创，仍不能悉从西医之成式也。

卯项，药物学按：今已移为辰项"药质分类法"。不知西医有此名目否，不可臆造。说明中之"药剂分类法",《本草》中亦未见此名目,请再详之。

（乙）应用学科：拟删去"痧痘科附"四字。痧痘本属内科,成人亦有患者,旧时专属儿科,本不合理。喉科似不当独立,非如眼、齿、针、按诸科有特殊手术也。正骨科拟仍称伤科,损伤有极重、垂危而骨不坏者,非内科、外科所能治,称伤科则包括正骨,称正骨则不能包括诸伤也。花柳科拟径称霉毒科,花柳指狭邪而言,先天霉毒非本人狭邪所得,则花柳之名可商。下文戌项：花柳一科,我国俗称之为毒门。然花柳字恐仍是俗名。陈司成之书最古,乃曰《霉疮秘录》,不曰"花柳秘录"也。

以上所陈,仓卒多有疵漏,其理由更不及细述,伏乞详加审核,务使无可指摘,国医前途幸甚。

国医馆学术整理会经历记

壬申十二月

（原作入集时增删）

约在民十八之冬，北平施君今墨欲发起国医馆，罗致人才，见上海国医学院刊物，谓鄙人袾线之才可取，枉驾来沪下交。国医馆将次筹备，馆址在南京，而鄙人任学院职务，不能离沪。施君因问南京医界人才，鄙人推郭君受天以自代。鄙人与郭君初无深交，唯于全国医学团体开会时获一面，平时见其报上著作，主张与吾辈相去不远，故以荐于施君。施君晤郭君后，悉以筹备事相托，而自回北平。郭君遂以代表名义，出席历届筹备会，其后任常务理事、学术整理会专任委员，职务与鄙人同。唯鄙人居上海，馆中开会不能必到，郭君则南京土著，近水楼台，多所偏劳耳。

南京医界，以杨君伯雅、随君翰英、冯君端生等为领袖。三君诊务较忙，医界公事，多郭君秉承三君意旨办理，三君亦唯郭君之言是听。国医馆学术整理委员会组织之初，施君今墨为委员长，随、冯、郭三君及鄙人皆为专任委员。草整理大纲时，又推郭君与鄙人为起草委员。施君谓鄙人文笔较雅驯，嘱与三君商榷后，执笔起草。鄙人以为，整理须合科学原理，而大纲须经大会通过，若明定科目，列各种基础科学，则国医界不识科学者尚居多数，必受大会否决。不如定一抽象范围，说明必须如是整理之故，则国医馆章程明明揭橥采用科学方式，大会势不能反对此原则。大纲既经通过，然后整理会唯所欲为，有大纲为依据，医界自无反对余地。设不然，而听取医界多数意见以从事整理，势必与科学背驰，失海内学者之望，适以促国医之灭亡耳。施君以为然。鄙人脱稿后，持与随、冯、郭三君讨论。冯君谓只要合于科学，不论用何种方法皆好。随君、郭君则谓大纲须有标准，尊稿未有标准，似难遽召大会。细揣二君所谓标准者，乃指各科科目。因将上述意见反复说明，谓此是一种手段，欲大会易通过，整理易入科学轨道耳。继复与郭君单独讨论，郭君人情练达，每表示一句半句意见，必先之以寒暄恭维数十言，又殿之以寒暄恭维数十言。鄙人则质朴成性，冀其直言相告而不可得，对此殊感苦楚。往复久之，郭君口中已无异辞，神色间尚若不谓然也。同时，陈副馆长又接谢君利恒书，将加入谢君为专任委员。鄙人心知拙稿未必采用，又恐另草大纲，侧重保存国医固有面目，招识者之责难，则鄙人备员专任委员，不愿蒙此不白，遂将原稿交《自强医刊》《广济医刊》《神州国医学报》等先行发表，冠以弁言，有绕朝赠策之语。此诚鄙人名心太重，然不幸而吾言竟中矣。此后倭寇侵沪，国府迁洛，国医馆亦停顿。恢复以后，鄙人私事太忙，历次开会，俱未出席。壬申十月间，接国医馆油印整理大纲，召集于二十九日开会修正通过。则大纲果与鄙人原稿大异，已明列各科目，盖即郭君等所谓标准，一望知是郭君手笔也。识见卑陋，文气阘茸①，以视郭君平日文字，殊有逊色。夫郭君与鄙人同为起草委员，郭君必欲另草，亦须先示鄙人，然后公布。今径行召集开会，则公事、私交皆所不合，鄙人正可袖手作壁上观，不必喋喋取厌于人。犹恐国医从此不能复振，为全体大局计，决计赴宁出席，纵不能踌躇满志，庶几稍事补苴。志意虽决，临时因事不果行，遂匆匆草一快函，请改正郭草大纲中尤不妥者若干事，使环伺者稍稍减少指摘之口实，即集中所载上中央国医馆书也，一面驰书郭君，声明补苴之意，非为指摘大作，冀其会场上勿固执原草成见。至大纲文字芜杂之处，如内科学下"实含有近世急性传染病之总名"句，不稳帖；篇末"此先哲徐氏有医随国运之论"，"有"上当有"所以"字，"论"下当有"也"字。如此者甚多，以其近于苛细，未请修改。又，篇中屡称消毒法，卫生学中又有防疫法，而科目独无细菌学，则消毒、防疫毫无根据。解剖生理中"肺、心、脾、肝、肾"，乃不合理之五脏旧说。既用科学整理，不宜仍然蹈袭。内科学中"伤寒含急性传染病之总名"，亦大有语病。《伤寒论》

---

① 阘茸：音 tà róng，意指资质驽钝愚劣。

中，痉与霍乱，已提出别论于伤寒之外，痉即脑脊髓膜炎与破伤风，与霍乱皆是急性传染病，何尝含于伤寒中？前书仓卒未道及，附识于此。书发邮后，接馆中秘书处复函，略谓信到已在开会之后，只好留待大会时一同汇集修正，今先登载第三期公报云。

抑鄙人对整理会之意见，异于郭君者，不但大纲文字上之抽象、具体而已。鄙意整理会但须规定国医学之方针，与其质量之大概，不必编撰书籍。盖基础医学，如解剖、生理、病原细菌、医化学等，国医不能独异于西医，则西医译本书可用者甚多，无须编纂。应用医学如方剂之等，则宜听医家各本其经验心得以发挥，不可限以一家言。唯国医独有之名词、理法，应阐扬发展者，须用科学的名词、原理，解释疏证，颁行全国，此为整理会最重要之工作。其次，只须审查新出医药书，定其若者当推行，若者当纠正，披沙拣金，集腋成裘，假以时日，精要斯得。如此办法，庶几于轨道之中，学者仍得自由发展其材力。今郭君之整理大纲，既明定诸科编纂法，而云逐渐整理，则整理会势将编纂此各科全书矣。夫专任委员为有薪之职，郭君殆以为必须埋头编纂，戛然成帙，然后免素餐之讥耳。虽然，编纂岂易言哉！充其量，不过撰成一部"民国医宗金鉴"而已。试问书成之后，将颁行全国，令习医者专攻此书，尽废他书乎？则民主国之学术，不宜如此专制，将听人各随所喜攻读。不为颁行乎？则国医馆编纂此书何为？不特此也，编纂时将大集医药学家而共同从事乎？则筑室道旁，议多功少。区区一整理大纲，从事者不过三五人，意见尚不能一致，何况集多人作大部书哉！将由一二人、三数人编纂乎？则此一二人、三数人之学力，是否可以涵盖全国？整理大纲，开宗明义之作，卑陋阘茸已如是，若编纂全书，其笑话百出，在意料中，求其为"民国金鉴"，且不可得。由是言之，编纂之事，进退无所据，是以鄙人主张审查近出医书，不主张自行编纂也。近日医界，固多稗贩抄袭以牟利者，此当别论。若真正撰著，则私家之书，其价值必在设局官修之书之上。汉唐注疏，私家之书也。官修之经部书，至明朝礼部《五经注》记不真是此名否而陋劣极矣。清朝钦定七经，稍稍可观，然上之不及学海堂、南菁书院之汉学，下之又不及正谊堂之宋学。训诂字书，则《说文》《玉篇》《切韵》《集韵》《韵会》，皆私家之书也，何等精彩；《康熙字典》官纂书，初出即不满于学者，虽处专制淫威之下，犹有字典考证之作。史部书中，《史记》《汉书》《后汉书》《三国志》，皆私人著作也；《晋书》以下至《明史》，设局官修之书也，其价值之高下，自有定评。《通典》《通志》《文献通考》，私人著作也；《续三通》《皇朝三通》，设局官修之书也，其价值之高下，亦自有定评。此无他，私人著作，必有此真学问，然后思著书传后；设局官修者，用非所学，奉命塞责而已。且修书虽非作史之比，究竟近于宦途。真有学问者，一方面不肯卖学问于官家，而自没其名；一方面又以傲气，与宦途格不相入。故书局中少真学问，真学问亦不能入书局，此官书之所以不及私书也。凡百学问皆然，医学何独不然？鄙人于整理会不主张编书，而主张审查近出医书，亦欲于私家书中提取精粹耳，有识者当不以吾言为非。

拙草大纲，尝就正于章太炎先生。先生谓："诚能如是，是亦可矣。"又尝函寄余君云岫，得复书，大体颇赞同，小节稍有辩论。记得二事：其一，胃病之胸胁苦满，决非小柴胡所能治，此层鄙人心受之；其二，对于斯柯达之言有所辩护，此则因立场关系，不得不尔。余君原书，他日检得，当公布之。又闻《社会医报》尝登载拙稿，不知有何评语。余君驳难中医最深切，中医或视若仇雠，鄙人从学术上衡鉴，觉余君极堪钦佩，故以文字相商榷。设有人因此骂我为通敌，为降伏，则吾不敢知矣。及郭君之大纲公布，四方修改意见，见于刊物者，多至不可胜数，然以其出于中央国医馆，措辞皆巽顺。唯余君为上海市医师公会全国医师联合会发言，见廿二年六、七两月《时事新报》附刊"新医与社会"，则摘伏索瘢，不留余地，而所谓标准大纲者，体无完肤矣。

是时郭草大纲，不经大会，遽送行政院备案，将进行第二步统一病名工作。鄙人则以原草案及修改意见俱未容纳，不欲枉道徇人，久不问整理会事。而施委员长在天津，亦觉公布之大纲太不满意，既遽难改易，欲于第二步以后徐图补救，特委叶君古红诣首都，董成统一病名之事，仍力促鄙人勿怀消极，一面草建议书、计划书送馆，经常务理事会通过，交叶君分配起草。叶君推荐张君忍庵同任专委，而首都之杨君伯雅，亦不知何时受聘为专委矣。然实际工作者，唯叶、郭、张与鄙人四人。叶君依施君建议书之科目，酌量重轻，分配起草。请郭君任外科、五官病科、梅毒淋病科，张君任妇人科、小儿科，鄙人任内科，而叶君任修改，总其成。四人开谈话会，郭君以大纲分科十一，而建议书分科仅六，认为违背大纲，不肯承诺。当告以大纲中针灸、按摩诸科，系治法而非病名，今但用病名，则六科已包举无遗，不必曲合大纲，反成叠床架屋。郭君无辞以对，则又坚执大纲但有眼、喉、齿三科，建议书不应改为五官；大纲称花柳科，建议书不应改称梅毒、淋病。当告以耳、鼻之病不可除外，且五官乃包举之名，若改三官，则为不辞；花柳指狭邪所得之病，不能包括先天梅毒、眼淋菌等病。先天梅毒、眼淋菌等，又不可归入他科，大纲未妥善处，不妨事后补苴。郭君则力争大纲业经行政院备案，神圣不可侵犯。不得已，悉从之，以为可以无事矣。郭君又谓三人起草，叶君不应不举笔，且渠[①]独任三科，分量太重，劳逸不均。叶君告以自己须修改三人之稿，其事最繁，分量则内科最重，合外科、五官、梅淋，合妇人、小儿，仅约略相当，且四人中唯郭一人治外科，故如此分配。今再减郭君一组，将眼、喉、齿科暂令鄙人起草，苟时间不够，随后再商。郭君始勉强承诺。明日郭君复提出辞职，谓委员制度，叶君不得修改他人之稿。经改为签注，不用修改字样，始已。越一日，鄙人接上海国医分馆函，称奉中央国医馆代电，印发施委员长建议书，征求全国意见，乃知建议书虽经常理会认可，虽经照派工作，而秘书处尚以此征求意见，则大有改变之可能。吾侪照常理会通过之建议书起草，费无数脑力，正恐他日仍复束之高阁，另由郭君统一，匆匆送行政院备案耳。

先是，叶君不知鄙人曾草大纲，又不知对郭草大纲有修改意见书，会晤闲谈，始备知往事。叶君以为原大纲既经搁起，此时不及追用，修改意见何至摒不采纳？于常理席上问馆长诸理事，皆云未见此文。王理事

---

① 渠：表示第三人称，相当于"他"。

用宾性最耿直，即问秘书长："接得陆理事修改意见否？"秘书长嗫嚅未答，目视郭君。郭君代答，谓："文到已在开会后，故未提出。"王君忿然谓："如此，何不于次届常理会提出？中央国医馆非南京地方机关，尔何人，得代表常理会挡他人驾耶！"言时声色俱厉，至击桌掷扇。而郭君意态萧然，面不改色，其涵养有如此者。又，整理会工作计划，大纲须经大会通过，其后由专任委员依大纲起草，随时公布征求意见，经一次修改而成立。然郭草大纲，并未召集大会，施君建议书不必征求意见者，反急急征求。此中手续，殊令人不解。

统一病名，非急要之务。国医之可取者以治疗，治疗视证候，不视病名。治疗已效而终不知其所病者，往往有之。国医旧有病名，或从证候，或从臆想之原因。而古今医书，名异实同，名同实异，纷然淆乱，莫可爬梳。若欲一切合于科学，则须根据病理解剖及病原细菌，并习西法诊断，然后可得病名。整理会是否承认取用此三科，尚在未定之列，乃欲先行统一病名，譬如基础未奠，先建楼阁，若非空中架设，则有倾坦而已。且科学的病名，西医书俱有译文，又有医学名词审查录可以参考，取用即是，何必更张。科学既无中外，则科学的病名岂有中西之异？若蓝本旧名，不折衷于科学，则又非馆章采用科学方式之旨。鄙意以为整理会最急之务，须用科学原理、科学名词，解释国医特胜之名词、理法。若统一病名，则整理之余事耳。然此理稍奥，不足为识浅者道。寻常意见，以为非有整部著作，不足表示整理会之成绩也。当整理会初组织，诸委员闲谈时，冯君端生谓伤寒、温热必须辨析明白，随君翰英谓统一病名为最要工作。其时，鄙人方注意草拟整理大纲，对诸君不欲多示异议，随口唯诺，不加辩难。不图郭草大纲匆匆通过后，真欲从统一病名入手也。施君、叶君敦促任事时，尝以此自辞。二君谓根本推翻郭、随计划，恐徒费周折，吾侪不咎既往，但追将来，使整理会不致大出纰漏，斯可矣。鄙人重违二君之意，乃勉强执笔。馆长焦君易堂，又限两个月统一完竣。馆长方对外争国医条例及国医校条例，急欲有所表示，不得不尔。然著作之事，最难刻期，限两月统一病名，有似明太祖限两月修完《元史》，纵能如限，错乱必多。以此告叶君，叶君转告馆长，乃定每星期交稿一次，若两月后不及交完，得酌量延长，今方照此工作。然钩稽考核之作，成则全部告成，非若编撰小说，可以逐回属稿，逐渐排印者。尝语叶君，譬如百日内建屋百楹则可，每日建成一楹则不可。叶君未尝不知此中甘苦，特既许馆长，不便反汗①耳。

以上鄙人任事中央国医馆之经过，截至编撰本集时止。以后情形，固难逆料。然就往事以测将来，其人物主张与任事方法，如是如是，可知整理会之成绩。大概出几部庸陋之书，合于多数中医之心理而已。旧籍之高下，且不知决择_{郭草《大纲》举江氏《笔花医镜》《医宗金鉴》、邹氏《外科真铨》，}可以见其所学，冀其整理旧籍，入于科学轨道，则梦幻泡影耳。

琰按：编纂本集时，《整理大纲草案》及《上中央国医馆书》皆从医报第四期转录。别有"叙记"一篇，述国医馆整理会事甚详，可作史料，唯篇中尚未及统一病名之事。盖"叙记"作于壬申十二月，统一病名始于癸酉六月也。今请渊雷夫子补入统一病名之事，易篇名为"经历记"，仍编次于修正书后，读者览其首尾焉。

---

① 反汗：指翻悔食言或收回成命。

《临证医典》序

壬申九月

　　自活字排印之法行，而书籍之成就易；自标榜宣传之法行，而营利之计术工。以甚工之计术，作易成之书册，于是新出医书，充栋而不胜庋①，汗牛而不胜载矣。报纸广告所载，莫非名医撰述、名人题序，莫非人人宜读、保证学成。吾试读焉，则抄袭割裂，转相稗贩，不终一篇，弃去唯恐不远。吾喜读医书，独不敢读并世名医之书。并世名医作者，亦无敢乞吾题序者。此无他，志在学术，与志在宣传营利，道不同，不相为谋也。姚子若琴，笃实好学士也，供职于商务书馆，以其余绪作医，僚友数千，病而求治焉，应手辄愈。书馆毁于兵燹②，若琴始专业医。尝手一册稿，请为点定，曰："平日读书临诊所裒集，用中医最习见病名，分门类证，而撮取效方，自仲景以至近世，排比其下，故曰《临证医典》云。"余唯《千金》《外台》以后，方书至多，然其用法效否，非经试则不知，临病者不能无决择。吾执匕以来，常谛审其主疗之文，揣度其药物之性，试之病者，得必效方数十首。今检若琴之书，大抵在焉。于是，知若琴之用力勤而决择精。视彼宣传营利之作，相去奚啻云泥也！因为之是正③若干事，序其简端以归之。

壬申九秋

陆渊雷

---

①　庋：音 guǐ，意为"搁置、放置"，引申为"收藏"。

②　燹：音 xiǎn，指因战争所遭受的焚烧破坏。

③　正：订正，校正。

示《国医评论》社张白虹等

癸酉六月

白虹贤弟：

自上海国医学院停办，与汝曹离散，不知汝曹学业进步否？时以为念。近者母院旧生，四方友好，纷相走告，谓有《国医评论》新出，评吾所著《伤寒今释》，语多狂悖。出其书略一检阅，得旧生二人之文。范天磬先尝以油印稿通函请益，知即范遐。沈警凡用原名，其文辞论旨，又皆可喜，不失吾党小子之体面。自余六人，名既无闻于医界、学术界，其伧荒叫骂之态，又令人作三日呕。吾不幸薄有微名，所遇此辈已多，以为乡里小儿常态，一笑置之，弗顾也。既而复有人告吾，汪小成即寅章，周大铎即桂庭，张白虹即小机，萧淑轩、王砆皆即□□，唯沈湘不知究是谁何。是全卷八名七人，而六人出吾门下。夫叫嚣谩骂，堕人格而树祸怨者也。他人出此，虽目标在吾，途人也。途人吾听之可也，自行束修，未尝无诲。汝曹出此，虽目标不皆指吾，吾何忍坐视汝曹失学而不教，陷溺而不救哉！吾阅汝曹文字，有喜慰不可不嘉奖者五，错误不可不诲正者六，欺妄狂悖不可不训诫者六。条列示汝，汝其谛听。

上海国医学院停办，闻汝曹转入中国医学院，提高级次，缩去修业期一年。又知上院仅能及格之低能生，入中则峥嵘露头角，一跃而为高材生。今汝曹尚未毕业，已大张旗鼓，评骘当世。自不知者观之，几疑汝曹为天外飞来之医学钜子[①]，咨嗟讽诵，赞叹有加。此吾所喜慰而不可不嘉奖者一也。

二十年秋冬，汝为母院二年级生，受吾《伤寒论》课。于《今释》之

---

① 钜子：意指在业界具举足轻重地位的人物。

文，非句疏字解，不能领悟。遇考试，全卷百许言，尚不免有别字。今则能作白话文数千言，别字亦少，即有亦是手民误植耳。此汝进步之速，吾喜慰而不可不嘉奖者二也。

《今释》之属稿，首卷在民十七之春，此时度汝曹尚跳跃于乡村小学，拍手唱"梅花扫腊"也。付印于民二十之夏，发行于是年之秋，汝曹即于此时听吾讲解。凡吾脱稿以后之新知见，随处口授汝曹。授《太阳篇》时，尝语汝曹云："传染病有菌毒为主因，发表解肌药有排除菌毒之效力。《今释》原文，侧重体温变化，虽已点明细菌毒素，在不善读者，必致忽略看过。吾书将于再版时修改，汝曹当心知此意。"如是叮咛数四，他人或日久忘却，汝独能牢记弗忘，二年后以此为评论吾书之最大理由。此汝记忆之佳，吾喜慰而不可不嘉奖者三也。

吾治医，主用科学之理阐证古书之方法，母院设教，即本此旨。犹恐吾与诸教授所发现者不多，非有后生小子，继述前规，不足以竟阐发国医之志（参看《今释》一卷二页十八行）。故配置功课，除察病施治，医生必具之智能外，尤留意于阐证古书之工具，于是有生物、化学、生理、解剖、病理诸科，予汝曹以科学知识；有国文科，予汝曹以翻读古书之根柢；有《大论》《金匮》科，示汝曹以研读古书之途径。殷殷期望汝曹继吾等而更有所发现，意至厚也。汝初入母院时，蠢然一乡村小学生，奉家长命，求方术以糊口耳，宁知国医学有如许事业哉？肄业一年有半，居然知有细菌为传染病之病原，知有周威、洪式闾所编《病理总论》可以参考，知国医不当墨守故常，当用科学整理，又居然率意涂鸦，不可一世，虽未到狂简斐然之境，要视初入母院时，已判若两人。此汝之可造，吾喜慰而不可不嘉奖者四也。

《今释》急就成章，纰缪在所不免。汝所指摘者虽不中的，吾自知之而急待修改者，其分量程度远出汝曹意料之外。仓卒问世，不免误人，深以为歉。以汝梼昧，亦谓："麻醉了不少人的思想，狠心把青年生生地拉入歧途，永远坠落于无救的深潭，陆先生造孽太深了！"虽然，汝出而批评吾书，是汝虽读吾书、受吾教，独未受吾麻醉也。吾虽狠心拉汝，汝独未入歧途也，未坠落于深潭也，坠落而竟不永远也，永远不过二年，终不致无救也。汝于吾门，尚不足为孺悲、司马牛而已如此，其他材质根柢胜汝者，当何如？读吾书而未经吾面授，亲加麻醉狠拉者，又当何如？由是言之，读吾书而不受麻醉，不入歧途，不坠落于深潭，与夫坠落不永远而不致无救者，其名额必不在少数。刑律，杀人而未遂者，罪从末减。则吾之造孽，或不如汝所料之深乎？即使读我书者，除汝一人外，人人麻醉，人人歧途，人人坠落深潭矣，然吾书流行于外者，不过二千部，汝之评论，方征求一万户读者，加以零售，当有一万数千部。以一万数千部之评论，药二千部之《今释》，则麻醉者宜无不醒，歧途者宜无不归，坠落深潭者宜无不救。吾闻孝子干父之蛊，出蓝弟子独不可干师之蛊乎？由是言之，吾之孽，已得汝而消灭无余矣。此吾喜慰而不可不嘉奖者五也。

虽然，汝读书究竟粗率，知识究竟浅陋，持论究竟矛盾，吾所以谓汝低能生，不足为孺悲、司马牛者，此也。夫以周公之才美，苟或骄吝，即不足观，况汝仅识之无，加之以诈伪狂悖，则去禽兽几希矣。吾欲置之不屑教诲之列，恐非我佛普度众生之旨，故不惮苦口，援汝于溺陷。汝苟有一分人心，聆吾棒喝，宜加深省。

《今释》有云："病原菌之毒素，当亦为原因之一。"一卷四页。又云："抗毒力自然充足，纵有病菌，为患亦仅矣。"五页。又引丹波释风寒而申之云："风乃空气流动之现象，寒乃人体之感觉，初非真有一种物质名风名寒者入而客于人体。"又云："后人误以为真有风寒之邪，入而客于人体。"并六页。又云："国医以风寒为伤寒之原因。近百年来，西人发现病原细菌，西医乃以病菌之感染为原因，而以风寒为诱因。要之，无论孰为原因、孰为诱因，……感染病菌与感受风寒，皆为人生不可避免之事……若既染病菌，又感风寒。"七页。是吾之退风寒而进细菌，所以昭示汝曹者，至明切矣。昔汝日日读此书，受此课，不容熟视无睹；今汝奋笔以作批评，亦不容不一翻检。汝乃一则曰："在陆先生的意思，风寒是能使人生伤寒病的。"再则曰："最大最荒谬的错误，是把因果倒置，把病原细菌搁住不论。"三则曰："陆先生所说的寒冷是伤寒病因。"四则曰："陆先生的意思，……

他——风寒——能够由毛窍外钻入肌肉，再由肌肉钻进温中枢神经所在的腺状体中。"是汝之所闻，与吾之所言，如是其刺谬而大相径庭也。夫汝所批评者《今释》，则凡汝所谓陆先生的意思者，当然即《今释》之意。今《今释》之文如彼，而汝之所见如此，是汝之读书，旋读而旋忘，与不读等也；不然，则是汝文学未通，读之不能得其意也；又不然，则是汝目病瞖障，读书有视差幻觉也。吾闻汝曹转入中国医学院，受伤寒课，读《包氏医宗》。包书固不知病菌，认风寒为病因者，岂汝熟闻后师之说，误以为吾说耶？何其颠倒反正如此！今姑不问汝致误之由，汝之昏聩糊涂，已百喙莫能狡赖。夫风寒细菌，固汝所恃以评吾之最大理由也，而不自知小前提之根本错误。如此昏妄小儿，乃欲仰首伸眉，论列是非，不亦暴丑态，遗当事之羞耶？此汝之错误，不可不诲正者一也。

指事命名，沿自邃古，虽乖情实，终惮更张。西医昔称炎症为加答儿，加答儿者，此言"渗漏"。今知炎症之渗漏，仅限于有黏膜之器官，然西医沿用加答儿之名如故。伤寒之名，由古人以风寒为病原故，今知由于窒扶斯菌，然西医译肠窒扶斯为伤寒如故，此无他，习惯既久，无庸改易，从心理，不从论理故也。古书多称机能为气，故有肝气、胃气诸名，汝曹听吾讲授，闻之熟矣。《今释》有"胃气"字，汝遽张皇其词，指为迷信此处"迷信"字极不熨帖，亦见汝析理之粗，文学之陋，甚至"粪门臭气"，亦污简牍，斯真无赖甚矣。信如汝言，则汝文中之"狠心"何不曰"狠脑"？"痛心"何不曰"痛脑"？"丧心病狂"何不曰"丧脑病狂"？更扩而充之，则汝文之"一手遮天"，当曰"一手遮空间"；"胆大包天"，当曰"无畏精神大得包住空间"。不但此也，太阳伤寒，岂非至迷信至不合理之名，汝乃屡举不一举。"不收金弹抛林外，却惜银床在井头"，竖子颠倒重轻，古今贵贱如一辙。此汝之错误，不可不诲正者二也。

体温，大部分生成于内脏，而全部分放散于外表，故由里向外之动脉血，其温度常高于由外入里之静脉血，此稍知生理者无不知。体温过高而求放散，则动脉血由里向外者多而速，此时苟循环不病，则外表仍不致充血，此稍知生理者亦无不知。《今释》"血脉愈夹高温以向外"，固不须详说而尽人可知者，汝独错认为外表极度充血。体温生于新陈代谢之燃烧，而肌肉、组织、血液、淋巴之摩擦，亦生少量之热，此稍知生理者无不知，犹恐汝曹不省，《今释》不惮烦言，务使愚者尽晓一卷三页，汝独至今误为悉出于血液、血管之摩擦并见《评论》六十八页。汝文中类此误解者，不胜毛举。夫读其书不识其意，遽嚣嚣然以肆批评焉，则蠡测锥指，不足以喻其愚耳。此汝之错误，不可不诲正者三也。

急性传染病，除黄热、马耳他热为热带附近独有外，其他则流行四方，寒带、温带、热带一也。考之记载统计，猩红热，欧洲西北部、美洲北部最多；麻风固属慢性，此处论细菌传染，不论急慢性也，欧洲北部最多；斑疹伤寒，爱尔兰、加拿大、斯拉夫及吾华北部最多；回归热，华北多于华南；倭麻质斯，盛行于北回归线地带，吾华哈尔滨一见之。一九零九年，英格兰威尔士死于此者，千九百七十人；同年同地，死于麻疹者，万二千六百一十八人；一八八五年九个月中，加拿大之曼替奥，死于天花者，三千一百六十四人，此皆寒带及近寒带之地，而传染病之盛行，彰彰在载籍。若两极冰涸①之地，人迹既稀，交通亦阻，疾病自然少见。然非细菌不适繁殖于寒带之故，细菌耐寒之力，实远过于耐热，稍有细菌知识者无不知。汝则谓："寒带急性传染病是极少见的。""因为寒带寒冷，细菌不容易繁原文②殖。"又摇摆而出之曰："我可以告诉你。"大言不惭，颜之厚矣。此汝之错误，不可不诲正者四也。

体温之放散于皮肤，出汗则蒸发，不出汗则放射，《今释》亦既明诏汝曹矣一卷四页。汝以热水壶为喻，啁啾至五六百言，仅明散热之不必悉由蒸发，终不能直捷说出放射。是放射之事，吾虽已教汝，汝至今等于未闻、未学，尚欲"站在研究学术的立场上，和陆先生讨论"，吾恐学术的立场虽广，到底不容汝站脚耳。其他，谓"人体皮肤为热的良导体"，谓"人手冬夏试探冷热水"，谓"神经病以外无错觉"，谓"细菌毒素使排泄物停留组织中，因此发热、恶寒"太阳中风，尿、汗、呼吸俱无障碍，而恶寒发热如故，不

---

① 涸：音 hù，意为冻结。

② 繁原文：实为"繁"，所注原文二字，意在指出此为原文错字。

知何种排泄物停留组织中，谓"连带把细菌的毒素排除体外之以后_{原文}，抗毒素有了准备"_{抗毒素由毒素刺激而生，此乏克辛疗法所由来也。今毒素既排，不知抗毒素如何准备。}此等谬说，吾未尝教汝，即中院诸教授，亦不致如此浅陋。意者，汝自行研究，自行实验，所得之"张氏科学"，特用以批评"陆氏科学"者乎？然而科学至此扫地矣。此汝之错误，不可不诲正者五也。

汝既称吾生花之笔，又诋吾为滑头文学，覆雨翻云，前后矛盾，姑弗论。抑知他种学术可滑头，文学固无可滑乎？即如吾前数条所举，汝种种错误，在旧中医及全无科学智识之人，读汝文，或赞汝学之博，汝于一部分非知识界，未尝不可暂窃博学之名，故他种学术可滑头也。文学则不然，苟非倩人捉刀，则有一分功夫见一分程度。文学之佳，虽引车卖浆者读之，亦觉津然有味；文之不佳，虽引车卖浆者读之，亦觉索然无味。故文学无可滑。有之，则胡适所提倡之白话文耳。近世学僮，敝精于西文而中文荒，胡氏探其隐恨，倡白话文，使不文者皆得以白话成篇，果大得学僮之推戴。虽然，胡固桐城古文家，以古文作白话，其雄放排奡之气，自能跃然纸上。学僮以白话作白话，非特不见精彩，助之以西法标点，劣能达意而已。此无他，未下功夫，不可以滑头欺世也。即如汝之批评，矫揉造作，未尝不想以滑头文学给读者，无如叫嚣谩骂之外，了无余味。则汝虽欲自滑其头，汝头乃糙涩而不奉命也。此汝文学观念之错误，不可以不诲正者六也。

母院存在时，汝为低年级生，吾为教务主任，授汝生理应用及《伤寒论》。汝虽不及卒业，吾不得不为汝师，汝亦不得不为吾弟子也。汝欲詈骂侮慢吾，惧天下责汝狂易无礼，乃变名为"白虹"，掩人耳目。汝文中，且一度呼吾为陆君_{六十八页二行}，以示绝非师生，犹以为未足，则腼然号于众曰："我看你说话伶俐，倒还是个可造之才。"使外界读者意吾幼而卑，意汝长而尊。吾负医界时誉，于兹有年，汝必疑似于尊长先进，然后未毕业之生徒，可以自饰为医界名宿，迹汝用心，亦良苦矣。山田正珍释"亡命"为"亡名"，谓："罪囚隐其真名而逃也。"今汝不恤亡命以诋师，既不慎于语言，以自暴其丑，名亦终不得隐亡，作伪心劳，汝之谓矣。古者士子求进，献其诗文于先达，冀赏识拔擢而已。今则医生未出师门，将悬牌，辄先求学有声闻、众所知识之人，为之矢的，而訾议焉，以夸众取宠。世道人心之变，一至于此。吾友祝味菊，教其弟敬铭学医。敬铭与吾不相交往也，昨忽为文投登医报，訾余云岫，文虽劣，吾徇味菊之情，为之登出。既又为文吹求吾《今释》，登诸《医界春秋》，叫嚣躁突，酷类汝之批评。味菊有《伤寒新义》，与《今释》同时印出，持论亦颇有同于《今释》者葛根、芩、连条。乃敬铭之吹求，舍《新义》之近，而之《今释》之远，吾固知必有作用，听之而已。后数日，车过味菊门，则赫然新悬敬铭医士市招矣。吾于是心领神会于吾挨骂之故，而深叹其法之巧也。今汝曹将于明年毕业矣，毕业则不可不悬牌，悬牌则不可不择名闻者而谩骂，于是乎《伤寒今释》之该骂，无形订定于医士开业术中。世道不复古，无所逃骂矣。汝效颦敬铭，诚惟妙惟肖，独汝惜之昏庸，不若敬铭慧黠耳。敬铭于吾无渊源，彼骂吾而不当，固知吾视如村篱之吠，彼不致受斥也。汝出吾门下，汝骂吾而不当，亦知吾不容不诫汝乎。且中医界纵无人哉，如吾之碌碌，当不难以屈指数，汝何人不可骂，而必骂汝启蒙之师！此汝之狂悖，不可不训诫者一也。

学术演进，后来居上者有之，赏奇析疑，亦可当仁不让。吾学医于恽先生，而持论与先生不尽同，然不同者，学术上之见地，未尝片言只字涉于侮慢，何则？筚路蓝缕之功。民生在三之义，礼则然也。汝果能青出于蓝，骍生于犁，吾喜望之不遑，尚复何求？今汝昏庸谬妄，万万谈不到学术，而出言之狂悖，一则曰造孽太深，再则曰糊涂虫自欺欺人，三则曰神昏谵语，四则曰丧心病狂。其他市井无赖之口吻，泼妇骂街之态度，狼藉满纸，礼不可施于侪辈者，汝乃一一施诸尊长，犹曰"站在研究学术的立场上"和我讨论。学术的立场，曾有市井无赖，背师陵长者之足迹哉？昔逢蒙杀羿，君子不齿；高密操戈，议者疵焉。然犹必先尽羿之道，必先深入郑公之室。今汝于吾医学，尚未越涉藩篱，就汝言以探汝心，已甚于欲杀、欲操戈。此汝之狂悖，不可不训诫者二也。

纵令吾非汝师，汝亦非论学术，而专诚叫骂，则骂亦有术。其母为娼者，不可以议人贞淫；其父为盗者，不可以议人廉贪。此虽三尺竖子，知所避忌，汝则謷然不省也。汝批评有云："陆先生要晓得，你这种伎俩，只好骗骗没有科学知识的三岁小孩子。如其有科学知识的，他会问你，细菌不是病原，怎么会传染呢？看你如何答覆他。"此等口吻，汝自以为刁钻有趣，我则为汝掩鼻。何则？二年前，汝听吾讲授，吾用这种伎俩骗汝矣。尔时汝虽不足二十，已非三岁小孩子，而是十余龄大孩子矣。唯三岁孩乃无科学知识，十余龄大孩，必已富有科学知识矣。吾每讲一段，必询汝曹有无疑问，尔时汝何以噤口不问，必待今日乃问耶？若曰彼时知识未足以问此，则是十余龄大孩尚无科学知识，而汝之言为妄。且二年之前，汝之蠢愚若彼，二年之后，汝之博学若此，此则三岁小孩且不汝信。而汝之为人亦妄，岂二年之前为张小机，二年之后为张白虹，蠢愚之小机已死，而博学之白虹始生耶？汝又云："因为他只是一知半解。"吾诚不敢自诩知解，然当汝初出小学，进母院时，吾从事于医学以求知解已有年。汝既入母院，吾授汝曹课，编纂、检讨，无日不在求知解中，汝则嬉游未知向学也。今汝离母院，仅二年耳，纵令不寝不食，唯医学是求，一日作二日计，则汝之程度，四年而已。论材质，汝固许我为机警伶俐批评六十四页，而自承为没出息东西、不透气批评七十页者也。机警伶俐之人，十余年功力，所得止于一知半解；没出息、不透气的东西，四年功力，则一之不能知而半亦不可解耳。以一不知、半不解之小儿，薄人之一知半解，何异娼妇之子而议邻母之不贞，盗贼之子而议邻翁之不廉？非至愚极暗，谁复能此？此汝之昏妄，不可不训诫者三也。

　　所谓《国医评论》社者，周大铎为社长，大铎即桂庭变名，与汝同门同级。吾今示汝《评论》社之得失，汝其转示大铎辈。汝曹之"发刊词"，盎然有书卷气，固胜汝之一味叫嚣。然自述宗旨，欲一切铲除医家荒谬之说。恽先生与吾，汝曹特挥椽笔，专案铲除，当然是荒谬之尤；其他王砆文中所杂举者，当然是荒谬之流亚。不知除此之外，医家尚有不荒谬之言论否？吾辈固已无可改造，纯洁之青年，有志学医，读荒谬之书，方日夜望汝曹指示其光明正确之路，汝曹但事铲除，未遑建设。吾固不敢催促，彼有志可造之青年，欲读不荒谬之书而不可得，向所读荒谬之书，又已拜领汝曹之指导，举而火之，不敢再读矣。日月如流，逝者不复，将使此辈青年袖手闭目，恭候汝曹铲除净尽，然后从容建设欤？抑先谨敬进呈二元四角之廉价，月月读汝曹铲除高论，即能成就医学乎？不但此而已，古今中国医学，尚有一部、半部荒谬较少，可以姑予从缓铲除，可令青年暂行代用，俟汝曹建设之后，再行废除者乎？如曰有之，则《评论》首期中即应指出。而不指出，则是令学医青年废读而玩岁愒日也。如曰无有，则是中医终不成为学术，而汝曹之高明，断断不屑以中医为业也。然则汝曹何业？将谓无业乎？则国家不宜有此无业游民，吾得送汝曹之游民习艺所。将谓求学未毕业乎？则学识未完成，不容汝曹多所哓舌。此汝曹之狂悖，不可不训诫者四也。

"发刊词"又云："创造是否错误，创造者并不自知，须旁人为之指示，……在学问上，授者与受者，皆易于错误，亦必须第三者为之提醒，……同人等……颇以第三者之指导自期。"恶，是何言也？"文章千古事，得失寸心知"，此言高深之学术，作者自知甘苦，而世俗之毁誉不可凭也。今谓数十年功力所创作者，不自知其错误？数十年研炼，有得于己，然后授于人者，不自知其错误，汝曹躁妄浅尝二三年，独能居第三者之位，为之指示，为之提醒，汝曹纵不自惭，不顾读者之齿冷乎？假令"发刊词"之言为是，吾得而续之曰："指示、提醒者，与被指示、被提醒者，皆易于错误而不自知，必须另一第三者，为之指示、提醒。"使吾言而不然，则是汝曹一手永占第三者，不容更有第三；使吾言而然，则第三者之指示、提醒，更须第三者指示、提醒之。如是辗转批评，辗转错误，无异蕉鹿之梦，真妄莫辨，淆天下之听闻，乱天下之黑白，皆汝曹所作俑也。夫愚而自用，贱而自专，妄欲臧否当世，永占第三者，与夫淆天下之听闻、乱天下之黑白者，皆可杀，而吾犹欲宥汝者。汝曹以狂躁叫骂之文字，人作"发刊词"，载笔者无以圆汝曹谬说，姑如是云耳。此汝曹之狂悖，不可不训诫者五也。

商贾逐利，多所炫鬻，学者明理，宜务真实。汝曹载法律顾问四人——沈镛、袁希濂、蔡元湛、陈友仁。沈、蔡、陈，吾不知，袁律师——吾学佛之师兄，常相过从者也。问之，则云："不记有《国医评论》社，亦并无法律顾问之聘书，人利用吾名，往往有之。法坛经会，或有丐吾挂名报纸、杂志之法律顾问者，虽随口许之，必戒其勿谩骂，谩骂则吾不任顾问云云。"是汝曹所谓法律顾问者，最少限度已有四分之一虚伪矣。

汝曹征求读者，尤多欺骗，其言曰："在三年前已积极筹备，……在此三四年中，皆已从事改革国医工作，……同人等绝未应聘任何医报、刊物之特约撰述，或自己投稿，因为以前刊物是保守的、落伍的，皆与本刊宗旨相反，……凡有志……诸君，望速按下列办法定阅，迟况_{原文}有向隅之叹。语云：'莫为之先，虽美勿_{原文}彰。'幸勿互相观望，而自侪于颓废落伍之列。"妙哉言乎！岂不记三四年前，汝曹方日日捧吾荒谬之《今释》，听吾点名讲解，下课则嬉游笑谑耳。考试不及格，则自陈愿矢奋勉，求吾姑予升级试读耳。吾日日督汝曹课业，戒汝曹行检，几尝见汝曹积极筹备，与从事改革国医工作哉？并世之医报、刊物虽感稿荒，亦断不致下聘学校低年级生为特约撰述，汝曹佳作，当然无由献丑。自己投稿则正复不免，亦有一二次幸蒙登出者，然投稿者是周桂庭_{《广济医刊》}，余人、余刊当再检_之，非吾周大铎，则谓之保守、落伍而不屑俯就、不屑投稿，岂不更觉体面？至于征求之语，尤语妙天下。不定阅则为时代落伍，为颓废落伍，夫二元四角至微也，颓废落伍至丑也，以至微之代价，雪至丑之恶名，意定阅者必户限为穿，而一万户不足征，二万四千金不足收矣。吾常见洋货摊之贾人，必饰虚价，买客或减杀过多，交易不成，辄悻悻然署之曰："吾看你买不起耳！"不意汝曹聪慧，竟学成此技，凡不定阅者，汝曹皆得署之曰："吾看你颓废落伍耳！"哈哈，妙哉！引"语云"二句，以吾滑头文学，诚不知作何解。想昌黎下笔时，万不料千百年后，有博学、高明之《国医评论》，赏光如此引用也。所举定阅利益，诚不胜其优厚。其一，为利益优厚故，入最整齐之医药函授学校者，必全体去而定阅贵刊；为利益优厚故，从个人受业者，必全体去而定阅贵刊。吾今还劝贵社周社长及汪小成、张白虹、萧淑轩诸大作家，汝曹肄业中国医学院，尚须一年后毕业。一年中学膳宿费二百元，不如去而定阅贵刊，只须二元四角，且贵刊所特聘之多数专门人材原文，自然远胜中院诸教授。试看周社长为媚药专门家，汪小成、张白虹为狂詈专门家，萧淑轩为伟人病统计专门家，及其变为王砆，又是国粹迷信专门家。专门人材之盛，济哉跄哉！汝曹若不去中院，不定阅贵刊，独不耻颓废落伍乎？其二，贵社尚有未出版之一切出版书籍，为七折利益故，书籍买客必全体定阅贵刊，特不知贵社之一切出版书籍，在三四年前，已积极排印否？再阅三四年，真能出版否？出版矣，是否满纸谩骂，与贵刊一样有价值否？然而二元四角则愈速愈妙耳。其三，书籍之缺页、破页、错误，买到自感不便，为有避免之利益故，买书者必全体定阅贵刊，特不知所谓书籍者，将限于医药书乎？则已出之医药书皆是荒谬的、保守的、落伍的，汝曹批评叫骂之不遑，又肯为人义务购买耶？若不限于医药书，则当包括小学校之国语教科、里巷间之循环图画、张博士之性史、来路货之原版西书，等等，然后一切读书者可以全体定阅贵刊，然后一切书坊之门售部、批发部皆可取销，然后贵社之义务可以充量，而贵刊之宣传可以普及也。但缺页、破页，唯有将全书翻遍，始能发觉，无论购买经验如何丰富，舍此更无他法。贵社既须代买一切书籍，不知聘得富有经验者几万人？何处出身？俸给多少？愿闻明教。又不知所谓"错误"者，是否如汝曹所评恽先生书、我之《今释》及王砆所举之十数种？此其错误，皆已荒谬至极而无可改造，不知有人托买时，贵社如何使之不错误？愿闻明教。噫嘻！目的不过二元四角，乃不恤如此诗张为幻，将谓遍天下皆可以朝三暮四绐耶？此汝曹之欺妄，不可不诚饬者六也。

汪小成评恽先生书按：是周大铎非小成，原册目录二人并肩，误看一行，偶生此错，学术上之是非固不足论，其措词亦不若汝之伧荒，然已曲尽轻薄之口角矣。小成之尊翁成孚先生，与恽先生多年老友，视恽先生为父执；又与汝皆出吾门下，皆知吾师事恽先生，视恽先生又为太老师，以子侄小门生，而敢轻薄世伯太老师，论人情则不齿，论果报，则生折年寿，死堕泥犁。为吾传语小成，切儆诚之。

吾常以医学文字驰逐当世，讨论辩难，往往有之。然苟其人出以谩骂，无论其持论是非，吾皆置之不理。何则？彼自堕人格，无与吾事也。独至汝曹，不惮谆谆苦口者，以汝曹出吾门下，吾不忍恝置耳。凡吾所言，汝曹或以为挥斥过严，受者难堪，则试平心静气，取汝批评与吾此书并读之，吾挥斥生徒过严乎？抑汝曹侮慢尊长太狂悖乎？更平心静气以思之，汝之批评，真为学术计乎？抑但求胜人以取快乎？吾之此书，为斥责汝、报复汝而已乎？抑欲汝曹改过从善，潜心真学问乎？如此思维已，苟觉面红耳赤、汗流浃背，即是汝曹良心未泯，从此自新，尚可成就。若其愤怒不平，或思再作似通不通之白话以狡辩，或竟亡命到底，谓白虹不是小机，则吾将摒汝于不屑教诲之列，听汝妄行，他日身败名裂，无怨吾诏汝之不早，督教之不严也。嗟乎！尧有丹朱，舜有商均，彼德为圣人，尊为君父，尚不能免其子于不肖。吾何人，岂能望汝曹人人作颜、曾、游、夏？以我佛之慈悲弘愿，而地狱未能尽空，伤哉？在汝曹自择而已。

渊雷手示

范适者，上海国医学院三年级插班生，以贫故，要求免费，许之。人颇刻苦，喜读子部书，涉猎甚多，而未合国学矩镬，然于今世国学系学生中，已难能可贵矣。在院时，以诗文夸示侪辈，不甚留心医学，鄙人以是不甚奖借之。沪战后，学院停闭，唯此级仅余一学期功课，假红卍字会补成之。卍会为章君次公任事处，范寄居焉。余每往授课，范进茗进烟，意甚勤殷，余来去匆匆，亦不加意也。毕业后仍寄居卍会，间助次公译述东邦药物书，尝邮呈所著《中国医药变迁史》，文中改署天磬，而书函仍署范适。余忙而懒，外来书函，往往不答。范在弟子列，宜可简略，遂不答报。由今思之，范殆因此怨望再三矣。张小机、周桂庭，亦学院旧生，班次低于范二级。张气质甚躁劣，周则颇柔扰，特根柢浅耳。学院停闭后，张、周等转学中国医学院，范不知如何与周遇合，周故富家子，遂出资给范食宿，以编《国医评论》。《评论》中，周变名为大铎，张变名为白虹，其他三人第一期连范八名，实七人，唯沈警凡与范不变名无不变名，甚有一人变二名，并变其姓者。张评余《今释》，其词俚而伧，虽经范之润色，仍为自己作品。周之《媚药考》，则殊非周所能辨，虽曰三日可以刮目，然吴下阿蒙之进步，不能神速如是。察其钩稽之途径，盖亦范之旧稿，以报效于社长者耳
第一期底页上之征求文，殆真社长手笔。

是时，余虽恶张之狂悖，犹以为范读书稍多，又未变姓名，绝不疑其同流也。既知范寄居该社，遂以白虹书邮范转交。范即日答谢，言志在读书著述，苦环境恶劣。余怜其材美而困，招之来，慰藉之。询知其食宿外无所得，即为之安插一小位置，仍兼《国医评论》编辑，而范辞不就。时谢生诵穆方助余笔札，谢生亦学院旧生，先范一年毕业，尝与范同住卍会数月者也。一日，范走访谢生，谓该社将先有抗议书，然后讼余于法院，又谓张白虹稍缓亦将驳覆。明日而周之哀的美顿书至，限余三日答。余不答，范又以电话句谢生转言，欲余更正汪小成之误，该社即不起诉。余又不答。越半月，乃寄来第三期《评论》，中有白虹之驳覆。周书固不似社长手笔，张之驳覆文辞亦大有进步，与前之批评如出两人。范适既为该社唯一文笔，至是遂不能无疑于范。因取其复书再阅之，见其急急辩白，又谓余书指桑骂槐，乃益见其情虚。且《评论》第一期，载范之《中央国医馆过去之无能及今后的展望》，尝论及拙草《整理大纲》，已隐没师生名义，字里行间，颇有微词。于是知所谓《国医评论》者，实范为主脑，张为前锋，周不过傀儡而已。闻审周者言，周本欲出资化验国药，其志甚善。今乃移以印刷范之著作，而自己冒不题之名，诚可惜耳。范之恶吾，固为怨望，然学术主张亦有不同之点，鄙人主张用科学整理国医，范则以为当用史学方法；鄙人主张沟通中西，范则以为绝不可沟通。《国医评论》中时露此意，可以考见。史学方法，则范之《中国医学变迁史》，吾得而见之矣；中西不可沟通，则范尚未明言理由，吾无从揣测，唯第三期张白虹驳覆中，有"随着唐宗海、毛景义发明中西汇通"之语，是无论自己署名与否，范必将大有发挥，吾拭目俟之。夫各言尔志，君子所许，吾未尝强学者以雷同，范固不妨明目张胆，自伸意见，何必令人变易姓名，出以谩骂？孔子有言："自我有回，门人日益亲。"鄙人自有范适，门人

竟弯弓效逢蒙矣。今将范、周二书附载于此，间注评语，藉增读者兴趣。至张之批评与驳覆，太芜秽，不录，阅者自购《国医评论》一期、三期可也。

渊雷附记

附：范天馨复书

渊雷夫子函丈：

顷奉手谕，并转致白虹同学书，亦于午后送去，乞勿锦注。《国医评论》社中人员，既概在洞鉴中，毋庸再事赘渎。但发起之动机，知夫子尚多隔膜，既蒙诲教，谨为陈之。

创办敝社动机，确在三四年前，因民国十九年下学期，在国医学院中，同学汪飞白、□□□范适为其人代请勿发表，故隐之、沈警凡诸君即有此意彼时已有意隐名以毁业师耶。时适初从乡下来此，鹑衣决踵，同学中见之，莫不匿笑，以为母院中茶房尚不穷困至此，适亦落得做一土老儿，以饰其寒酸之态。时汪飞白同学与吾同案，汪君粗解吟咏，无聊时以诗自遣，而适在家时间亦效颦，见汪君诗中韵律差忒者，辄为敲正。汪君引为知己，过从渐密，旋遂倡议办杂志事，适以学浅谢之。二十年上学期，又作此议。其时某君亦与适同一宿舍，同有雕虫之癖，汪君乃唱办诗刊，某君亦和其说，适不能过拂其意，从之。乃其时校中有《红粉诗刊》印行者，即适等儿戏之成绩耳原注：红粉之名，由汪君别号红粉头陀而来，恐脱胎于胭脂和尚而来也。汪君在院，颇为活动，风头甚健，不料见者皆以适与某君之作为佳。汪君曩日令誉，坐是见杀，乃悻然停刊。自是适之名始为侪辈所识。未几原注：是年二月间，又有医铎社之组织，亦推汪君为社长，出《医铎》二期而罢。适在此刊中，已有《中国医学史大纲》登刊，即今日《变迁史》之原稿也，今皆废弃，一字不用信如所言，则功首罪魁不在周而在范矣。不过，其时受适影响之人甚深，如赵锡庠、谢诵穆诸同学，与适深表同情原注：此非自吹牛皮，二君来时可以问及。所以，其时赵、谢二君，对于医史，兴趣甚感浓厚，赵君且有以史学方法整理国医之说，谢君亦开始向此路而行，今尚有母院辛未级二君毕业论文可证。而谢君犹时以此见许于适，而适亦以二君为知己者也。适于时对医史之兴趣益深，三四年来，不因生活之杌陧①而少懈。旋汪君又拟改《医铎》为《国医评论》，以绌于资，未行，此事谢君亦知之稔也。今年春间，唐海平夫子及谢萧诸同学，促适之医史须早日整理，乃先将第一章油印，向各处资望较隆者之医家求正。不料除余云岫先生以其大著 原注：《余氏医述》《皇汉医学批评》及零著二种差人见惠，及《杏林医刊》驰函乞为登刊，适不许外，余皆毫无动静，使适嘤嘤之求，竟成灰懒。适方以海内并世中医，殊无足道，而悔多此一举也 原注：自然受业诸夫子及相识同学例外，此非自夸，因中医只知悬壶问世，绝少以学问问世，尤其是以医史问世，陈邦贤之《医史》不过一部二十四史之医学札记也，不能说是医史。不料同学中谬以为余先生肯惠以书，则敝著必有可观者，无形中又多许多旧同学之谬爱，周大铎君即此中之一个。盖适在母院时，不识周君，而周君亦莫我识也，自此过从渐密。周君前固不修篇 原文幅，不谨细行。自与适交，一改前日之行径，孜孜于学 周君未与足下交，未致下"哀的美顿书"于业师。是君子之过，贤者恕之，不能以昔日之优劣，而遽定其一生之是非也 周之程度，范亦不能为之。讳然出资办社，便是孜孜于学。适性好静，上月初，因院中有庄某者，终日读书，喃喃不倦，恶其扰，遂不惜与朝夕诲我之次公夫子及谢君等分离，而避居萧淑轩府上，至今犹引为恨事。未一周，而萧、周二君有敝社之组织，一切经济皆周君独任 值得感激，当然社长，招适为本社主编，适以与二君既同学而良友，自不能过拒而伤其意。张白虹君亦为赞助最力之人。适虽名主编，其实不过代周君分劳而已，自愧并无若何真学问，可副此位 过谦了，但食人与食于人，当然比不得社长。敝社宗旨虽重破坏，至其若何破坏方法，固见仁见智，不能以若何标准定之 藏头露尾，大言欺世亦是破坏一法。况思想自由发展已成现代最时髦之口号，适与诸君平均担任工作，地位相等，自不便约束其思想，且不能约束其思想也 示白虹书并未责范，何须急急辩白？此谓诚中形外。故诸君之文，仅在字句中略沾一二字而已，诸君亦不以适为自大也 不沾字便笑话，沾字当

---

① 杌陧：音 wù niè，指（局势、局面、心情等）不安定。

然不以为自大。由上陈述，则敝社筹备三四年之说，似非尽诬，乃夫子不知，遂以为欺人耳《红粉诗刊》固知之，然不知诗刊即《国医评论》耳。适本农家子，且为数代贫穷之农家子，五岁时慈母见背，七岁入塾，至八岁，因先大父母同年弃养，读书至《上而》原文，大概指《论语·学而》上半篇耳而止。自此恒岁为牛背牧童，与群儿角逐田野，而意自得，夫子所谓梅昧无智之顽童也。既而，见邻童日持书箧，往来校中，心羡之，恳于先父，先父以家贫难之。但此念既生，与年俱进，每见邻童上学，辄泣牵先父之衣求之。至十三岁，始进初小三年级。至十四岁，又以家境不佳中辍，是只读两年书，高小尚未毕业也。十五岁，先父命为药铺学徒，但适心有不愿，即师长等亦以适为可造之才，劝先父完成高级毕业，始就他业未迟。先父卒以家贫拒之，适只得掩泣出门，而为药铺学徒矣。所幸在店自修甚力，盖药铺本家叔所设，故不阻也。居三年，因性不喜持筹握算而归。家居，除医书略有数册外，别无他书可读。因日往城中借阅子书及《十三经注疏》等，且读且抄，未半年而《十三经》已浏览一过材质自佳，行为未免可惜。以后多喜阅子书及诸家诗集，读医书者，不过每晨二小时耳。后因欲为糊口之资，始认真读医书。闻俚医谓医书中以《内经》为最贵，乃每晨鸡鸣而起，咿唔至日落俺，始掩卷就寝，如是四月，读至《脉要精微论》而止。盖此数十篇，皆可烂熟背诵也。今多忘却，所可背诵者，只一二篇矣。此时思之，真可怜、可笑。嗣因同业所妒，遂不容于乡里小儿，只身走沪上，得同乡之介，考入震旦大学预科。未半年，因不识法文及绌于资而退，此二十一岁事也。及二十三岁，始负笈母院。然适之负笈来此，说起亦甚可哂，盖只夹一小藤篮而已此有何可哂? 口气非安贫者。故食宿二事皆由同乡供给。嗣母院学费，幸得夫子慨为豁免，是适初次领恩者唯夫子耳太谦矣。《国医评论》想是初次答谢。

　　上文所述，本适生平落魄之史，固不必絮絮向长者相聒，重渎清听。然知人论世，必先须识其梗概。适曩虽厕列公门桃李，然桃李三千，适不过此中一株耳。况适生性狷介①，素不奔走师门，故在院殊少活动，度夫

---

① 狷介：音 juàn jiè，意为正直孤傲、洁身自好。

子亦不知有适其人也。昔扶风马融，设帐授徒，三年未识郑玄。今适材资庸劣，又未有与夫子三年之游，更不敢腼然自拟于康成之万一。夫师资如季长者，三年尚不识有徒如康成，则夫子不知适，或知之而不稔者，宜矣范读书较多，吾固知之。特不知其一遇周大铎，即一鸣惊人耳。今幸领教矣。然累世师生中两不相识，又岂仅马、郑已乎？此适所以有知人之难之叹也不能识拔，吾之过也。然此处幸勿误会，以人不知不愠之语，而薄吾为小人。盖适欲结识夫子，何不在院中与同学角逐甲乙时也？此处不得不预为声明。

读《示白虹君书》，虽未指出贱名，然指槐骂桑，打鸡惊鸭，皆明讥暗讽，弦外之音，又何殊当面施以夏楚？或竟以杖叩其胫，是足够消受矣《示白虹书》曰："文辞可喜，不失体面。"又明知"发刊词"是范作，则曰："盎然有书卷气。"他处罗列诸人，独不及范天磬、沈警凡、沈湘。今二沈无言，范独以为指桑骂槐，可见自馁。而适所不一一提出求教者，固恶时下一般毁弃道德之伦张白虹之谩骂、周大铎之"哀的美顿书"，并非毁弃道德，故乐与之友。辄弯射羿之弓，盖纪昌飞卫之事，君子耻焉。适何人斯，而必欲陷此非礼之境？落得有社长出面请夫子释怀，不过不敢阿附而已冷语，盖谓不肯阿附吾之科学整理、沟通中西也，学问自可公开讨论，特不必使他人易名谩骂耳。白虹君读完手谕，竟狂叫离地而跳，此完全孩子脾气。如何的干？适亦置之不问只怕不容不同，听其自然。大不了此义务主编头衔不挂，此饭不吃而已奇哉！白虹跳脚，范天磬何致吃不得饭？殊耐人寻味。既能略识之无，想不致终于饿死，适之殢①留于此者，非恋此十里洋场，乃欲完成鄙著《医史》，阅书、购书较为简便耳。然欲完成而不能完成者，乃环境所迫之故，今后能否战胜此恶劣环境，全视自己努力与否为断。适不怨命坐蝎宫，不信命运，因命运二字，不过予吾人以幸遇之心而已。适除因学问关系，踵于学者之门求教外，始终不作寒酸之态，以博禄位。适之欲报昔日高谊云情者，既不想以千金相报，亦不作来世衔环结草之空愿，况适又不信轮回之说乎。盖前者有辱于施报者，后者完全是欺罔之谈，对于一切之人，尚不可作此虚伪态度，岂可对于至尊之师乎？适苟能在学术上稍有涓滴之补，使他日知者指曰："某某为某某

---

① 殢：音 tì，意为滞留。

生徒也。"足矣。不发表《白虹书》，孰知天磬为渊雷生徒哉？适以为报师德之厚者，亦莫过于此。以今日情形观之，能否为佛氏之空幻，尚不可知。不幸如此，则适之辜负我公称谓亦奇奖掖之恩之恨，将绵绵无尽期矣。

年来落魄春申，半赖穷朋友相助，解衣推食，甚愧此生。人方恤吾之苦，而吾不自知苦，是因有希望之心，泯此创痛耳。夜静灯原注：非电灯能昏，实适日来每晚总须二时始就寝，故目力大损，视物昏暗也，讽诵来示，中多长触，故曼衍尔尔，唯长者鉴其愚衷。

肃此敬请履安。

晚生范制适手上晚字奇

六月十七晚三时

附：周大铎来书

迳启者：

顷阅先生主编之医报第一卷第七期，中有《示〈国医评论〉社张白虹等》。捧读之下，不胜骇异。不图以先生自负海内中医界之导师，竟用此狠毒、卑鄙手段变名字，藏身份乃为忠厚光明，破坏敝社名誉。揆以先生自以为学者，更自居为师长者之地位，真为失态掩耳任门徒谩骂乃为得态，大铎诚不胜为先生抱憾。今特将原书除张白虹部分任张先生自己处置外，其余有破坏敝社名誉之处，特先驳覆、抗议如下。

《国医评论》社确在三四年前已经计划，并非欺骗世人，兹略述其历史。溯敝社之前身，即前上海国医学院中之同学汪飞白、范天磬等之《医铎》社也。其时《医铎》社社长为汪飞白，总编辑沈警凡、范天磬、萧天钟等，大铎其时初进国医学院，仅居赞助地位。四年前乃民十八之夏，周大铎一班尚未招生，不知如何赞助？所刊《医铎》，在校内大为畅销。嗣以绌于资，仅出二期而夭。但汪、范诸先生创办医刊之心，仍不少懈，乃改名《国医评论》社，其钤印等物皆已配置原来如此，筹备四年，卒仍以资绌未曾实现。流光如矢，今春始得重整旗鼓，成立本社。大铎忝长敝社，自惭学浅，又以学务縻身，遂请范天馨先生主编敝刊,其余各任分类编辑及其他职务。大铎愿负经济全责,完全抱牺牲主义,所出第一期之印刷、广告等费,实属不赀。要做社长,何能肉痛? 盖中医界之刊物,类多么小册,专靠广告为印刷费。而敝刊不但内容精彩,超过其他刊物,即以质料言,岂非破中国出版界之纪录乎? 虽不能夸为绝后,而空前地位,实可居之不疑。乃先生横加诬蔑,指敝社为欺骗团体,谓同人等三四年前正在先生处受业,无筹办敝刊之事。岂学生时代,不许办报乎? 何专制一至于此! 虽然,事实俱在,三四年前之《医铎》,今犹保存,固非先生巧言如簧,可以混其黑白,蒙其视听也。敝刊宗旨既侧重评论,自不能效阮嗣宗口不臧否人物。我国医界中如有荒谬之说,当然敝社职责所在,谁赋与此职责? 难逃痛击。乃先生驳曰:“文章千古事,得失寸心知。”审是,先生对于一切学说,不分纯驳,皆取容纳态度乎? 则先生何故排斥叶派学说不遗余力,大作《伤寒论今释》之排斥异己,又何可胜数! 岂叶派与其他异于先生之学说,在其时竟不知甘苦乎? 而先生评论之不稍踌躇,是先生亦未知古人之甘苦也。此何异“只许州官放火,不准百姓点灯”? 又何异“明于责人,暗于责己”? 此种无礼行动,只见于专制时代。况评论之事,古已有之,并非大铎等作俑。如经学有批评,郑康成之《针膏盲[①]》原文《起废疾》及驳许叔重《五经异义》等书是也;史学有批评,如刘知几之《史通》、章实斋之《文史通义》是也;文学有批评,如刘勰《文心雕龙》是也;诗学有批评,如钟仲伟《诗品》是也。诸书评驳精警,时论以此多之时论多,《国医评论》必甚于上述诸书。若皆如先生用杜甫诗之“文章千古事,得失寸心知”二语,则诸书悉可投诸祖龙之火矣。岂知诸书不独深信于当年,实且张皇于后叶。先生毁敝刊求一万户读者启事中有“莫为之先,虽美勿彰”二句,为欺人之语,为妙天下,为韩昌黎下笔时想不到今日敝社赏光引用,更蒙先生赞美为征语之绝调。敝社心感之余,乃答先生数句,遵诗投桃报李之义也。原先生引用杜诗之真意义,乃上海之小摊头拍卖劣货相同。小摊头口叫:“货色聒聒叫,价钱又

---

① 盲:错字,应为“肓”。陆氏在其后小字注“原文”,以示此为原文之误,下同。

公道，再要好的货色买不到。"若有人过而批评其货色恶劣，彼必怒形于面，訾以"不识货"三字。夫"不识货"三字，固顾客不愿受也。先生巧哉！刺取杜诗以代此三字，既温文，又尔雅，然亦岂杜工部下笔时料到先生如此妙用哉支离之极？

又，先生谓敝社有永远霸占第三者地位之野心，此完全神经过敏之语。敝刊"发刊词"中固有"本社虽为同人等所组织，然绝对非同人等少数之论坛，而为同人等与读者公开之论坛……"敝刊有可评之处，尽可公开登载。即如先生此函，敝社亦将登载第三期，可证也。乃先生健忘如是，竟断章取义，枝离其词。呜呼！先生居心险则险矣，毒则毒矣，其如凭空结撰，毫无理由，实际上与敝社不伤毫末何，然先生之人格扫地无余矣。先生十余年来医界中之地位，亦因此而坠落矣。推而进之，先生陷害他人之罪，更难逭法律之责任也。

先生对于敝社情形完全隔膜，本认为隔膜，故敢于变名字、隐师生，岂知若要不知，除非莫为乎？故所言皆乌有子虚之事。敝刊发刊词乃范天磬先生所作，原稿迄今尚保存无遗，而先生乃曰"丐人作发刊词"，一若敝社无一握笔能文之士。何夜郎自大，目秦国无人哉！但揆先生之意，不过藉此破坏敝社之名誉而已。

敝社所聘四位律师，原为沈镛、袁希濂、蔡元湛、陈友仁诸先生。沈律师系沈湘先生令兄，其余律师，皆由范天磬负责聘请。社长所为何事？蔡、陈二律师，乃范先生之堂兄范开泰先生之同学，唯袁希濂律师，乃由范先生转托唐海平先生聘请。唐先生与袁律师为数十年之患难朋友，情深刎颈，固非先生与袁律师始于去年认识也。嗣唐先生因他务所羁，一时未去接洽，在敝刊第一期发稿时，范先生又与唐先生接洽。唐先生谓贵刊尽原文可发表，袁律师顾问证书，我可负责。范先生以为唐、袁二先生交情弥厚，必无他虞，故即刊出。未几又闻唐先生言："袁律师与陆先生新近同为佛门子弟。"乃知纵下聘袁律师，于手续方面必生困难。故于上月中登报原注:《民报》声明，袁律师与敝社无关，改聘吴权律师为法律顾问，固不待先生之言也。本月出版之二期《评论》，何以仍是袁不见吴耶？而先生不察，遽加以虚伪名词于敝社，以为如此，敝社所作事业皆虚伪而滑头也，定阅敝刊者皆受其欺骗矣。在反面言之，先生乃一诚实不欺之君子，以为定阅敝刊者皆可纷纷改定先生之医报矣鄙陋之极。其实，事实仍是事实，决难以诬蔑之言可以蒙混。况事实胜于辩难，诸证据皆确凿也二期《评论》已是确凿证据，下文还有。是先生砌词捏言，徒自坠人格，与敝社无关，不过先生又重一层破坏之罪。敝社同人往观创办医报，皆因稿件、经济二端不给而夭。自民元以来，医报之寿命如朝开暮落花者，何止什百，而医报信誉坐是旁落。古谚有云："前事之不忘，后事之师也。"故敝社对于此二方面，固未尝稍为忽视。不为他人搔原文述，不投稿于他人，皆事实也是事实，请看下文注。而先生乃指敝社曰："汝曹征求读者尤多欺骗。"原注：下引敝刊征求启事文。试问敝社所出之言论，与已往中医界中刊物宗旨相同否？先生能举出证据相告乎？又宁不知"道不同不相为谋"之语乎？敝社同人虽愚，尚不至于对牛弹琴，对盲辨色也。先生不辨，乃悍然一概指敝社同人为国医学院之低能生、留级生，并世之医报刊物，虽感稿荒，亦断不致下聘同人原注：约略，此实先生之梦呓也。敝社同人虽非尽属出类拔萃之才，然即"张白虹先生而父执，又与汝皆出吾门下，皆知吾师事恽先生，是恽先生又为太老师。以子侄小门生，而敢轻薄世伯太老师，论人情则不齿，论果报则生折年寿，死堕泥犁。为吾传语小成，切儆戒之"，先生此种误会，实破开误会之纪录

吾草草阅该评论，见有评恽先生者，及书示白虹时，忘其何人所作，匆匆看面页上目录，误看一行耳。忙中错误，见吾书与该评论者有目共见，否则吾何恶于小成，何爱于大铎而欲出入其罪邪？所谓日月之食，人皆见之，岂若汝曹藏头露尾，诈伪欺人者哉。汪先生在敝刊第一期中只登载《国货年与国药》一文，绝未有半字提及恽先生原注：亦未骂人，而蒙先生却赠以狂骂专门家。原书俱在，可以覆案。此亦铁证如山之事，先生不信，可以再查致一遍。似此平空捏造之事，居然出自先生之口，且无端诅咒汪先生"生折毒死堕泥犁"。诅咒之不足，又私下致函其尊翁，以致汪先生家庭之间，发生裂痕

胡说之极！吾最恨藏头露尾之小人。诚欲致函，何必私下？近日成孚君以他事过访问之，亦无此信。观汝曹诈伪鬼蜮，正恐冒吾名以致函成孚，以图恶吾于成孚父子耳。是乖人骨肉，先生之造孽不浅矣。使果报之说非虚，先生当坠入拔舌地狱，永为异类，虽佛法齐天，亦

难超度。是地狱正为先生等而设也。如此，地狱又安得空哉？悲乎！

敝社为各定户代购书籍，本为服务医界精神之表现。一切购书情形，自非一般自私自利者所能了解，请毋庸置喙原文○直是无可狡辩耳。况此乃敝社内政之事，更不容第三者横加干涉，亦犹敝社同人不干涉贵报之内政也师训其徒并非两报交涉，若如周言，真欲使太公却行迎刘邦矣。须知白虹先生评论者，乃评先生之学说，绝未提起贵医报若何，更未伤害先生个人道德名誉。不认师生，而曰造孽，曰糊涂虫，尚不为伤害名誉耶？今读先生驳白虹者，只寥寥数行字，其余皆破坏敝社名誉，而他人之固有人权，亦惨遭蹂躏。诈伪欺骗乃固有人权耶？夫大铎与先生往日固有师生关系原来真是师生么，然绝不能挟师长之尊，遂可任意捣乱、无理辱骂。以现在而论，先生为医报编辑，大铎为《国医评论》社社长，地位实已超过先生狂悖之极，鄙陋之极，然所费不资，亦无怪其然。且《国医评论》社既为公开之学术团体，亦非大铎个人所能自私。大铎纵有徇于师生之情，而公论难违，法律不许。须知师生为一事，学术团体又为一事，其界限甚清，何得浑然不别。《示白虹书》云：大铎为社长，与汝同门同级，本非对团体言也。且所谓学术团体者，曾否经党部许可，合法组织乎？租一橡屋，刻一颗木戳，即自称学术团体，羞乎不羞？大铎既忝为社长好货，碍难缄默。兹谨以社长名义，向先生据理抗议。当登报声明，纠正是非，并保证今后不复再有此类无端悔原文①辱之事情发现。限书到三日内答覆。否则，不得不依法以保障敝社安全，并赔偿同人名誉。诸希自重，此致陆渊雷先生。

《国医评论》社社长周大铎启

七月十二日

---

① 悔：错字，应为"侮"。陆氏在其后小字注"原文"，以示此为原文之误。

答曾觉叟

癸酉八月

觉叟先生执事：

　　三月间辱赐书，谓拙著《伤寒今释》推翻六气六经，因大谈气化，来相诘责。汩汩数千言，古道热肠，诚足钦敬。独惜执事主观太深，烛理太暗，且未知仆之志趣耳。仆默察中医人物，约有四类，志在哺啜①，卑无高论，为一类；小有才智，能知旧说之荒、科学之核，然惮于研索，常攘他人之说为己说，移步换形，滋生错误，转诋其人是非，为一类；守模糊之旧说，作轩岐之忠臣，尊其所闻，毁所不见，为一类；兼通新旧，不囿故常，探赜索隐②，唯力是视，为一类。就中第一类人数最多，然随风草木，无足重轻；第二类本可造就，然宅心不正，非甘和白采之材；第三类最为诚恳笃实，然先入为是，迷惘极深，譬臃肿之木，非檃栝③所能平直；唯第四类可与有为，然人数既少，又多累于衣食，仓卒无所成就，致足惜耳。执事盖第三类之巨擘，仆钦敬执事之硁硁忠信，特不敢与谈学问耳。自宋儒高谈心性，不尚实理，空疏者有所借口，辄谓理在吾心，以读书讨索为玩物丧志。及其老也，满肚子模糊概念，自以为圣人之道在是。四体不勤，五谷不分，而侈言天道，曾不愧怍，一唱百和，相扇成风。当此之时，虽有巧譬善喻，岂能强其格物明理，变颠顸为审谛哉？历元迄明，此风不改。明末，顾宁人、阎百诗诸君，救之以考据。乾嘉诸大儒继之，颇转移风气。然避实逃虚之余毒，流于医界者，至今未绝。不然，仆安得读执事之妙论乎？俗事倥偬，又无顽石点头之术，区区尺素书，度不

---

① 哺啜：义为吃喝，指谋生。
② 探赜索隐：指探究深奥的道理。
③ 檃栝：音 yǐn kuò，指矫正木材弯曲的器具。

能使执事言下立悟，徒费楮墨，是以阙然久不报。乃者执事载其书辞于《医界春秋》，诋毁且及章余杭①，使仆终于缄默。则执事之徒侣，或疑仆为理屈，将益信从执事，而中医之锢蔽益深。故敢略陈固陋，遣词质直，幸勿为罪。

仆向执教职，厌学风日坏，弃而业医。然身有薄技，即不作医，亦不患无啖饭地，初非家传世袭，舍此无可聊生者。又以为医之志在已疾，不得与保存国粹、杜塞漏卮并为一谈。苟西法胜于中法，亦当不惜万金之费，不远秦楚之路以求之。何则？人命至重，不可以彼易此也。故仆于中西医术，无人我奴主之见，求其适于愈病而已。平心而论，病固有西医逆坏，中医救之者，亦有中医弗瘳，西医起之者。度长絜短，盖难甲乙，兼容并包，乃为上工。然役物之繁省，费用之低昂，得药之难易，为多数平民计，西医似未适合国情。仆之用草木汤液治病，随俗姑称国医者，其故在此。岂能入主出奴，盲从附和，效愚忠于轩岐，若执事之所为哉？执事诏仆无为亲厚所痛、仇敌所快，不知仆于中医，固无所谓亲厚，于西医亦无所谓仇敌也。又责仆推翻六气六经，以为中医之叛徒，不知仆于六气六经，未尝臣事。执事之责言，无异遗老顽民，责黄克强、孙逸仙推翻满清，斥为叛逆。在执事固义愤填膺，在仆则意料所及，在所弗恤。总之，仆之志，在医学之进步，执事则志在墨守中医壁垒。道不同，不相为谋。宜乎仆之所为，不入执事之目，而执事之责难，不入仆之耳也。

来书既谓仆为余岩②所罗致，又谓随顺潮流，委曲求全。迹其词意，似反激，又似诬罔。此等谗构，君子所耻，执事贤者，乃亦偶然不免，仆则无须置辩。若夫六气六经是否有验，仲景是否专为六气六经立治，以及医学是否不离哲学，仆已审之谛、言之详矣。《今释》已登记室，其他论医文字，即日印《陆氏论医集》问世，印成当邮呈一部，执事览之，亦可稍知大略。仆虽不敏，于旧籍六气六经之说，固尝涉其藩篱，得其旨意。所以弃而弗取，非有所畏惧好乐，为其虚无飘渺而不可信也。执事诚欲仆

---

① 章余杭：即章太炎，陆渊雷曾求学于章太炎。

② 余岩：即余云岫，名岩。

从事于此，必将《今释》所言，一一翻驳，别举确证实验而后可。今来书，于《今释》斥废六气六经之处，未能针锋相对，加以辩论，徒以含糊笼统之词、入主出奴之见，望仆弃是非而用情感，虽加以消灭中医之罪，仆岂能违心以徇执事之恫喝哉？综来书所言，伸张六气者五端：相传已五千年，一也；人体受寒即寒，受热即热，二也；伤寒在冬，伤暑在夏，三也；造温、散温之机能，亦非解剖所能见，四也；感风必用祛风药，受寒必用温寒药，五也。唯此五端，一不能成立六气，请分而辩之。

秦汉以前论医者，周官疾医，不言六气。《素问》^{出于秦汉之际，学者已有定评}以四时五行为说，春风、夏热、长夏湿、秋燥、冬寒，为气仅五，加以火而谓之六气，乃出于《天元纪》等六篇大论。六篇者，王启玄取"阴阳大论"以附入，非《素问》原文。《难经》虽伪书，亦不言六气。战国、前汉之《医说》，载在迁史《扁仓传》者，与《素问》《难经》殊异，然亦不言六气。《本草经》有后汉郡县名，当是后汉人作，亦不言六气，并不言六经。后汉张仲景，隋之巢氏，唐之孙氏、王氏，其书皆称大家。王虽不自知医，然六朝诸方，赖以传后，亦皆不言六气。直至金元，受理学家好大蹈空之习气，又不知"阴阳大论"本非《素问》，以为真出轩岐^{其实《素问》亦非真轩岐，真轩岐亦不足迷信也}，乃取其六气之说，翻腾而推助之，以至于今耳。由是言之，六气之说，上不闻于秦以前，下不见于汉、晋、六朝、隋、唐之际，独"阴阳大论"及金元以后有之，执事谓为继继绳绳^①五千年，失考甚矣。且纵如所言，使六气真有五千年之久，适足以见中医墨守故常，毫无进步，不足以证其学说之核。何则？事物之理致至繁，初民之心思至简，古人之旧知，不及近世之新得故也。不然，天圆地方、天动地静之说，中西一致，亦复相传数千年。哥白尼行星系之说，不过二三百年事，执事亦将以天圆地方为不可磨灭，以行星系为幼稚乎？

受寒即寒，受热即热，此特无病时之感觉然耳。病则剧不尔，有受寒而热者，受热而寒者。仆欲言科学的病理，恐非执事所能晓，姑引《素

---

① 继继绳绳：指前后相承，延续不断。

问》。《热论》不云乎："人之伤于寒也，则为病热。"执事自谓轩岐以迄近日各家著述无不浏览，何以《热论》之文，俗工所习闻，执事独不晓，而以无病时之感觉为病变？仆以是知执事非但未涉猎科学，即中医旧说亦多惛忘。所以得书五阅月，懒于作答者，诚恐言者谆谆，听者昧昧耳。今姑就执事所知而论，则寒热之变，气象学、物理学已详晰无遗，寒热之感觉，生理学亦详晰无遗。舍确有实据之气象、物理、生理，而取虚无飘渺之气化，所谓自珍敝帚而已。且寒热不过二气，执事乃欲包举六气。执事自知高深之理难推测，乃举浅显之理，妇孺所与知者，则执事已知六气为妇孺之见矣，抑知妇孺之见固多谬妄乎？

来书又举伤寒在冬，伤暑在夏，以为病由六气之证。伤暑在夏固也，伤寒在冬则大有可商，今姑弗论。姑论冬夏寒暑，则亦二气而已，何来六气？将谓伤风必于春，伤湿必于长夏，伤燥必于秋耶？借曰有之，则伤火又在何时？恐执事亦无以对也。夫气候为疾病之一原因，仆固不反对。气候之变，不过寒、热、燥、湿四者而止，必欲鉴言六气，五之已少，七之已多，则古人之牵凑，今人之盲从耳。

来书又谓六气之不可见，犹造温、散温之不可见于解剖，遂以造温、散温为荒谬臆造之说。夫"中医长于气化，西医长于解剖"，固俗工之口头禅，而仆所心鄙齿冷者也。今察执事口气，亦以为科学医之技不过解剖，则犹是俗工之见耳。须知解剖之外，尚有种种观察试验之法，其事一一合于化学、物理。执事苟虚心研讨生理，或能晓然知其非臆造、不荒谬，而翻然知六气之荒谬、臆造耳。

来书又举感风必用祛风药，受寒必用温寒药，以为病由六气之证。此诚旧中医根深蒂固之谬见，至死而不悟者。夫见如此之病证，用此类药物而愈，因臆测其病为风，臆测其药为祛风药；见如彼之病证，用彼类药物而愈，因臆测其病为寒，臆测其药为温寒药，此中医学之所由产生，征之文献而可知者也。然用此药于此病，用彼药于彼病，是也；谓此是风病、祛风药，彼是寒病、温寒药，未必是也。防风莫不知为祛风药，然切为薄片，暴之风中，则随风旋舞，祛风之谓何？附子莫不知为温寒药，然置之窟室，以过残冬，则室内不减其寒栗，温寒之谓何？执事或以为气化之妙，非可以实验目测，则是执事终不信实验目测之科学，独信古人之空言，仆诚无法解此大惑矣！执事伸张六气者五端，其说乃无一端可以成立，斯亦安能使仆不推翻哉？

至于六经，执事所持为理由者，不过三端：其一为人身经气之道，无形迹，难以文字表现；其二为病理，太阳病必用太阳方，阳明病必用阳明方；其三针灸，某病必取某穴。今分辩之，则不足当一击。试问经气之行，既无形迹，则古人安从知之，而言之凿凿如此？且人身之生理、病理，无形迹可求者众矣。苟设法试验而得其故，未有不可以文字表现者，岂如禅门九识，必待证到，证到而仍一无所得哉！诚非文字所能表现，则《灵》《素》之言六经、十二经，非文字耶？执事至今迷而不悟，非惑于古人之文字耶？太阳病用太阳方，阳明病用阳明方，此则医者之心理然耳。病是否太阳，药是否阳明，病与药固不能言者。虫臂鼠肝①，悉听医者之称谓而已。此与风病、寒病、祛风、温寒同一盲从而不加思辨，第三类中医迷误之根本也。且凭证用方，是治疗上事，非病理，执事以此为病理，可见胸中如墨。针灸之法，某病用某穴而愈，事实也；谓此病属此经，此穴属此经，臆想也。事实真，臆想不必真。由真确之事实，求真确之理由，乃阐扬中医所应有事。若诧其事实之真，遽信②其臆想之非谬，则鄙夫脑筋简单，非格物致知之学者矣。

执事谓仲景专为六气六经立治，仆则不谓然。夫仲景往矣，执事与仆莫由起而问之。然就其书之见存者而考之，仆为得而执事失矣。《伤寒论》自太阳以至厥阴，在执事辈视之，何尝不是六经？然其书但曰太阳之为病，阳明之为病，不曰太阳经、阳明经也。虽间有"经"字，而绝无"六经"字，则又安知仲景专言六经乎？后世用"阴阳大论"以释之，妄谓太阳寒水，阳明燥金。然桂枝证恶风，名为中风，何以不为厥阴而为太阳？太阳篇有"恶寒""伤寒"字，阳明篇有"燥屎"字，此外少阳篇绝无"相

① 虫臂鼠肝：比喻极微小而无价值的东西。

② 遽信：轻信之意。

火"字，太阴篇绝无"湿土"字，少阴篇绝无"君火"字，厥阴篇绝无"风木"字。如此而谓《伤寒论》专论六气，则诬妄而已耳。

自承为哲学医，固第三类中医之通病，执事何能例外？然所谓哲学者，耳目所不可闻见，鼻舌所不可嗅尝，唯有心意推想者，然后谓之哲学耳。人体块然血肉之躯，其疾痛苛痒，皆可以考见病所，则为哲学乎？为非哲学乎？草根树皮，旧中医取其气味，虽未得实，然气则鼻之所嗅，味则舌之所尝，则为哲学乎？为非哲学乎？病与药皆非哲学，旧中医加以附会臆想之词，然后入玄虚而近于哲学矣。夫头痛发热，汗出恶风，脉浮而缓，病也；桂、芍、甘草、姜、枣，药也；施此药于此病而愈，事实也。有化学、物理、病理、药理可以说明者也。然而旧中医处此，必曰此风伤太阳寒水之卫也，桂枝汤调和营卫而祛风，安太阳之经气也。且其斤斤注意之处，不在病与药，而在太阳寒水、营卫之玄谈，于是乎中医不为哲学不可得矣。仆以为哲学之医，固亦有之。西域喇嘛，持念殊①而咒之，病则立愈；辰州祝由，咒水以噀病人，病亦立愈登报招徕者，固多欺罔，此则真有近乎哲学。然其术非人人可教，非人人得受，操其术者亦莫能言其理。非若第三类中医，满口胡扯，即以为哲学也。

今日胎生之学，自精卵媾合，以至临蓐之际，大体已考征明确。凡构成细胞与细胞间质之物质，大体亦已考征明确。执事致章余杭书，颇涉佛学，佛家固以皮囊为四大和合所成，执事宁不闻乎？阴阳气化、氤氲和合，乃含糊笼统之词。自《易传》以后，国人于胎生学无所发明，姑以此为说耳。且阴阳气化、氤氲和合，如何而证成六气六经，如何而能知觉运动，岂非一笔糊涂账？旧中医不明科学，遇稍稍难晓之事，求其故而不得，辄归之于气化。苟问其何者为气？如何化法？仍是一笔糊涂账。舍明确之科学，取糊涂之气化，乃所谓铸九州大错耳。蜡人之组织，与生人绝异。执事视蜡人如肉块，知执事之于物质，诚五谷不分者。以此下问，令人喷饭。

---

① 念殊：有改为"念珠"者，存疑，故保留原文。

拙著《今释》，自知不免疵漏，他日尚须修改。然大体有破坏、有建设，或不致覆酱瓿①。推翻六气六经，特破坏之一端耳。其他，传经之次第，合病、并病之疑窦，厥阴之牵凑不能独立，皆破坏之大者。至于建设，如麻黄伍桂枝、伍石膏之异，青龙治肺炎，泻心治胃，痰饮为黏液，火逆发黄为溶血性黄疸，皆确然不拔而未经入道。执事乃谓："除以造温、散温学说推翻六气六经外，别无发挥。"抑何所见之隘？传曰："贤者识大，不贤识小。"又曰："仁者见仁，智者见智。"拙著固不但推翻六气六经，而执事所见，乃止于推翻六气六经。以是知执事之医学，六气六经外，所余盖甚少矣。

执事之书，推翻气化学说，则曰余岩；政府不容，则曰余岩；中医借验方，则曰余岩；谓中医不合科学，则曰余岩；惊为欺谩，则曰余岩；持以骄我，则曰余岩；胎生之学，则曰余岩……一若科学为余岩之私产，而中医失所凭依，为余岩一人之故者。不知科学乃大自然之定理，放诸四海而准。中医旧说，在头脑未锢蔽者，无不嗤为诞妄。学理是非，岂余氏所能左右？余氏特知中医之巢窟最审，其文辞又最犀利，执事感其切肤之痛耳。狱囚引决，不悔其犯罪，唯申申以詈刽子，只见其昏妄而已。

执事又屡引渡边熙之书，不知渡边之书，执事曾见几种？以仆观之，其病名、病理、药理，一切仍从科学，未尝拘六气六经，如执事之为也。其书曾引胎生学以释六经，虽出附会，要非如执事所云经气之路者。又影印太极图说一篇，以为汉医所溯源，不知世传太极图，出自希夷、康节，宋以前无闻焉。汉医肇源三代以上，安得从太极图出？渡边留学欧西，不通中土之学，故有此失。执事忽其精要，取其芜秽，诚所谓买椟还珠者已。仆反复读执事之书，知执事从事于医，志不在愈病，徒欲张中医之旗帜而已。作中医，亦智不足探求真理，徒硁硁然作伪轩岐之忠臣而已。此等存古言动，或因知识所囿，或为遭遇所激，二三同志，姑以自怡，原无

---

① 覆酱瓿：比喻著作毫无价值，或无人理解，不被重视。

不可，特不可阑入医政。周鼎商彝，虽古色斑斓，不若新铸釜甑切于实用也。

执事尝与梁任公讲学三湘，人无知者。今既以告仆，复以告章余杭，颇有附骥求显之意。任公所学，仆固未敢从同。然旁搜远绍，淹贯中西，辨析是非，思考亦谛，执事似非其伦也。又谓遍游秦豫，阴求奇士图恢复，不知恢复何事？以其时考之，殆初入民国，阴图恢复满清乎？仆固不问国事，无论遗老孤忠、革命钜子，视之如一。然执事诚为民国之顽民，则不当称道孙逸仙，奈何书中颂扬民族民权，于总理字，复空格以示尊敬，此则执事所谓委曲求全者乎？

驳脆薄之学说，昔人比之摧枯拉朽。至于五行、六气、气化之中医学说，则枯朽之不如，不足一摧拉。是以仆遇此辈虽多，每不深辩。执事独以为根本坚固，不远数千里，驰书相诘，遂引发其狂言。虽然，仆仍尊敬执事齿德，驳难稍涉激越，盖当仁不让之义，亦如矢在弦，一发而不可止耳。伏乞恕其率直，幸甚！此后执事作轩岐之忠臣，仆作气化之劲敌，各是其是，各非其非，天地寥廓，正不妨两存耳。潦暑蒸人，唯眠食自卫，只颂撰安。

陆渊雷顿首

《西医之奴隶派》一文，今已不能记忆，求之医界春秋社，亦不可得。然执事何由知非仆之所作，何由知是仆所录登耶？拟恳记室录示一纸，以明究竟。至感。

渊雷再顿

附：觉叟原书

渊雷先生足下：

仆之知足下之大名也，以阅《医界春秋》第三集中第廿九、三十两期月刊，见足下《西医之奴隶派》一文始。是时正值废止中医风潮，海内同人，激昂慷慨，一腔热血，正苦于无可发泄。得见此文，如读陈琳之檄、道子之书，胸中积愤，为之一纾。此文虽非足下所作，而足下录载报端，即不啻为足下所作。汪君深明大义，固属可敬，而足下慨然露布，亦可谓有心人。同人等翘首倾望，以为中医有此人才，何患外侮？故自是以后，凡有自海上来者，必询足下近状及近日著作。非有私于足下也，以足下能维正谊。敬足下，即望足下能昌明我国五千余年圣哲明达继继绳绳发扬光大之中医学说也。乃去岁有自海上来者，言足下对于中医学说，大变宗旨，彻底推翻。初阅之甚为惊愕，继又默然以思，决以道路谣传，必无其事。

近得大著《伤寒论今释》一书，同人传诵，莫不骇然。继又阅足下所拟《修正中央国医馆整理学术草案》一文，尤为愤激。幸中央明断，对于足下所拟各条，未经录用，等于废纸，姑不具论。书虽一家之言，既已发行，所关甚大。对于足下不能不有所质问，唯明察焉。书中虽亦推尊仲景，而又谓天地间无六气之病，人之伤寒、伤风，为人身造温、散温机能衰减亢进之作用，并非有一种风寒物质客居体内；谓人身无六经，仲景书中，纯以平脉辨证，以立治法。夫《伤寒》一书，乃专为发挥六气六经之治法，今乃一概抹杀，而牵强附会以西医之学说。以为麻醉西医，而又仍尊仲景；以为发扬中医，实则推翻中医六气六经之根本学说，而又惧直接推翻六气六经，招同人之诘责也。故孔窍其词，支离其说，其用意有似于接木以移花，其形状又似于盗铃而掩耳。同人等对于此书，茫然不得其要领，因之互相拟议。有谓足下之学问，对于仲景实宫墙外望者；有谓余岩因中医气化之学说根本坚固，不推翻气化之学说，不能制中医之死命，而以物质西医以推翻中医之气化，不特不能取信，且为识者所笑，不如利用中医之健者，入室操戈，事半而功可倍，而足下实为所罗致者。仆虽不敢深信，然书中固明以造温、散温等学说推翻六气六经者也。全书洋洋数千万言，除以西医造温等学说推翻我六气六经外，别无发挥，余亦不过盛称日本之汉药验方而已。一似此书专为推翻六气六经而作者，此中用意，不特同人对之茫然，不得其要领，即仆亦如堕五里雾中。无已，或以现在潮流之冲激，中医不顺潮流，必为所淘汰，故委曲求全，而作此书乎？不知无论何种学说，能历久至数千年，必有其不可磨灭之真理。中医自神农、黄帝以来，圣哲明达，继继绳绳已五千余年，使其中无不可磨灭之真理，何能发扬光大以至今日？西医之兴，不过二百年，学问阅历，均在幼稚。足下以西医之造温、散温等学说，推翻我之六气六经，岂五千年来发扬光大之学说不可信，而二百年幼稚之学说反可信乎？

日本医科大学博士渡边熙曰："凡事可顺潮流，独医学不可靡然从风。"足下素信仰日本之学说者也，今既备举其验方，而于此等重要之言，反未加以体察乎？如以为余岩等假政府之力为虑，亦知今日为何时代乎？今非民国乎？总理之三民主义，皇皇然为世所遵守。政府为民国之官吏，虽当此战争时期，国事纷错，一时为所欺谩，岂能长此不顾民族、民权乎？余岩等城狐社鼠，一时虽擅作威福，一旦庶政清明，尚何所施其鬼蜮之伎俩乎？此二者皆不足虑，所虑者，即在足下以中医而推翻中医之学说耳。年来余岩等假政府万钧之力，以相压迫，可谓极矣，然而中医尚未消灭者，以学说根本之坚固耳。余岩等虽肆力诋毁，而属敌人之攻击，政府不能以其言为凭。足下固中医之巨擘者也，乃亦如此，余岩等有不即以足下之书，为消灭中医之利器乎？政府有不据足下之书，以宣布中医之死刑乎？中医行将无立足之地矣！

古人云："凡举事，无为亲厚者之所痛，而为仇敌者之所快意。"今推翻中医根本之学说，自足下作俑，是中医不消灭于余岩，而消灭于足下。足下虽自信无消灭中医之心，其何以自解于天下后世？吾为足下惧，吾重为足下惜也！如足下真以六气六经之学说为虚无玄妙之谈，则请以其管见为足下陈之。

仲景之书，固专为六气六经之治法而作也。仲景之长，在以脉证察六经受病之原，因系感何气而成病，以分别其治法，故方无不效。观其每篇之提纲，固明明言某经之为病。某经之为病，平脉辨证，即辨其为何经之脉证，非舍六气六经之外而另有脉证之可辨也。足下推翻六气六经，而但称其平脉辨证，是舍本而取末矣。至谓天地间无六气之病，此种议论，近日中医虽亦思顺潮流，而尚无敢如此昌言①。如天地间真无六气之病，何以受寒即寒，受热即热，不受寒即不寒，不受热即不热乎？纵内伤之病亦有不感而寒、不感而热者，若外感，固感寒而即寒，感热而即热也。高深之理，原难推测，而此浅显之理，则固妇孺之所能知也，尚何所疑于六气之病乎？足下以寒热归之造温、散温机能衰减亢进之作用，则寒热应不随天地之时令为转移，又何以伤寒之病必在冬月，伤暑之病必在夏日也？即如足下所云，为造温、散温机能衰减亢进之作用，究谁令其衰减亢进乎？求其原因，仍非归之六气不可。如以为六气不能见，而造温、散温机能之作用，又谁见之？岂解剖后尚能见之乎？足下不以造温、散温之臆造学说为荒谬，而以六气之确有印证者为玄虚，亦太颠倒矣。此其症结，即在足下所云"并无一种风寒物质客居体内"一言。风寒，天地之气化也，有何物质？人受天地之气化而为病，乃天人气化感应之理，其感也以气化，其病也亦以气化，岂必有何物质，客居体内而为病乎？至于既病之后，自属人身体温之变化。然感风必以祛风药治之，受寒必以温寒药治之，方能见效。虽无风寒之物质客居体内之可见，而仍必从感风、感寒之治法，其感受在风寒，其治疗亦在风寒。体温之变化，不过受病后一种现象，而因感受，方有此现象，则其原因，仍在六气，而不在人身。特感受之气不能见，而体温之变化可见耳。足下执无风寒之物质客居体内，以此认定无六气之病。以物质之眼光，测气化之学理，焉往而不凿枘乎？全书之误，其症结即在于此。足下如不自求觉路，将终其身迷而不悟矣。

若夫六经，为人身经气所行之道路，既无形迹可求，自难以文字表现。然求之病理，固确切不移；求之针灸，更如响斯应。病理如太阳病以太阳方法治之，阳明病以阳明方法治之，而无不效也；针灸如喉痛取两大指之少商穴，头痛取脚下之至阴穴，狂证取中指之中冲穴，痧证取手湾之尺泽穴，亦无不效也。若真无经气所行之道路，何以响应如此之速？病理犹曰深奥，针灸固显而易见，且随地皆有精于此术之人，全球方惊其神

---

① 昌言：此处解释为"无所忌惮的话"。

奇，争相学习。足下处海上交通之地，文明之区，而竟无所闻见乎？至云中医之长在积古之验方，斯言也，乃余岩因中医之经验为社会信仰，不能推翻，故不从其经验攻击，而从其学说攻击。学说既推翻，虽有经验，亦不能与之争衡矣。是余岩之言如是，乃一种攻击中医之策略，今足下所云亦如是，仆殊不得其解。夫验方非由经验而来乎？经验非本其学说、经历、实验而有得，故谓之经验乎？经验而得实效之方，故曰验方。无真确之学说，从何得适用之验方？如云验方可不根于学理，何以桂枝下咽，阳盛即毙；承气入胃，阴盛即亡乎？

西医对于病理，不曰原因未明，即云尚待研究，即由于无真确之学理，故无适用之验方也。足下既推翻六气六经，仅留其方法，而以物质、生理、病理释仲景气化之学说，实乃大误。而乃谓表彰其所长，补苴其所阙，必如是而后国医有进步，而后西医可缄口，而不知反促西医之进步、中医之缄口而已。

更有一事，不能不质之足下。足下此书，凡例之中非高标科学之旗帜乎？仆不知足下之所云科学，与科学家之界说，同乎不同乎？抑足下之科学，是否即余岩之科学乎？抑医学真可以废哲学而用科学乎？抑西医真能尽科学范围内之学问而皆能之乎？足下既未声明，仆亦难以悬揣。第揣足下之用意，必以为中医不勉附科学，不能自存。然而误矣。余岩以我为不合科学，乃以我国人素有媚外之贱性，又不明科学之界说，故以此笼统含混之词，以相欺谩。政府之不准我加入教育统系也，既不知医学万不能离哲学，又不知中国医学之范围已包括科学，更不明科学之界说，特以西医以我为不合科学，遂亦以我为不合科学耳。今欲辨正其误，必先使政府明了医学不能离哲学，明了中医学说已由哲学包括科学，明了科学之真界说，而后余岩不敢以笼统含混之词相欺谩。请试为足下陈之，科学之界说，非以一定之对象为其范围，而于其中求一确实之知识者乎？是"科学"二字，乃研究学问之名词，无论何种学问，均可以科学方法研究，无论何种学问，亦不得浑称为科学，此科学之界说也。以科学而合之医学，中医之根本在哲学，其范围已包括科学。哲学属气化，虽无一定之对象，而确有印证，其包括科学之物质，则有一定之对象矣，是中医不特久合科学，且超乎科学之上。西医物质也，对象则有一定之对象矣，而不知气化，故对于物质之有一定对象者尚能研究，于气化无一定之对象者即无从着手。故西医病理学中，不曰原因未明，即云尚待研究，诚以气理多属气化，不知无一定对象之气化，而只知有一定之对象之物质，故终不能得病理之原因。况科学范围，原分精神科学、物质科学，精神科学即通哲学。西医知物质科学，而不知精神科学，是但得科学之一部分，而可僭称科学乎？如云科学万能之时，不容有哲学之存在，则哲学久应废止，何以大学之中尚有哲学乎？且据科学家言，科学之所不能解释者，仍须求之哲学。况近者穷及内分泌，而内分泌终不可分析；穷及原生质，而原生质终不可化验，即西医已有由质超能之势。渡边熙且直以哲学之汉医大张旗帜，以革科学之命。明治大学已设汉医学科，帝国大学已设汉医讲座，于狂澜奔湃之时，独为砥柱，而竟告成功也。使科学真胜于哲学，何能以渡边熙之故，使全国风动，政府亦翻然醒悟乎？

由此推之，西医不特不能消灭中医，且非归纳于中医不可。同人等深知此中消息，故连年以来，极力发扬中医之学说，方谋如渡边熙以哲学之旗帜夺科学之旗帜。而足下不察，乃先自拔哲学之旗帜，而甘心屈服于科学旗帜之下，既不明了医学之不能离哲学，又不明了科学之界说。中医之众，岂遂无人？此何等大事，乃不征海内明达之意见，而悍然不顾，竟将我国五千余年之文化国粹——神圣不可侵犯之医学，一举而推翻之！无怪乎此间同人等之有疑于足下，而互相拟议，海内名流对于足下亦多有微词也。更有进者，中央国医馆所颁发之《整理学术草案》。同人等对于其科学方式一层，尚以为与中医哲学根本大相抵牾，正思有所贡献。然仅用方式，中医范围原包括哲学，精神科学与物质科学虽迥乎不同，而尚同在科学范围之内。足下并以此为不足，而倡议改用科学原理。西医之科学原理，则纯属物质矣，尚何必留此中医之虚名乎？仆尝谓西医纵不消灭于中医，必消灭于中医之学说。于渡边熙之言，而益觉其可信。又窃虑中医将不消灭于西医，而消灭于中医。观于足下之著作论说，而不觉其惴惴于心也。如足下尚不以为然，请更举渡边熙对于科学批评之语以证之。其言曰："余求学德国时，适值西历千九百年，为彼邦全盛时代，及世界医学之渊薮①。卒业后十余年中，仍于国内外之医科大学实地试验，研究各种血清学、微菌学、药物学等之动物试验，及专心纯正科学之病理学、解剖学、组织学等，即临床时亦唯以此类为标准，预期将来天下无不治之病。不意入世后，当为人治病之时，始知天下竟有不能凭科学治疗之病，回顾依据科学实验而得之学位，不过一纸论文之通过而已。"渡边熙之言如此，举凡余岩之所持以骄我者，皆一扫而空之。余岩学于日本者也，渡边熙学于德国者也；余岩之学位为学士，渡边熙之学位则博士也。足下以余岩为可信，则渡边熙之言更可信矣。渡边熙又曰："奈何竟有中国人不向本国医学研究，仅袭得外医皮毛，竟谓中医不合科学方法，至欲废而弃之。苟非丧心病狂，何至开倒车若此之甚乎？"其言如此，是不特痛恨科学，且痛责我国人之麻醉科学者矣。

日本为科学最盛之国，渡边熙又邃于纯正科学之人，而激烈如此。人方以哲学革科学之命，而足下乃反以科学革哲学之命。哲学之命固不能革，而科学之命，西洋学者因物质文明过度，实为坑人之具，亟思撷东方之文化以革之矣。足下尚迷此目前之幻景乎？纵云军事之器具、工商之制造，万不能废科学，而医则以治病为目的。人为气化之人，病自属气化之病，固不能与军事之器械、工商之制造相提并论也。更有一切要之质问，足下试揣自身，为阴阳气化、氤氲和合而成乎？抑如余岩所云，为物质之构成乎？如以为阴阳气化、氤氲和合而成，则足下此书推翻六气六经，为铸九州之大错；如认为如余岩之所云物质构成，则足下蠢然一肉块而已，而何以知觉、运动，迥异乎陈列馆之蜡人乎？如云机能，何以木偶亦有机而无能乎？此尤同人等所亟欲奉教者也。至于委曲求全，则又有说。古今来之大英雄、大豪杰，能担当天下之大事者，必具有坚定不摇之见识、毅力。审其所持者正，虽泰山崩于前而色不变，故能于群疑众谤之秋，成旋

___
① 薮：音 sǒu，指人或物聚集的地方。

乾转坤之业。孟子之时，天下之人，不归杨则归墨，其势可谓盛矣。孟子不顾一切，挺身犯难，而圣道卒以明，邪说卒以息，日月一出，爝火无光，更何惧于区区物质之西医，而委曲求全乎？亦徒为识者所笑而已。

仆昔与梁任公讲学三湘，中年以后，遍游秦豫，阴求奇士，以图恢复。继因母病，遂习医学，寝馈其中，已数十年。自轩岐以来，以迄近日各家著述，无不浏览。又与西医相处日久，得窥内容，深信中医不特不能消灭，必将化为世界医。甚望足下勿自菲薄，与海内同人同心合力，以力求发扬光大我中医学说，于中医界作一伟大之人物也。仆素不喜与人争辩，当此外侮侵凌之时，尤以敌忾同仇为急，对于足下，尤不愿有门户之意见。唯是六气六经，为中医学说之根本，足下此书一出，虽中医之根本坚固，不至以一人之议论而摇动，然六气六经既彻底推翻，后学凭何以为学说？凭何以为治疗？势非尽归于西医不可。在他种学说，犹可以出入，中医则五千余年文化国粹所关，四万万同胞之所托命者也。在他人而为此言，无足轻重，而足下则吾党所推为巨擘，所期望以昌明国医者也。

今又授学海上，以科学化招遥从弟子，且遍海内。余岩等已眈眈虎视，再加以足下率其徒党，日以推翻六气六经为建鼓之号召，中医前途，尚堪设想乎？利害之大，关系之重，如此，再四思维，万难缄默。用是竭其愚诚，达之左右。如以为尚有可采，则请为日月之更，否则请足下明以教我。此间同人，亦急欲知足下近日之宗旨也。至书中章君太炎序文中，谓医以疗病为任，得其疗术，即病因可以不问。天下岂有不明病因而可以疗病者哉？章君通儒也，不应为此语，岂其中别有隐衷乎？抑或英雄欺人之故智乎？四海之大，中医之众，岂遂无人？异日当再专函以奉教也。海天在望，延伫为劳，区区苦衷，唯足下明察为幸。专此奉布，顺颂撰祺，统希明察。

曾觉叟启

三月八日

卷
三

改造中医之商榷
——《中国医学月刊》长篇

叙　言

不佞①生当胜清季年，新旧蜕代之际，幼读四子群经，十龄入新学校，即酷好科学。既又嫌学校课程迂缓，乃弃去，专力于国学，最后始潜心于医。曩读子部书，亦尝浏览《素问》《针经》，见其言脏腑功用，多与生理刺谬，而医家宗《素问》以治病，功效往往出西医之上，疑莫能明。问之老医工，高者侈谈五运六气，下者乃谓医重经验，空言理论，无益；问之西医，则无有不诋排中医者。不佞虽非新人物，固知五运六气之荒渺无稽，又医事足以生死人，苟无真知灼见，而欲贸然治病，以求经验，在吾为不仁，在人亦断不肯以性命供吾试验，则经验之说，亦不可从。偶于医杂志见恽铁樵先生议论，卓然异于时贤。因心仪其人，其后先生函授医学，遂循例报名入校。书疏乍通，即蒙拔识，委以答问改卷之役，亲炙②日久，向之所疑，稍得理解。今先生所著书，已先后刊行。不佞以为中医不欲自存则已，苟欲自存，舍取用科学，别无途径。尝精研苦思，踵先生筚路蓝缕之业，亦得一二新知，欲写以问世，卒卒无暇。今《中国医学月刊》索稿甚急，乃走笔率成此篇。词取浅显，期于尽人共晓。引用古书，多不举篇章，以未暇翻检故也。驳正旧说，语多不逊，则取当仁不让之义，非好诋諆前人。见闻隘陋，谬妄自知极多，世有宏达，董而正之，所祈祷焉。

---

① 不佞：用作谦称。
② 亲炙：指亲授教育熏陶。

改造中医之动机

中医受西医排挤攻击的影响，知道改良，也有些人已经实行改良了。买一支体温计，量量病人的热度，药包里带些阿司匹灵，遇到可以发汗的病，掏些出来给病人吃，就显得自己是个中西合璧的医师。若说如此就算改良，恐怕没有这么样的便宜、容易。近来又起了个"中医列入学校系统"的问题，有几位医界领袖，把神农、黄帝一齐请出来，向当局请愿。岂知这些圣人却压不倒当局的新人物，结果依旧给你个不瞅不睬。于是有人提议，须把中医学另行编成课本，将中西病名对照起来。这样一改良，课本中有了西医的病名，想必可以配当局的胃口了。不佞听到这个消息，快活得手舞足蹈起来。不佞研究医学，一向想要沟通中西，但是要把中西病名一一对照，丝毫不改动两方面学理上的原意，实在觉得办不到。这也许是不佞脑筋简单、学力浅薄的缘故。现在这几位医界领袖，毫不费事地办到了。不佞从此可以省却许多研究工夫，只要拜读拜读新编的课本，就可以安享现成，这是多么快活的事。后来知道几位医界领袖开了几次会，吃了几席酒，课本到底没有编出来。贵忙得很的人，原怪不得他们没工夫办，只可惜不佞的一团高兴，也就消归乌有了。没奈何，只得继续吾从前的研究。研究的结果，对于改良中医，也有一种方法，不过很拙笨、很复杂，远不如那些体温计、阿司匹灵、中西对照，来得直捷简易。如今要把这拙笨、复杂的方法说出来，须先把中医的分科约略说说，再论哪一科应当改良，哪一科可以改良。

祝由与针灸

　　中医的分科，从历代医政上看来，很不一致，姑不管。从治疗方法上分起来，有祝由、针灸、汤液三种。祝由的起源最古。太古时代，神权极重，迷信极深，患了病，总以为是神鬼降罚，便请巫觋[①]祈祷，叫作祝由。"祝由"两个字的意义，想必是祝祷病由。《说苑》上说："上古之为医者曰苗父。苗父之为医也，以菅为席，以刍为狗，北面而发十言耳，将扶而来、舆而来者，皆平复如故。"这就是祝由的形式。那时并没有医生，治病的责任，都是巫觋担任的。西洋古时，也是僧侣兼事医业。东西遥遥相映，这也是人类进化上必须经过的阶级。所以古书上说的"巫医"这个名目，细究起来，都是说医生，并不是巫觋与医生两种人。这就是巫觋兼做医生的证据。后来渐渐有了针灸、汤液，祝由一科就受了天然淘汰。《内经》上说："古之治病，唯其移精变气，可祝由而已。今世治病，毒药治其内，针石治其外。"可见得《内经》出世的时代，已通行针灸、汤液，不通行祝由了。一直到了现在，居然还有祝由治病的人，报纸上常见这种广告。可是现代的祝由科，用的是符箓咒语，与苗父的方法又不同了。符箓呢，七横八竖，不知道画的什么东西，不敢乱说。咒语也不过祝祷的意思。何以知道？因为"咒"字与"祝"字，本来是一个字，一个音。中州口音读"咒"字，好像"做"字一样，把"做"音读作入声，便成"祝"字的音。"祝"字本来从"示""口""人"三个字合起来，"示"字本来代表鬼神，"口"是说话的家伙，"示""口""人"意思就是"向鬼神说话的人"。这种造字法，就叫六书中的"会意"。所以"祝"字并不是"示"字旁带个"兄"字，乃是"示"字旁带个"口"字、"人"字。后来有了咒

---

① 巫觋：古代称女巫为巫，男巫为觋，合称"巫觋"。

语，那些学习咒语的人，都是不通字学的。他们不懂得用"祝"字就好当"咒"字，又误认"祝"字是"示"旁带个"兄"字，就把"祝"字的"示"旁换了"口"旁，改头换面，杜撰成一个"呪"字。殊不知"祝"字里已经有了一张"口"，如今又加上一张，变成两张"口"了。念咒语又不是唱双包案，哪里用得着两张口呢？再到后来，写的人又特别改良，把新加入的一张新"口"，与原有的一张旧"口"，双双站在同一战线上，就变成现今通行的"咒"字了。所以吾说咒语也不过是祝祷。这并不是本文中主要问题，不过写到其间，写得手滑了，就把小时研究过的字学写出来，诸君休得笑吾是拆字出身的江湖。

针灸一科，从《灵枢》上看来，古时用的针有九种，形状各各不同：有针头特别大，像和尚敲木鱼的槌子，又像荷花池里未开放的菡萏[①]，叫作员针；又有作三角形的，叫作锋针；又有像小剑一般的，叫作铍针；又有中间大、两头小，像橄榄核形状的，叫作员利针。这几种奇形怪状的针，现在的针灸专家，罚咒也不用，不过用些镵针、毫针罢了。这并不是进化，其实是退化啦。世界演进的公例，无论何事，总是由简单而进于繁复。古时的针科用九种针，现在的针科只用二三种针，还不是退化么？徐灵胎说："针灸已经失传。"这话实在很有见地。不佞自己，真是俗语说的"猪头肉三弗精"，也曾学过针灸，倘诸君不嫌烦琐时，听吾先把学针灸的经过报告一下。

那年上海某机关里请了一位针灸名家做教师，特别减价，每人只消学费一百元，半年教完。不佞起初也不在意，后来遇几位学针灸的朋友，都说这位先生异常之高明，说得不佞心下热腾腾起来，节衣缩食地抽出一百块钱，跑去插班，居然蒙先生一口允许。手足十二经，井、荥、腧、原、经、合几个常用的穴道，承先生一一指点明白。那时半年功夫已经教到五个月了，先生预备到南京、安徽一带去教授，有许多秘本真诀，已经收拾在箱子里，先生教我向同学们借抄。讵奈同学们俱有些推三阻四，不肯拿

---

① 菡萏：一般指"荷花"。

出来。这也怪不得他们，白花花一百块钱买来的秘宝，怎好无代价给人抄去呢？幸亏同学中有一人，从前跟我学过文学的，把那秘本拿出我看。说也奇怪，秘本上有一篇经穴歌，竟与马元台《灵枢注》中的完全相同。另外几篇歌诀，也与《针灸大成》上的完全相同。这也不去管他。不过，不佞有一种怪脾气，无论什么学术技艺，凡是歌诀，心上总有些不欢迎。因为学术技艺贵于理解，歌诀不过机械地记忆。同学们把那秘本歌诀颠来倒去读个烂熟，不佞却没心情去读他。另外把《甲乙经》上的疑义去请教先生，无如先生好像没有见过《甲乙经》的样子，回答我的话，有些牛头不对马嘴，也只得罢了。临了，先生传授吾一通咒语，传授的时候，秘密到十万分，关起门来，焚香沐手，写出这通咒语，有几个紧要的字还空着不写，表示"真传口诀不落文字"的意思，再三叮嘱，念熟之后须把写的那张焚化掉。不佞是一一洗耳恭听。但是到了今天，这通咒语已经记不清了，所记得的，就是咒语的词句，比不佞这篇商榷还要来得俚鄙。不佞既是得了真传口诀，居然大着胆、老着脸，替人家针起病来，居然把些轻浅的病针好了几人，统计起来，居然有六十分以上的成绩。可是针灸的立脚点在于经脉，经脉究竟是人身上什么东西，还不能确实证明。不佞只得藏拙起来，把那真传口诀束之高阁了。

　　不论哪一种学术，不论怎样的深奥，总要能够由浅入深，一步步可以了解，务使人人能懂、人人能学，这才合于科学的方法，这才可以研究、可以教人。若不是这样，这一种学术只好算是古董玩具，只好给富贵人家做装饰品，不好算布、帛、菽、粟日常用品了。换句话说，这种学术就不是人世界上必需的东西，医学也逃不了这个公例。但是照上面所说，祝由科完全是疑神疑鬼，不可了解的东西，针灸科的立脚点既不确实，咒语口诀又带些神秘色彩，不佞以为无从研究，只好敬谢不敏。不佞平日所研究，而且认为①可以改良的，就只汤液一科，俗名"大方脉"的便是。所以说了大半天的话，都是题前的闲语，下面才是正文哩。

---

① 认为：原作"为认"，据文义改。

医药的起源是单方

记得章太炎先生说过，医药的太初第一步是单方。单方都是病人自己发明的，单方渐渐多起来，汇齐记录，便成一部本草。太炎先生的话，委实极有道理，不过病人自己发明单方，似乎不大说得通。不佞特引几桩事实出来，读者诸君就恍然大悟了。

一人害病，浑身大热，烦躁，口渴，常常出汗，这病若照仲景《伤寒论》，就叫作白虎证，只消吃石膏、知母，病就好了。无如请的一位医生，始终是清水豆卷、淡豆豉敷衍着。这也是普通医生的祖传秘诀，叫作"不求有功，但求无过"。意思是说，医生用药，先不要希望把病治好，只要药吃下去病不加重，自然有复诊的生意经。若用了有力量的药，倘使用错了，就妨碍医生的名誉、生意。殊不知服药本是危险事情，药用得对，可以治好病；用得不对，也可以送掉命。这原用不到什么害怕，因有这个关系，所以要用到医生，医生所以要识病、识药。若一味地只求无过，何不喝些白开水，更来得万无一失，何必请你这桂花医生呢？这个医生既抱定了但求无过的宗旨，病只管重，他用的药只管轻。病人想吃些冷东西，问问医生，医生只管说吃不得。病家呢，既然请了医生，对于医生的话，自然唯命是听。病人实在热得受不住了，觑看护人不在旁边的时候，自己爬起来偷喝了一大碗冷水，明日病就好了。这样说来，病人的想吃冷东西，就是自己医病的一种本能。

又有一人害病，究竟是什么病，他没有仔细说明，不佞也无从悬揣。他睡着了，梦中吃到几个柿子，觉得十分香甜可口，醒来还是口角流涎。刚好门外有叫卖柿子的声音，他就买了几个，大啖一顿，这病也不知不觉地好了。这样说来，病人吃柿子一梦，也就是自己医病的一种本能。

身体本能之一斑

　　病人自己想吃的东西，为什么能够医好病？这个问题，须得研究一下。口之于味，能够辨别美恶；鼻之于嗅，能够辨别香臭。究竟怎样的味道是美，怎样的味道是恶，怎样叫香，怎样叫臭，那是没有绝对标准的。同是这一种食物，张三吃了说他味道好，李四吃了说他味道不好；同是这一种气味，大哥哥闻了觉得香，小妹妹闻了觉得臭。爽性说明白些，吾的鼻子所欢迎的，吾就说他香；吾的口舌所欢迎的，吾就说他美。鼻子何以欢迎他？就因为肺里头需要这种气。口舌何以欢迎他？就因为肠胃里头需要这种食物。肺与肠胃的需要，因体质上关系，不能人人相同，所以美恶、香臭的品评，也就不能人人相同。就是一个人的肺胃，也因时间、环境的变迁，有时需要，有时不需要。所以，同一人对于同一物，竟有今天说他香美，明天说他臭恶的。只看饥饿的时候，吃了大饼油条，也觉得津津有味；肚子饱的时候，或是有食积的时候，见了山珍海味，也觉得不能下咽。这就是胃肠里需要、不需要的明证。不过这种抉择食物的本能有个限度。天然的食物，鼻、舌、肠、胃能够抉择，需要时觉得香美，不需要时不觉得香美。经不起厨子大司务一番煎熬燔炙的烹饪工作，添上些味精、观音粉等的调味品，那鼻、舌、肠、胃的本能就靠不住了，就是不需要的时候，也能把鼻、舌、肠、胃哄过一时，硬生生地吃喝下去。这就是物质文明战胜了天然力，也就是古人说"人定胜天"。可是吃喝之后，万一生出毛病来，那些厨子大司务，与制造调味品的工程师，却早已置身事外，恕不负责了。所以讲究修养的人，宁可蔬食饮水，不吃甘脆肥浓，并不是不会享福，其实是利用身体上抉择食物的本能，保养着自己身体罢了。闲话休提，言归正传。鼻、舌、肠、胃既有这种本能，到了患病时候，对于能够治疗病的食物，肠胃里表示十分需要，鼻、舌上自然感觉到十分香美。上面所说喝冷水、吃柿子的两个病人，并没有什么深奥的道理，也没有什么神鬼默佑他，推原起来，还要归功于生成他们这副本能的好爹娘哩。

古时候没有什么医生、药品，病人患病的时候，偶然想吃一样不常吃的东西，吃了之后，病随即好了，于是推求病好的缘故，自然会想到所吃的那样东西。再遇他人患了同样的病，自然怂恿他也吃那样东西。那个人觉得那样东西果然香甜可口，自然也很高兴地吃了，吃了病愈，自然也会传布出去。这样试过了三五人或数十人之后，人人有效，那样东西就成了专治那种疾病的特效药。这并不是完全出于不佞的理想，现在西医常用的疟疾特效药奎宁（即金鸡纳霜），就是一个老患疟疾的印度人发明的，可知病人自己发明单方是的确无疑了。

读者诸君或者要驳我了，"神农尝百草，以疗民疾"，古史相传，都是这样说法，如今你把发明药性的功绩，分到许多病人头上，难道许多病人合起来，就是一个神农么？……古史上的话，靠不住的很多。若要细细说明，不佞这枝拖沓的笔，写上几千字也写不了。读者诸君又要说我有意敷衍，不佞自己也觉太嫌冗长，如今简单说说吧……神农知道植物中的五谷最富营养素，教百姓耕田而食，把游牧时代渐渐进化为农业时代，单论这桩功劳，已够得上称一辈子圣人了。不过要晓得，神农虽精于植物学，也一般是吃饭、出恭的人，并没多生着一个脑袋。他平生发明过几种药品，也许是有的，定要说他"遍尝百草，吃下去，能自见脏腑的变化，一日中遇七十二毒"，这些话就迷信过分了。《本草经》这部书，相传出于神农，但是神农时代文字还没有造出来，哪里会有书？况且《本草经》上有几个地名，是东汉以后的新地名，可知至少也有东汉人文字在内，决不是神农的大手笔。

以上第一号，戊辰九月出版。

141

《内经》学说之由来

有效验的单方愈积愈多，同时社会上的情形也渐渐复杂起来，凡百①事体，个人自己做不了，遂有"分业"的倾向。在这时候，专门记熟了许多单方，替人家治病的，就是三百六十行中的医生一行了。起初呢，医生与病人的知识都很简单。见有这一种病，把这一种单方给病人吃，医生的责任就算完毕。病人吃了那种药，只要病好，对于医生，也就不生出别的问题。至于这种单方为什么吃得好这种病，害病时种种的痛苦，病人与健康人种种不同的现象，究竟是身体上起了什么变化，这几个问题，无论医家、病家都不去理会他。但是人类天生下一种"好奇心"与"求知性"，与一切高等动物不同。人类能够好奇，能够求知，所以会进步；动物没有这种心性，所以不会进步。现在的学术技艺进步到这样光辉灿烂，可以说都是好奇心、求知性发展出来的。那时，人民的知识渐开，好奇心、求知性逐渐发展出来。医生替人治病，耳之所闻、目之所见，都是疾病的症状，一面给单方给人吃，一面自然也要推想疾病的原因变化；病家请了个医生，不仅是吃药，自然先要问问病情，若使医生不能回答，病家自然要不信任了。这个时候，有自动、被动两种势力，驱迫做医生的研究病理。医生于是绞尽脑汁，推想五脏六腑的功用，又装点上些五行生克的话头，经过了许多人、许多年代，凑合起来，编成一部书，就是现在一班医界老前辈奉为金科玉律的《内经》。还怕当时的人不信他的话，少不得请出黄帝、岐伯来，把自己的理想，一齐推到这些圣人身上去。诸君要知道，冒牌影戤②，原是战国时诸子百家的常技，无论哪一种学说，总得请出一位古圣人来装装场面。记得康南海有过一种著作，叫作《诸子创教托古考》，

---

① 凡百：方言，泛指一切，又作"百凡"。

② 影戤：音 yǐng gài，指假冒别家牌号、商标，以伪乱真，从中谋利。

就是揭穿战国诸子冒牌影戤的把戏。《内经》这一部书，从文学的眼光看来，也是出于战国秦汉之际。习俗移人，怪不得医生们要依托黄帝、岐伯了。好得^①中国人"笃信好古"的美德非常之发达，一听到古圣人说的话，不问是非真假，便一味地颠头播脑，只有赞叹之功，并无辨别之力。你看自来医家著书立说，或者治病时开个方案，纵使他所持的理由十分不妥帖，只要牵引上一两句《内经》，就像保险公司出了保单一样，保管没有人敢驳诘他了。如今不佞甘冒不韪，把《内经》学说之由来，赤裸裸描写出来，只怕医界老前辈见了，还要加吾个"非圣无法"的罪名，把不佞骂得狗血喷头哩。其实圣人自有圣人的功绩，不佞前一篇所说的神农教民稼穑，便是一个实例。若把古代圣人一个个说得天生上智，不学而能，那就不但诬妄圣人，而且障碍社会的进化。中国数千年没有进步，就因为"笃信好古"四个字，连冒牌圣人也不敢怀疑，把研究推理的本能阻塞住了的缘故。

《内经》的学说，既是从推想得来，不是从实验得来，自然靠不住的地方很多。这其间也有很精妙的道理，不是不佞目空一切，这精妙的道理，只怕无人懂得。所以不佞的主张，《内经》这部书，只好做医学上研究参考的资料。若是学医从《内经》开手，那就用力多而成功少，还怕一辈子不得清楚，白白地把自己头脑弄得颠颠顸顸了完事。可笑有个医学校，劈头就是《内经》课，要教上一两年。在教者的意思，无非想仰仗黄帝、岐伯的威名，敷衍过几年，就算完了教授的责任。讵奈现时代的青年很不驯良，遇到怀疑的地方，便不管黄帝、岐伯，七张八嘴质问起来，教室里闹得烟舞气涨。办学的人没法，死活拉不佞去担任《内经》课。不佞就老实不客气，把那些五行运气驳得个淋漓畅快，一方面根据科学上的实验，证明了《内经》上几桩精妙道理。那些学生听得欢喜昏了，也不瞻前顾后，竟根据了不佞的话，去质问别的教员。内中有一位教员，与这学校有些特别关系，正是仰仗黄帝、岐伯做护身符的，先就起了恐慌。他

---

① 好得：疑为"好多""好的"。

说:"陆渊雷在此,不但吾个人无书可教,就是别的教员也无书可教了。"不佞听着这个风声,赶快脚底明白,辞职走路。听说这个医学校里新定的计划,请教员必须请完全旧式人物,不容参入些微科学化,一方面开除了几个喜欢问难的学生,从此可以千万年"有书可教"了。这种生存竞争上必要的手续,原也怪不得他们,只可怜每年要断送多少青年的聪明才智!况且,四面楚歌的中医,哪里经得起这班人的生存竞争!不佞很有些杞忧哩。

陆渊雷
《陆氏论医集》

两汉之医学

有了《内经》上那种推想所得的学说，对于种种病变的解释，不问他事实上合不合，总算有了个交代。不过《内经》上的治疗法，十分之九是针灸，偶然也用些药物，用得很少。偌大一部《内经》，从中寻他的药方，就只《腹中论》的鸡矢醴治鼓胀，乌贼骨芦茹丸及鲍鱼汁治血枯，《病能论》的生铁洛饮治阳厥、泽泻术麋衔散治酒风，《奇病论》的兰草治脾瘅，《灵枢·寿夭刚柔篇》的蜀椒干姜桂心酒熨寒痹，《经筋篇》的马膏桂酒、桑钩、桑灰治口僻，《邪客篇》的半夏汤治目不瞑，《痈疽篇》的豕膏治猛疽①、米疽②，菱翘③草根治败疵④，还有辟疫的小金丹，出于《遗篇》中。《遗篇》是不是《素问》原书，很有疑问。此外没有别的药方了。不但药方少，而且药方治病的原理，《内经》简直一字不提。回头看他空谈病理的地方，或是讲针灸治病的原理，倒是说得活龙活现。若使没有科学去印证他，只怕直到今日，还找不出破绽哩。做《内经》的人，既有这般粲花妙舌，为什么不想些话头来，也把药方解释解释呢？这也有个缘故，解释药方，须比不得解释病理，要难得多。不但古时如此，现在也是如此；不但中国如此，西洋也是如此。西医也有三数种特效药，也说不出什么精当的道理。这个问题，过一天再来讨论，如今先要谈到两汉间的医学了。

从《内经》之后，一直到东汉的末年，所有讲究理论的医书，只有一部《难经》。《难经》相传是秦越人做的，做来解释《内经》的，但是荒谬的地方很多，于医学上简直没有什么价值。除此之外，《史记》上记载

---

① 猛疽：病名。又名结喉痈。多因肺肝热蕴，邪毒痰火上冲咽喉所致。

② 米疽：病名。痈疽之发于腋下者，又名腋疽、疚疽。

③ 菱翘：菱，菱角；翘，连翘。《灵枢·痈疽》中有治疗败疵的菱翘饮。

④ 败疵：生在胁部的痈疽，亦称胁痈。

着仓公淳于意的许多医案，也有讲究病理的地方。当时汉文帝闻得仓公是个起死回生的大医士，叫他把生平治病经验说出来，仓公就一条条奏对上去。后来太史公司马子长被汉武帝割掉了□□，憋着一肚子闷气，发狠做一部《史记》，就把仓公的奏对编入《史记》里。二千年后的吾辈，能够读到仓公的大手笔，归根究底，还要感谢汉武帝一割之威哩。仓公自言："治病人，必先切其脉，乃治之。"所以那些医案里，都说是切了脉，知道是什么病，又知道为什么原因起的。他的脉法真是出神入化，普天下医家比过江的鲫鱼还多，脉法高明的料也不少，或者有人能够懂得仓公的脉法。若问不佞呢，凭良心说一句，叫作"山东人吃麦冬，一懂也不懂"。读者诸君若能根据科学，把仓公的医案解释一番，不佞就情情愿愿叩头如捣蒜，一辈子拜你为老师。但若搬些模糊影响的老话头来搪塞，那就对不起，吾这个头还得保留一下子，不给你叩呢。

东汉的末年，可谓中医学进步到了极盛时代。就中的头儿、脑儿、顶儿、尖儿，要算着两位国手，一位是华佗华元化，一位是张机张仲景。华佗的事迹，《后汉书》《三国志》及刘昭《补注》都有记载。又有一部人手一编的《三国演义》，替他铺张扬厉，所以华佗的大名，差不多妇人小孩都知道（妇孺皆知，本是句成语。从前的女子不能与男子受同等的教育，所以妇女的知识总比不上成年男子，只好与小孩子一样。若是一桩事弄得妇孺皆知，就是极普通的常识了。但是现在的妇女却不然，与男子一样受教育，加上他那冰雪聪明的资质、沉静缜密的思想，他的造就尽有男子们望尘莫及的。吾想"妇孺皆知"这句成语，也要随着潮流革新一下，叫作"男孺皆知"才好呢。不佞随手写下一句落伍的话，特地向普天下英雄道个歉，不过一方面还要请男子们原谅，不要说我长他人志气，灭自己威风）。刳破腹背、湔①洗肠胃，是华佗的拿手好戏，这就是西医所谓外科手术。从《后汉书》《三国志》上看来，华佗的手术，比现在最高明的西医还要高明得多。西医一用手术，不管病好不好，先要手术费，动不动几

---

① 湔：音 jiān，意指洗，清除。

百元、几千元，他们那种回春妙手，贫苦阶级是万万享受不到的。华佗却不甚需索手术费，有时替人医好了病，人家送他金帛，他还推却不受。这样说来，华佗不但手术高明，道德也非常之高尚。可惜他的治疗书，临刑时已经烧掉了，一点没有流传。现在只有一部《中藏经》，相传是华佗的书，也保不住是后人依托吧。

张机与华佗同时，两人在当时的名声也不相上下。吾人一翻历代的书目，知道张机所著的书，有《脉经》一卷、《五脏论》一卷、《伤寒杂病论》十六卷、《评病要方》一卷、《疗妇人方》二卷、《口齿论》一卷。华佗读了《伤寒杂病论》，非常之佩服，说道："此真活人书也。"现在所存的，只有《伤寒论》与《金匮要略》两部。这两部书或者就是《伤寒杂病论》分了开来，原书是十六卷，现存的《伤寒论》是十卷，《金匮要略》是三卷，合计起来比原书少了三卷，或者《金匮》曾经后人删削，所以称为"要略"。这些目录学上的考据，姑且不要管他。《伤寒》《金匮》既是《内经》以后第一部有价值的医书，须得把他的大段内容研究一下。

《伤寒》《金匮》之内容

《伤寒》《金匮》是方书的鼻祖。怎样叫方书？就是教人用方药治病的书。既是教人用方药治病，可知全书的重心就是那些药方了。《伤寒论》的药方，共有一百十三首，《金匮》的药方，除却后人附入的不算，也有一百八十四首。内中有三十九首，两书中重复的，也除却不算，两书共有二百五十八首药方。《内经》是议论多而药方少，《伤寒》《金匮》的药方虽这样多，却并不空谈病理，只说怎样的病证、怎样的脉象，应当用哪一首药方去治疗。所以，《伤寒》《金匮》与《内经》，刚好成了个反比例。大概从东汉到唐朝，中国的医学渐渐脱去推想的理论，侧重于方药治疗。自从张仲景开了这个例，一直到唐朝，总是采集许多有效的药方，编成医书。就现今所存在的说，葛洪的《肘后方》、孙思邈的《千金方》、王焘的《外台秘要》，都是撰集效方，不尚理论。褚澄说得好，"由汉而上，有说无方；由汉而下，有方无说"。这就见得，中国医学，汉以后与汉以前大不同了。不佞要请问读者诸君，医学还是空说说病理就算了呢？还是要想法子医好病？做医书还是空说病理容易呢？还是撰集药方容易？要是空说病理，无论编谎编掉了下颌，五脏六腑决不会开口驳你；倘若用药治疗，药用的不对时，病立刻会变重，甚而至于可以送命。所以，病理可以凭空结撰，药方治疗却不可以凭空结撰。《伤寒》《金匮》上的药方，都是数千百年经验下来的有效方，决不是张仲景创造出来的。至于这些药方为什么能医好病，不但张仲景无法说明，就是吾们有了许多科学的帮助，要去解说他，也是十分不容易。以不佞的一孔之见看来，《内经》可以说得是病理学，《伤寒》《金匮》可以说得是治疗学。病理与治疗，实际上不能够打成一片，这是医学上很大一桩缺憾。吾们所当努力去发明，务必找出一种具体解释，以此自勉、勉人的，就是这个问题。不佞费了一大堆笔墨，要商量个改良中医的办法，也就是这个问题。

病理学说与治疗方法之不相应

病理与治疗，中医不能够一线贯通，打成一片，西医也何尝能够贯通呢？现在有少数的西医，飞扬跋扈，不可一世，好像把中医一口气吞得下的样子。他们的学说是从日本学来的，日本的学说又是从西洋学来的。论起辈分来，西洋好比是祖父，日本好比是父亲，这些少数的西医，不过是孙子罢了。人们人格，重财轻义的很多，贪图人家的遗产，谓他人父，做人家的义子、义孙，原算不得稀罕。不过既得了他人的遗产，反而把亲生父母的遗产拼命破坏，那就不免丧心病狂了。如今这些少数西医，拼命地要消灭中医。他们自己本是中国人，所用的武器又是中国文字，所要消灭的又是中国医学。在日本人一方面呢，收着了这些孝顺义子，总算是眼力不错。可是这些义子，昊天罔极①地孝顺他义父、义祖。不佞倒要预先替他拟定个谥法，叫作"奴隶派的西医"。等他们"全受全归"的时候，再造个纪念碑，表彰他们的潜德幽光。阅者诸君料也赞成这个办法吧。

奴隶派西医所自命不凡的，也只是空谈病理，也与汉以前的中医学一样。不过他们的义祖、义父，有种种科学的根据，有酒精灯、试验管、显微镜种种器械的帮助，不是完全出于推想，似乎与《内经》学说不同，所以由他们说得嘴响。但是病理尽说得精透，若要问到治疗，依旧是毫无办法。尤其是他们所沉迷不返的细菌学说，一见了急性传染病，什么验血液哩，验痰、唾、二便哩，培养哩，着色哩，显微镜下检视哩，血清反应哩，费尽九牛二虎之力，总算难为他把个病菌认识清楚了。要是在前驱期中，病菌没有认识清楚的时候，病人倘若要求治疗时，西医一句话推得个干净，叫作"诊断未确，无从施行根治"。这时候的病人，只得忍着痛苦，呻吟床褥，静候诊断。这也是病人自己不好，须怪不得西医，哪个叫你不

---

① 昊天罔极：原指天空广大无边，后比喻父母的恩德极大。

懂得预防消毒，自己传染了病菌，只得耐着性忍受些。这还罢了，等到诊断明确了，就该实行根治，大施回春妙手，像古人所说的"一剂知，二剂愈"，那才不负他平日飞扬跋扈、不可一世的态度。岂知西医的回春妙手，还要看病人的造化起。若是有造化的病人，只应当患梅毒，因为西医有六零六，可以把你根治，或者患白喉、破伤风，因为西医有比令氏血清，也可以把你根治。若是没造化的病人，患了别种传染病，纵使千熬百耐，等医生诊断明确了，若要希望治疗，哼哼，对不起，西医也只要一句话，轻轻推得个干净，叫作"尚未发明特效药，只有对症处置"。于是，热起来就用冰蒲包、电风扇，冷起来就用水汀、热水袋，肚子饿了就是牛乳、鸡蛋。诸君休得小觑了这种对症处置，说他没有价值嚜，须知西医有数理、化学、生物学做根柢，有胎生、组织、解剖、生理、病理做基本知识，学问这样高明，施行出来的对症疗法，饶你再不中用，也是有价值的。要是这种对症疗法出于中医之手，那自然是绝对谬误了。有一班迷信科学的人物，害了病，请教西医，领略了对症处置的妙法，也尽有死而无悔的。若问他何以这样瘟？也因为西医得了西洋日本、义祖义父的传授，把那细菌、传染、消毒、预防的话头，将迷信科学的人物，灌足了迷汤的缘故。

因为这个缘故，西医遇到了传染病，只要把病菌诊断明确（其实，即使诊断得不明确，病菌也决不会开口分辩，虫臂鼠肝，悉听西医胡诌罢了），医生的责任就算交卸，只消对症处置，悉听病毒自起自灭。若是病人好了呢，自然是医生的功劳，若是死了，也怪不到医生。一来，是义祖、义父没有传给特效药，做义子孙的哪[①]里可以取用亲生父母的财产，干那败坏宗风的不孝勾当。二来，是病人自己的"自然疗能"太不济，医生实在是爱莫能助。唉！只要有了细菌学说，医一百个病人哪怕死了五十双，医生依旧是个国手，这是何等的便宜。

请问，为什么要医学？自然是要医好病。为什么要诊断？自然是要抉择治疗方法。如今，既没有医好病的本领，要你这医学何用！既没有治疗

---

① 哪：原作"那"，根据文意改。

方法，要你这细菌诊断何用！有特效治疗的传染病，不过梅毒、白喉、破伤风这三数种。梅毒、白喉、破伤风的症状，都是显然容易鉴别的，用不到什么细菌诊断。症状容易误认，必须细菌诊断的病，像伤寒与类伤寒、发疹伤寒，败血脓毒症与疟疾、结核病，霍乱与菌中毒，痢疾与肠炎症，就算检查细菌，诊断得千真万确，还不是一样给你个对症处置？那么，细菌诊断岂不是多事白饶么？这个道理很浅显，人人想得到。无如奴隶派的西医，早已被着色、培养、显微镜这些玩意儿搅得眼花缭乱了，极浅显的道理反而想不到，真所谓"明足以察秋毫之末，而不见舆薪"！不佞说他们"沉迷不返"，可知不是冤枉哩。何况细菌为病原的话，很有可疑的地方，不佞当另作一番讨论，现在姑且按下不提。

平心而论，西医也有西医的长处，何尝可以一概抹煞。就像丁福保，是留学日本的前辈，他的学问很渊博，奴隶派的西医没一个比得上他。他对于中医学也有相当的了解，也常用中国药方来治病。其次就像牛惠霖，是个美国派医生，他的开刀手术可称一时无两，但是遇到不是割得好的病，也常常劝病家找中医医治。还有刁性德，是个德国派医生，他的内科很得社会上信用。他自己不懂得中医学，从来不曾批驳过中医。还有阮其煜，是广济医学的前辈毕业生，他也很研究中医，他办的《广济医刊》中西并载，而且虚心下问，拉不佞做中医研究股的顾问。可知真有学识的西医，并不曾轻视中医学。西医界中别有肺肠的，只那几个奴隶派了。不佞对于奴隶派的西医，实在是气愤不过，所以这一段文字，就不免写得偏激了些。在不佞的主张，医学的本身原不必分什么中西，医界的人物却要淘汰一下。中医界里，死守五行运气，滥充教授，贻误青年的人物，和西医界里的奴隶派，一律在应当淘汰之列。至于汤头歌诀的中医，与看护出身的西医，那就等于自郐以下 [①]，不在这篇商榷范围之内了。

〇以上第二号，戊辰十一月出版。

---

① 自郐以下：比喻水平越来越低下，以至于不屑评论。

中西学派之不同

中国的学术，从古以来，偏重于精神一方面，与西洋学术偏重物质的，刚好成个对峙之局。从汉武帝时代，一直到清朝末年，可以代表中国学术的中心人物，便是孔子。孔子自己说："吾十有五而志于学，三十而立，四十而不惑，五十而知天命，六十而耳顺，七十而从心所欲，不逾矩。"若问学的是什么东西，立的是什么所在，不惑的又是什么道理，孔子却不曾说出来。吾们后生小子，当然不敢硬派他是精神上学术。不过从"知天命"三字看来，不是精神学术，难道是物质吗？你想，"天命"是何等空空洞洞的东西，凭你用酒精灯、试验管、显微镜、三棱玻柱，要把"天命"拉到实验室里实验，只怕三岁小孩也知道办不到。孔子到了晚年，聚精会神研究一部《易经》。那时的书，还没有纸张印刷，把文字写在竹片上，用皮带一片片连缀起来，何等结实！孔子颠来倒去读《易经》，竟把皮带读断了好几次。如今有好些大学学生，重价买了许多原版西书，皮面金字，光辉夺目，书桌上摆得齐整整地，自己却忙于交际跳舞、照镜子、理衣饰、写情书，或者忙着踢球、赛跑。直到毕业时，那些原版西书保存得手指痕都没有。好在煌煌学士头衔已经现成到手，陈列过的西书，打些折扣，依旧好卖到书铺里去。这种学士，见孔子那么样苦用功，一世也弄不到文凭，自然要说他退化落伍，应当打倒了。孔子把《易经》大用功一番，做了《系辞》《彖象》等十篇《易传》。《易经》《易传》完全是精神的学术，可见孔子学派是偏重于精神一方面。唯其偏重于精神一方面，稍微带些物质的事情，如农业、商业等，孔子认为是平民的本分，不是学者的任务。所以门弟子中，子贡货殖[①]、樊迟要学农圃，都被孔子训斥一

---

① 货殖：经商营利。

顿。孔子又常叫门弟子用功《诗经》，说道："诗可以兴，可以观，可以群，可以怨……多识于鸟兽草木之名。"兴、观、群、怨是精神上事——孔子认为读诗的主要目的，鸟兽草木是动物学、植物学，是物质上事——孔子认为读诗的副目的，而且并不叫人切实研究鸟兽草木，不过多记得几个名目而已。可见物质方面的学术，孔子是绝对不注重的。

与孔子同时，而名望与孔子不相上下的，还有位墨子墨翟。自从汉武帝听了公孙弘等的主张，把孔子定为一尊，墨子学派就渐渐不振起来，这果然是皇帝的威权利害。其实墨子的学说，究竟远不如孔子_{当时识见如是，今知}_{不然，渊雷自注}，所以一经汉武帝提倡，墨家就一蹶不振了。诸君要晓得，政府势力是一时的，学术真际是永久的。卢骚①的"民约论"、哥白尼的"太阳系说"，在当时何尝不受政府的压迫，但是政局转变之后，学术的真际发出光辉来，人人崇拜他是民权学、天文学的先哲。汉家天下已经灭亡了二千年，若是墨学真能够比得上孔学，这二千年中一定会伸出头来，决不让孔子独出风头了。只因学术的真际上，墨子远不如孔子，所以孔学愈久愈光辉，墨学一经打击就黯然无光哩。如今奴隶派的西医，不从学术真际上研究，只管钻天拍马，在政府里谋得几个小小地盘，就用政府势力来压迫中医。中医界里朝也一个呈文，暮也一个电报，去和政府争辩。你想，现在的医政，操在奴隶派西医手里，要从他们手里争中医的地位，岂不是"与虎谋皮"么？依不佞的主张，不如关起门来，切切实实研究中医学的真际，等到是非大定之后，蚊虫苍蝇遇到秋风，奴隶派西医自然身不由己地销声匿迹。那时再与有学识的西医携手起来，中医于世界医学上当然有相当的位置，还怕怎的！这是最正当的根本办法。若是抄些五行运气的老话头，贩些似是而非的西学说，出报纸，吹牛皮，打算个人目前之利，这样干下去，即使政府真肯提倡中医，也决不提倡你这滑头江湖。

汉武帝以前，一般学者说起先哲，总归是孔墨并称。在战国时候，墨

---

① 卢骚：即让－雅克·卢梭。"民约论"又名"社会契约论"。

派的势力比孔派还要大，所以孔派钜子孟轲要"辞而辟之"。墨子的真实本领，却是制造机器，同时有个公输般，也是制造机器的能手。墨子是宋国人，有一次宋国京城被敌人团团围住，公输般又造了许多新式的攻城器械，不分昼夜攻打，看看宋国要支持不住了。墨子听到这个消息，从千百里外徒步奔到宋国，溜进城去，赶造防御器械。公输般造出一种攻城器械，墨子也跟着造出一种防御器械，公输般无可奈何，想把墨子暗杀了再攻城。诸君，墨子有这种制造本领，若是生在西洋，当然是一位大发明家，和瓦特、爱迭生①等一般受人崇拜。可惜生在重精神不重物质的中国，连墨子自己也不愿担受制造家的名声。但看他所著的书，倒有一大半讲的精神方面。这是中国人尊重精神，轻视物质的证据。

宋朝以后，孔子派的学者，吸收了佛家的菁华，成立一派理学。理学的程朱一派，很注重"格物致知"的下手工夫，但是"格物"的"物"还是偏重在事理方面，不重物质方面。有时也研究物质，不过研究物质之目的还是要通达事理，王伯厚的《困学纪闻》就是榜样。这样说来，中国人对于物质方面的学术，简直不曾有人专心研究过。

西洋的学术，刚好和中国立于相对地位，小小一种现象，便值得废寝忘餐去研究他。奈端看见苹果堕地，便发明了地心吸力；瓦特看见沸水吹起壶盖，便发明了汽机。物质的科学过于偏重了，结果，酿成欧洲大战，几千万生命断送于科学的器械上面。但是西洋人直到今日，还是把"人"当作机器一般看待。西医的治疗法所以不如中医，就为这个缘故。暂且按下，后文再说。中西交通以来，中国因为物质上不如西洋，在这强权时代，工商业、海陆军都要吃亏。吾们贩些科学来振兴实业、扩充军备，这是谁也不能反对的事情。至于精神上的学术，中国已是很发达、很细密，用不着退转来请教西洋。可笑一班迷信西洋的学者，明明研究中国的精神学术，偏要套上些西式名词，哲学哩，逻辑哩，瞎缠三官经，弄得不清不

①　爱迭生：即爱迪生。

楚。道德礼教，是中国精神学术的特长，偏要一桩桩打倒革新。甚而至于一切不道德、犯法的事情，实在没有理由革新时，只要换上些不中不西的名目，就会变成新道德，说起来还可以改良社会。诸君不信时，但看吊膀子变成自由恋爱，淫画变成曲线美，淫书变成性学，一切坏事情皆可变成新道德，怪不得绑票匪的恐吓信，要自称"筹借军饷"了。

中国的科学趋势

照上面的话，中国是长于精神学术，缺少物质的科学，这是确然无疑的事实。有心要破坏中医的人，听了这话，来得正好，又要说了："中医没有科学，当然要取消。快些把经效良方交给吾们新医，你们旧医赶紧改行，别谋活计。治病的职业，只好让新医担任，休想分吾杯羹。"这话且慢说，中国并非绝对没有物质的科学，不过中国的科学，是先有需要，后有科学的供给。西洋现在的科学，是先有科学，再把科学来引起人们的需要。诸君读不佞的文字，到如今已是第三个月了，好比听光裕社①的弹词说书，只管插科打诨，卖关子，拖延时日，不肯把正文直捷了当说下去。诸君索性耐心些，听不佞把中国的科学趋势说一说。

人生最需要的东西，谁都知道是衣、食、住三项，孙中山新添了一项"行"，现在变成四项了。要供给这四项需要，多少总要仰仗些物质的科学。若说中国绝对没有物质科学，请问西洋科学未到中国之前，中国人是否不穿衣、不吃饭、不住宿、不行动呢？闭关时代的中国人，于衣、食、住、行四项完全无阙，就知道中国的科学，已经很够供给需要了。神农氏教民稼穑，解决了食的问题；黄帝、嫘祖，作衣裳、宫室，解决了衣、住问题；共鼓、货狄，刳木为舟，剡木为楫，舟楫之利，以济不通，解决了行的问题；到后来孟子主张的"百亩之田，五亩之宅，五十衣帛，七十食肉"，也是注意衣、食、住三项。这稼穑、衣裳、宫室、舟楫，岂非因需要而生出来的科学吗？不过这些科学，仅仅供给需要而止。若是奇技淫巧，穷奢极欲，中国礼教是向来禁止的。至于"行"的问题，就比不得衣、食、住的重要，因为平民百姓，本来用不到奔走、旅行。所以孟子说

---

① 光裕社：苏州评弹艺人的行会组织，原名"光裕公所"，建于公元 1776 年（乾隆四十一年），1912 年更名"光裕社"，取"光前裕后"之意。

"死徙无出乡"，老子说"至治之世，邻国相望，鸡狗之声相闻，民至老死而不相往来"。孙中山努力革命，奔走了四十年，大受轮船、火车的利益，所以把"行"看得像衣、食、住一般重要哩。

西洋人与中国不同，把自然界的物质尽量研究，科学一桩桩发明出来，便一件件应用到衣、食、住、行四项上去。这并不是因需要而供给，实在是把供给引起人们的需要来。发明了电学，便多出电报、电灯、电话、电车许多东西来；发明了声学、光学，便多出拍照、影戏、留声机许多东西来。其实这许多东西，于衣、食、住的需要上，丝毫没有利益。上海开行电车，不过二十年内的事。请问二十年前的老上海，坐不到电车，曾否觉得不便？有了电车，乘客们出钱作成他买卖，颠倒要受卖票人的气。坐惯了电车，偶然工人罢工，电车停止行驶，反觉得十分不便。引得电车公司发起标来①，倒说公司里并不想图利，只打算利便交通。殊不知资本家每年要增加多少收入，铁轮下每年要平添多少冤鬼！不佞生长乡间，在煤油灯下读书写字，并不觉光线不足。长大了跑向大都会里谋食，总是在电灯底下工作，偶然到没有电灯的地方过一夜，反觉得十分不舒服。这样看来，西洋的物质文明，竟像鸦片烟一样，不去吸他最好，吸上了瘾反而终身受累。《礼记》上禁止奇技淫巧，不能不佩服先哲的先见之明。中国科学的不发达，一半由于但求供给需要，不肯专心穷究，一半由于封建时代的家传世守，不肯公开讨论。《周礼》上有许多官职，必须有特种技能才能担任，有能通鸟兽言语的，有能从月光里取水的，这些特种技能多是家传世守，不教外人。周室东迁以后，国家贫穷了，养不起许多官职，这种绝技也就失传。别的倒也罢了，就像很切实用的数学，流传下一部书，叫作《九章算术》，内容有"方田""粟米"等九门，所用的方法，除基本四则外，有比例、分数、开方、几何等，但是《九章算术》并不从方法上分门，却从应用上分门，所以有"方田""粟米"等名目。这也是先有需要，后有供给的证据。论数学的程度，《九章》并不高深，只

---

① 发起标来：意思是发威风、发脾气，即发飙。

因一向家传世守，不是公开的普及教育，以致一般学者能通晓《九章》的很少。《九章》就是"六艺"里的"九数"。孔门弟子三千，身通六艺者，只得七十二人。东汉末年，马融的文采风流倾动一时，他在门弟子中找个通晓《九章》的人，找来找去只有一个郑康成。《史记》上说："周末，天子失官，畴人子弟分散，或在中国，或在四夷。"就是说家传世守的数学，也从周末失传了。

这种因需要而产生的科学，在创造的人，当然有很清楚的学理，但是一入了家传世守的途径，就只呆记方法，熟练应用，谈不到学理了。清朝钦天监里的官员，老守着一部《历象考成》，推算日月五星，靠此糊口。民国初年，来了一班留学外国的天算科博士，把钦天监改组中央观象台，用英美的航海通书 Nautical Almanac 推步出一种历书，自然是又省力、又准确。那些被挤去的钦天监官员，失却了世传的地盘，气不过，也另出一种历书，说："观象台历书用西法，西法只有二分二至，没有其他节气。《历象考成》是中国历圣相传之法，决无错误。"这些话，在不懂天算的人看了，或者觉得不错。岂知《历象考成》本从徐光启所译的《新法算书》编成，已经是西法了。《考成后编》是另有个西洋人，把椭圆法传到中国来，另外编成的。《后编》的方法，与西洋通行的方法大致相同，不过日星行度，常有各种小差。西洋是随时改正，钦天监只知老守《历象考成》，三百年不改，便积下许多小差。而且推步日食的法子，西法早已通行倍赛儿氏（Bessel）的基本平面（Fundamental Plane）法，比《考成后编》的老法子要简便而准确。这种学术上的变迁，钦天监官员哪里知道，说出话来，就不免贻笑大方了（不佞曾在水产学校教过航海天算，编的讲义里发过一种议论，说古西历是阴历，今西历是阳历，中国历法是阴阳合历。现在人赶着中国历法也叫阴历，其实是错了。那时校里的教务长本是天算家，后来这教务长进了中央观象台，观象台历书里，把不佞的议论当作一种说明）。

凡是应用的技术，往往应用上很熟练，学理上一些也不懂，钦天监官员就是这种人。杂货铺里的伙计，珠算、心算非常之熟练，其实不过记熟些口诀，什么三一三十一的大九归，一作六二五的斤求两法，应用得烂熟，问他们所以然，却是一些也不懂。倒过来，研究学理的人，能造出法子来给人家应用，临到自己应用时，反而不及不懂学理的人。不佞研究算学的时候，有一年大除夕，在家里演解析几何，拿了铅笔方格纸，埋头没案地"plotting"①。父亲拿出一篇账，叫我结算结算。吾拿着算盘，反复打上三遍，得了三个不同的结果，弄得自己好笑起来。吃父亲一顿训斥："连这点子加减法都弄不清楚，还用功算学，有什么用！"但是吾小子的算学学理，自信不算"桂花②"。李壬叔是西法天算学大家，有一次，不佞看他的《则古昔斋算学》，有人问："欲造整数勾股弦，有何方法能造若干组？"李先生答道："可造无量数组。"不佞看到这里，把书本合起来不看了，自己想有何方法可造整数勾股弦，从吃饭时候想到睡觉还没想出，拍拍头颅，自骂笨极，睡到朦朦胧胧时候惊醒过来，忽然想得方法了，披衣起床，再拿书看李先生的方法，岂知不佞的方法居然比李先生的方法来得简便。这册月刊是讲医学，不是讲算学，吾这方法也不必说出来。不过从这些事情看，懂得学理的人未必能熟练应用，熟练应用的人未必能懂得学理。而且，中国学术，但求供给最小限度的需要，在创造的人，不肯多造方法出来；在应用的人，未必能懂得学理。而且中国学术，又只一味老守成法，知其然而不知其所以然，中医学就是这么件东西。所以，用药治病，倒是不难，若要问问原理，那就不知所云了。

---

① 　plotting：绘制之意。
② 　桂花：方言，指初出茅庐、没有本事的人，如桂花郎中。

唐宋以后的医学

张仲景的《伤寒》《金匮》，本来很直捷爽快，见怎样的证候（俗名症状），就用怎样的药方，这真正是对证治疗。不过仲景的对证治疗，与西医的对症处置不同。西医的对症处置，热了就用冰囊，冷了就生火炉。这种办法，脑筋简单的人看了，觉得很不错。其实人身体是活的，与死物不同。要是死物，一杯热汤放在冰箱里，立刻会冷，一块冷铁放在火炉里，立刻会烫。人体须比不得热汤、冷铁，对于外界刺激，会起很剧烈的反应。譬如把棒椎向脑壳上击去，照规矩，被击的地方要瘪下去。岂知脑壳被击后，非但不瘪，反长出个老大暴栗来。这是什么缘故？因为要抵抗打击，有多量血液奔集到那里，打击的棒椎早已离开脑壳了，奔集的血液还是源源而来，所以非但不瘪反而高起来了。又如冬天把两手插向雪堆里去，照规矩，手要冷极了。岂知拔出来看时，非但不冷，反热腾腾滚烫起来。这是什么缘故？因为要抵抗寒冷，有多量热血流行于手上，手早已离开雪堆了，流来的热血还是很多，所以非但不冷反而热将起来。从这些很浅显的事实上看来，当然不能用处置死物的方法来处置人体。热度很高的病人，一用冰囊、冰枕，往往愈冰愈热。西医呢，愈热愈要加冰，到临了，病人的生温机能来不得了，只有一死，这是耳目中常常闻见的事情。所以这种对症处置，看似不错，其实是大错而特错啦。《华佗别传》上说，有个妇人病了一年多，大冷天，华佗叫他^①坐在石槽里，叫人用冷水向病人身上浇去，要浇足一百桶水。刚刚浇到七八桶，病人抖得半死，动手的人不敢再浇，华佗坐定要浇足百桶，岂知浇到八十桶左右，病人身上腾腾放出热气，有两三尺高，浇满百桶，睡到暖被窝里，出了身汗，从此全

---

① 他：据文意，应为"她"。

愈。诸君，华佗是个一千七百年前不懂科学的旧医，他要病人热，却用冷水浇，结果果真热了。现在那些精通科学的新医，要病人冷，直直落落就用冰，结果却是愈冰愈热。不佞是没有到过日本，没有医学士的文凭，不配批评科学，这其间的是非曲直，还请读者诸君自己估量吧。

西医的对症处置，看似很有理由，所得的结果恰与期望相反。仲景《伤寒》《金匮》上的药方，只要对准了证候用去，病马上会好。若问这些药方是根据什么理由，《伤寒》《金匮》却未曾说出来。照上面所说，熟练应用的人未必能懂得学理，那么，仲景虽能应用这些药方，也许不能说出理由吧。从仲景以后，中国医学的趋势就是熟练方药的应用，直到宋朝初年，还是这种趋势。若要证明这话，一点不难，只消把现成的几部医书考查一下就知道了。晋朝有葛洪的《肘后方》，唐朝有孙思邈的《千金要方》《千金翼方》，王焘的《外台秘要》，宋朝有沈括的《苏沈良方》，董汲的《旅舍备要方》，陈师文等的《太平惠民和剂局方》，昝殷的《经效产宝》，这些方书但讲对证用药，并没有好多理论。前人所谓："专门禁方，用之则神验，至求其理，则和、扁有所不能解。"自然，那时没有解剖、生理、化学许多科学的帮助，要说明药方的理由，除却附会、杜撰，哪里说得出真理呢？如今不佞为便利起见，把这一派医书，起个总括的名目，叫作"仲景派医书"。

宋朝以后，出了刘、张、李、朱四大名医，叫作金元四大家。刘完素（守真、河间）主张"降心火，益肾水"，张从正（子和、戴人）主张"汗吐下"，李杲（明之、东垣）主张"养脾胃"，朱震亨（彦修、丹溪）主张"滋阴降火"。从此以后，盛行朱丹溪一派医学，一味甘寒滋补，把仲景派医书束之高阁，面子上尊仲景为圣人，骨子里存了个"敬而远之"的意思。他们的论调是"只有圣人能用圣人的方法，吾们凡人，若是冒冒失失地也用圣人方法，好像小孩子弄刀枪，杀不退敌人，倒要戳伤自己"。这种论调，简直是不长进的下流东西，自己先坐定是凡人，那就是限制自己只许做个庸医了啊。

汉以前的医书，《本草经》但说什么药主治什么病证，比较的觉得直捷了当些。但是说的功效往往不甚准确，又有许多药可以"久服轻身不老"，那是道家方士的学说，不是医家的学说，所以《本草》可取的地方也不多。《内经》除却几句零金碎玉有极精妙的地方，往往说到天道、地道，其大无外。就算世界上真有什么天道、地道，但是医学不过人道中的一小部分，若是张开悬河之口高谈天道，那就是庄子所说的"大而无当"，只好置之"无何有之乡"。《难经》虽解释《内经》，与《内经》矛盾的地方也很多。这三部书，本来各说各的话，不相连属，名为医书，其实于应用医药上并没有多大贡献。只有仲景派医书，切切实实用药治病，把那些《本草》药性、《内经》空谈，一概置之不问（仲景派医书亦有引经立论者，然与药方不生关系，且其意重药方，不重空论），这才是真正应用医学。无如金元以后的医家，凡是仲景不能说明的理由，偏要千方百计去说明。若能说出实际理由来呢，当然是医学上的大进步，值得受后人崇拜。无如他们所说的理由，无非把《内经》上五行运气的话头，七拼八凑乱讲，愈说得荒远无稽，愈见得学问高深。疾病的真际只有一个，像肚皮的理由，十个人可以十样。于是分立门户，著书立说，各人把自己的肚皮经当作真际。医书越多，学医的人越是摸不着头路。不佞曾教过一班"高级讲习科"的《伤寒论》，这班学员都是看过不少医书的人物，教了两个多月，有一学员说："从前看一部《伤寒》注解，似乎有些理会得，及至看了第二部注解，议论与第一部大不同，不知道哪一种议论是，再看第三部时，更弄得彷徨无主了。如今听了陆先生的议论，才知道从前所用功的，皆是冤枉工夫。"可见得那种医书越多，学医的人越是摸不着头脑啦。起初不过把肚皮经来解释古医书，后来索性把肚皮经自己著书，甚至于抬出"温病"的招牌来，一厢情愿，要与仲景的"伤寒"平分半壁江山。清朝的叶天士、吴鞠通、王孟英便是这种妄人。本来三五天可以治好的病，定要把他医得九死一生，三百年来，不知葬送了几许人命。这个黑幕，恽铁樵先生已经大声疾呼，把他揭破了。近来，秦君伯未编一部《清代名医医案菁华》，不佞做了一篇序，如今节录序文一段，读者诸君就可以明白，伤寒之外没有什么温热。

伤寒之外没有温热

（此节系节录《清代名医医案》的序文）

琰按：原文已见卷一，兹不复举。

不佞这篇商榷，随手写来，差不多有两万字了，空费读者诸君的脑力，究竟中医应当怎样改造，依旧没有说出来，实在非常之抱歉。现在把中医学的既往情形约略说过了，要求读者诸君再宽放吾一月限期，不佞定规把改造中医的主张，不管他拙笨复杂，在本刊第四期里和盘托出，好向读者诸君请教。

○以上第三号，戊辰十二月出版。

具体的条目

今番与读者诸君相见，刚好是阳历新年，不佞未能免俗，也随声附和地说句恭贺新禧，千万恕我不恭敬则个①。不佞这篇《商榷》，敷衍到如今，丑媳妇总要见翁姑，少不得把鄙见一条条具体地写出来，请求读者诸君批评诲正。不过依论理学的规矩，先要立个大前提，大前提若是弄错了，下文的小前提与结论，就跟着一步步错到底。不佞固然不大信仰论理学，但是这篇《商榷》的前三期文字，虽是轻嘴薄舌，却也仿佛是个大前提。如今为清醒眉目起见，再把中医的本来面目分作二条说。

（一）中医的方药，对于证而有效，不是对于病而有效。

（二）由第一条之结果，中医不识病而能治病。

中医的本来面目、真实本领，既只有上面的两桩。若要学会中医，能够治病，那是很容易的事情，就算天资不甚聪敏，也只要一年读书、一年临证就够了。诸君听了不要诧异，要知道不佞所说的读书，决不是读《汤头歌诀》《温病条辨》，也不是读《内经》《难经》。若要读这些书，只怕一百年也读不通医学，何况是一年呢？若读张仲景的《伤寒》《金匮》，用正当的读法，那就只消一年，够了。讲到临诊，若是从了一位上海名医，跟他看门诊、写方子，只怕一百年也得不到临诊经验。上海人的通病，晚上的工作极忙，吃大菜、听戏、坐汽车、打牌，睡眠时间太少了，明天有些头昏脑胀，就得花上一元二角钱，找个名医看看。上海名医的门诊，老实说，多半是这种病，开的方子无非是冬桑叶、甘菊花一派清汤白水的药味。偶然睡眠不足，只要休息一二个钟头，或是打个中觉，不服药也会好。做名医的叫作"得人钱财，与人消灾"，杀鸡用不到牛刀，自然只消

---

① 则个：早期白话文句末语助词，表示委婉、商量或解释等语气。

清汤白水够了。那班临诊的高徒，写惯了这种方子，弄得胆小如鼠，柴胡、葛根，怕他升阳，不敢用；麻黄，怕他发汗，不敢用；桂枝太热了，不敢用；黄连太寒了，不敢用；至于附子、干姜，那是只配古代的北方人吃，现时代的江南人万万吃不得。

等到三年满师，自己挂牌应诊，不消说得，自然套着老师的老调，也是冬桑叶、甘菊花、淡豆豉、清水豆卷，一派千妥万稳的药方。说也奇怪，同是这几味药，老师用下去就灵，银盾、匾额常常有得送上门来；做高徒的用下去就不灵，一次次复诊，病只管一次次加重，弄到后来，病家就另请高明了。在心虚的人，只道老师的经验富，自己究竟经验不足，还把读过的《汤头歌诀》《温病条辨》拿出来温习温习；在迷信的人，只道老师的运道好，或是命宫里有天医星，自己命运不济，也就罢了；若遇到滑头码子的高徒，倒说老师应酬周到、交际广阔，所以会生意兴隆，于是自己想出滑头法子来，请大菜、出报纸、登广告、吹牛皮，找个交通繁盛地方，挂起大医士的招牌来，立志要抢老师的生意经。这并不是不佞欢喜骂人，其实真有这种人啦。殊不知偶然缺少睡眠的病，只有阔老、大少爷、姨太太们会有，这种病家，有的是钱，当然要找名医看。况且名医的鉴别法，第一是诊例，第二是年龄。门诊卖到一元二角，是个普通名医；卖到二元四角，那就是个大名医；年龄到了五十开外，是有经验的先生；若是白胡子挂得像土地公公一般，那就是经验充足的老先生了。新出师、初挂牌的医生，年龄也不及格，诊金也太低廉，这种富贵病哪里会上门？上门的多半是中等以下人家，非万不得已，决不肯寻医服药，这种真张实货的病，哪里是冬桑叶、甘菊花吃得好的？无怪得服药不灵了。这就是从了上海名医临诊的结果。若使临诊时，从了一位有实学而无甚虚名的医家，那就一年尽够了。如此说来，学中医只消一年读书、一年临诊，并不会把中医说得太轻易哩。

话可是要说转来，这样学成的中医，最优等的也不过熟练应用，知其然而不知其所以然，学理方面是完全不懂的，只好算个医匠，不能算是医学家。现在那些少数奴隶派的西医，拼命攻击中医，却也不敢说中医治不好病，不过攻击中医的说理不通。这也不能算他们完全无理由，中医不走错门路的，皆能医病，若要找个能说学理的人，实在是千百中难得一二。在他们呢，自己觉得一肚子的五运六气，说他们不懂学理，决不肯承认。非但不肯承认，还要编印报纸与西医争辩，还要开学堂教学生，传布"古圣人的心传绝学"哩。这就怪不得奴隶派西医，要骂他们"开倒车"了。不佞的鄙见，若是不甘心做个医匠，定要懂得学理，做医学家，那就必须破工夫学下列的科学。

（三）生物学、物理、化学、数学等普通常识。

（四）解剖、组织、生理、胎生等接近医学的科学。

（五）病理解剖、病理学、病原细菌、诊断等西医学。

学通了这些科学，还要知道两桩事情。

（六）中医书中，有许多名目及理论，确有精义，西医所不懂，然而可以用科学来证实说明。

（七）细菌原虫，并不是传染病的绝对病原。

中医的学问，到了这个境界，治病的本领既胜过西医，学理的根据又不让西医，那才是中医界扬眉吐气的日子，也就是中医学推行到全世界的日子。必须这样，才好算沟通中西；必须这样，才是中医学吸收西医学，并不是中医学投降、同化于西医学。除此之外，不佞还有两种主张，一并写出来。

（八）化学分析及动物试验，不能够解决药性。

（九）中医学不必要求列入学校系统，也不必向政府要求补助金。

以上九条具体的条目，读者诸君料想反对的多，赞成的少，有几位笔头健的，或者要立刻动笔辩驳了。诸君少安无躁，听不佞一条条把理由说明了，再行劳动大笔。诸君若是不弃固陋，肯批驳海正时，不佞是欣忭雀跃，再欢迎没有了。

中医方药对于证有特效，对于病无特效

什么叫作证？证是证候，也就是用药的标准。《伤寒》《金匮》里种种名目，如发热、恶寒、项背强几几、颈项强、胸胁苦满、烦躁、烦渴、心下悸、脐下悸、心下痞硬、心下痞按之濡、汗出、无汗、大便硬、转矢气、下利清谷等等，皆是证候。这些证候，不可以完全望文生义，须得名师讲解，或看精当的注解，这就是上面所说"《伤寒》《金匮》的正当读法"。

证候与西医书中的"症状"不同，症状不过描写病人的异常状态，于诊断治疗上没有多大的关系。仲景书中的证候，却处处是用药治疗的标准。西医书的症状，说得很详细，就是没有眼见过的病，看了书上的症状，便宛然有个病人在眼前一般。仲景书中的证候，便不是这样，有许多很显明的状态，仲景偏偏不说，很微细的状态，仲景却不惮再三详说。诸君就可以明白，凡是仲景所不说的，皆是不能作为用药标准的状态，只好交给西医们做症状，凡是仲景所详说的，皆是用药的标准。吾们读仲景书时，千万不可轻忽过去。

什么叫作病？病就是病名，例如中医的伤寒、温病、湿病、血痹、虚劳等，西医的伤寒、副伤寒、卡他性（或称加答儿性）炎症、结核、贫血等，皆是病名。一种病的全经过中，可以有许多证候；数种病的全经过中，也可以有同一的证候。中医用药的标准，只问证候，不问病名。因而，一种病可以先后用几个药方，一个药方也可以适用于好多种病。最奇妙不过的，只把证候祛除，害的病也同时好了。若问是什么缘故，仲景书中也没有说出所以然来，好像是留待后人解释的意思。吾们生当科学昌明的时世，对于这一点就应当用科学方法去解释他。第一步要研究这个证候，是身上起了何种特异机转；第二步要研究这个药方，为什么能祛除这个证候；第三步要研究这个证候祛除了，为什么害的病会全体好。这三步研究皆有了准确的答案，就成了一种有根据的学理。学理积得多了，从已知道的部分，推究到未知道的部分，于是乎仲景不会医的病也会医，古人没有的药方也会造出药方来。这才是医学上真正进步，决不是叶天士一般人的肚皮经，胡说乱道。

仲景的方法，是对证用药，不是对病用药，所以仲景书中对于病名，很是马马虎虎，绝不注重。但看《伤寒论》中，"名曰刚痉""名曰柔痉""名为中风""名为伤寒"，勉勉强强说几个病名出来，还要加上"名曰""名为"的字样。见得虽是这样叫他，等于老子书上的"无以名之，强名之曰道"，也等于人的姓名一样，姓黄的固然是黄种，姓白、姓乌的就不是白种、黑种（不过如此说说，《通志·氏族略》《元和姓谱》[①]一类的书，不佞也曾浏览过，诸君休得笑我完全不懂姓氏之学）。就像不佞，表字渊雷，谱名叫作彭年，其实哪里就会"渊默而雷声"，也罚咒活不到八百多岁。中医的病名，竟有些像人名，多半不能代表这人的行为品性，倒是西医的病名，好像死鬼的谥法，可以代表他生前的行为品性。好在中医所重的是证候，病名不准确些，也就无关紧要。

医书到了《巢氏病源》，病名已多得不可开交。仲景派的医书到了《千金》《外台》，病名也多得不胜枚举。这个风气流传下来，病家请了医生时，先要问这是什么病，江湖医生不肯说不识病名，就杜撰出许多恶俗不堪的名目。同是伤寒，倚坐不得卧的叫作竖头伤寒，弃衣狂走的叫作走头伤寒，下利的叫作漏底伤寒。同是霍乱，腹中疞[②]痛的叫作绞肠痧，两脚挛急的叫作吊脚痧，到了血中液体干涸的时候，叫作瘟螺痧。有一种传染病，头面肿胀的叫作大头瘟（即西医之丹毒）。越是这种恶俗不堪的病名，越是通行于社会，人人知道，据为典实。江湖医生多得到处皆是，这种恶俗病名也越撰越多。这篇《商榷》的第一期中，曾说有几位中医界领袖，要编中医课本，对照中西病名。你想，中医的病名，如此漫无限制，西医

---

① 元和姓谱：实为《元和姓纂》，是中国唐代谱牒姓氏之学的专著。

② 疞：音 xū，意为病。

科学式的病名，都有很严整的规律，请问怎样对照？不佞真个是莫测高深了。

中医的药方，只是取效于证候，不是取效于病名。西医却不注重证候，他们所努力研究的，要想各病皆有一种特效药。所以西医治病时，先忙着诊断鉴别，定要得个真确的病名，希望从此生出治疗法来。可是对不起，对于病的特效药，只有寥寥五六种，诊断虽是明确了，治疗依旧毫无办法。一方面看着中医的诊断并不费事，用药却极有效验，就以为中医不如西医，中药胜于西药。于是收买中药，拿回去化学分析、动物试验，岂知化验出来的成分效用，多半与中医的用法不合。一部分西医，不懂得中药对证不对病的道理，竟根据了化学成分驳中医的用药法。还有一辈妄人，竟希望化验成功，要把中药应用到西法诊断上去。有个什么庞□□的，做了一篇《书沟通中西医学后》，登在某西医报三十九期里，原文共有十条，似乎说得很有道理。不佞也没工夫逐条驳他，诸君看过了不佞这篇《商榷》，再看他那篇大作，就觉得不值一驳了。如今把他第七条抄出来。

要说拿中医应用的药品，应用到西医断定病上去，那么对不起，外国人正在那里越俎代谋。柴胡、甘草、大黄、当归，一样一样用科学方法弄了多时了。他们有结果，就是中医失败。

西医断定病的方法，决不是应用中药的方法，这层姑且不要说他。就算能够应用，就算定要一样一样用科学方法弄过了才能够应用，那么，中医是不懂科学的旧医，弄不来，不弄，也还可想。庞□□，你是个精通科学的新医，就应当自己动手弄，还须比外国人先弄成功，那才是替中华民国挣脸面的好国民。为什么自己不弄，悉听外国人越俎代谋？语气中还很希望他们有结果，很希望中国失败？好像外国人有了结果，庞□□就非常荣宠，中医失败了，庞□□就非常快乐。请问这是什么心理？还不是把外国人当作义祖、义父，忘却自己是中国人，只管摇旗呐喊，替义祖、义父虚张声势，要把中国弄得失败么？不佞在本刊第二期里，说的奴隶派西医，正是指庞□□一辈人。诸君到今天，也就暗暗点头，说不佞一点没有冤枉他们了。

五苓散的证候

上文说，中药取效于证，不取效于病，只是空口说白话，恐怕读者诸君要怀疑。如今任便取个五苓散药方，做个举例，把来说明。

五苓散的证候，《伤寒论》里共有八条，《金匮要略》里也有二条，把他归纳起来，可知五苓散的证候是：

消渴，小便不利，或渴欲饮水，水入则吐，脉浮，微热。

渴，人人知道是口渴。渴上加个"消"字，是什么意思呢？因为渴了，就得多饮水，通常饮水若多，撒的小便也多。若饮水多而小便反少，水饮下肚子去，好像消灭了似的，就叫他"消渴"。所以"消渴"与"小便不利"有连带关系，这两个证候其实是一个证候。在这里，"消渴"是证名，不是病名。另有把"消渴"当病名的，《金匮要略》以及《巢源》《千金》《外台》诸书，皆有一门"消渴病"。消渴病中，也有饮水多而小便亦多的，就与"消渴"两字的名义有些矛盾，这也是中医的病名太不规律。《千金方》中别出"渴利"的名目，就比较的规律了。这是闲话，姑且搁起。五苓证的脉浮微热，是病人的热度些微高一点的意思，大概不出摄氏三十八度吧。脉浮与微热也有连带关系，见得这微热是阳证，不是阴证（阳证、阴证、脉浮，在中医是普通常识，人人懂得，现在姑且不谈，待有机会时再谈）。五苓散的证候说明了，再把这方子开出来。

猪苓三份，泽泻五份，白术三份，茯苓三份，桂枝二份。

药量的几份几份，是照原方各药多少的比例写出来，因为这方子是散，是末药，可以任便多制些藏起来。但是藏得太陈了就无用，因为桂枝研了末，气味很容易挥发掉的缘故。把五味药一共研成细末，每次服时，少则三钱，多则五六钱，用米汤调和了，慢慢咽下。为什么用散不用煎汤呢？因为病人"水入则吐"，服煎药怕也吐掉，这个吐又来得特别，不是止吐药所能奏效的。吃了汤水要吐，吃药末就不致于吐，所以用散不用汤。药味、药量、服法都说明了，再说他的功效。

猪苓、泽泻、茯苓都是利小便药，白术是健脾燥湿药，其实是催促肠胃及全身各组织的吸收力，桂枝是芳香性神经药，能扩张肌表的小血管。脉浮发热的病，本有出汗的倾向，等到肌表小血管扩张了时，就会溅然汗出。桂枝又能降冲逆，对于"水入则吐"，很有救济的功效。这不过说个大略，若要一味味细说起来，只怕写上三千、五千字也说不完，这一章文字就要弄成个尾大不掉了。

从证候、药性两方面参合起来研究，就很容易明白，五苓证的病理是肾脏机能起了障碍。肾脏是制造小便的腰子，不是制造精虫的睾丸。肾脏机能起了障碍，不能照常制造小便，故小便不利。小便不利了，血液中的水分就无从排泄，同时有许多尿毒留在血液中陈宿的水分里。全身各组织本来不住地吸收血中的液体，如今因为液体中多含尿毒，各组织为自卫起见，也就不吸收了。若是依旧吸收，便会起"尿中毒"症状。五苓证多数不见尿中毒证，可知是不吸收。既不吸收，就不能分泌，因口腔黏膜及唾腺皆不能分泌，故病人觉得口渴。口渴了饮水，却因血液中陈宿水没有排掉，肠胃里的水分也不再吸收到血液中去，肾脏不排泄，肠胃不吸收，肠胃里积水太多了，就起代偿作用而呕吐，故"渴欲饮水，水入则吐"。

五苓散的药，通共只有五味，倒有三味是利小便药，可知注重在恢复肾脏机能。小便一通，血液中的陈宿水分便渐渐排泄掉，于是就要向肠胃里吸收新水以补充，各组织也要吸收血液以自养，故用白术以催促他吸收力。组织里吸收了荣养分，黏膜、腺体也跟着恢复他的分泌机能，故不消用得止渴药，自然会不渴。一方面因有脉浮、微热的证候，体功有自然出汗的倾向，故用桂枝扩张肌表的小血管，帮助他出汗。此时血液里面陈宿水分的尿毒蓄积得很多，肾脏机能初恢复，还怕他一时来不及尽行排泄，如今出了汗，就有一部分宿水、尿毒从汗液中排泄，这就帮了肾脏不少的忙。还要借重桂枝降冲的力量，把三味利小便药导引下去，不致于隔住在胃的积水中间，使药力不行。仲景教人服五苓散的法儿，还交代两句话：

"多饮暖水，汗出愈。"汗出愈，就是汗液帮助肾脏的好处。有人疑心，"水入则吐"的病，哪里能够多饮暖水？岂知服药之后，药力既行，肠胃恢复了吸收机能，正很盼望新水，要做他"推陈致新"的工作，哪里还会吐出来呢？

如此说来，五苓散的妙处，全在一味桂枝。现下的医生，通行叶天士的甘寒药，把桂枝当作大热之品，抵死不敢用他。要用五苓散时，也得除去了桂枝，叫作四苓散。这就好比一条船上没有了舵，还能够行动自如么？再从另一方面看来，小小一首药方，却是面面顾着，关系到全身种种的机转。要是西医所奉为至宝的特效药，一药只治一病，顾了一面，失照了其余诸面。西药所说的副作用，多半是顾此失彼的弊病。这种治疗方法真是拙笨到了极点。若使尽管化学分析、动物试验，希望发明特效药，如此研究下去，要想进步到像仲景方一样，通身灵活，那就真所谓"开倒车"了（"开倒车"是汪某的得意语）。

适用五苓散的病

中药只有所对的证，没有所对的病，病本可以无须讨论，但是仲景书中，于各药方的证候上，往往冠着个病名，这也很值得研究，可以研究仲景是否识病。五苓散，《金匮》里把他治消渴，治水病脐下悸，吐涎沫而颠眩。《伤寒论》里把他治太阳病，治伤寒，治中风，治霍乱。这些病名，若要用西医病名来对照，却也不难。消渴就是糖尿病及尿崩症；水病脐下悸，吐涎沫而颠眩，就是尿中毒；太阳病及伤寒、中风，皆是急性传染病，太阳病及伤寒、中风的五苓证，就是急性传染病中并发或继发的肾脏炎；霍乱就是虎列拉，西医也译作霍乱。糖尿病、尿崩症、尿中毒、肾脏炎，皆是肾脏机能障碍，与上文的理论符合。有五苓证候时，当然可以用五苓散，没有什么问题。至于霍乱也用五苓散 [①]，似乎有些疑问。这要知道，霍乱初起，没有到阴证四逆证的地步，往往有五苓证；四逆证阳回之后，也往往有五苓证，这是不佞亲自经验过的事实。诸君倘若不信，还可以引书为证。

《类聚方广义》（日本人尾台榕堂著，尾台是吉益东洞的再传弟子，东洞是仲景派大名医）曰："霍乱吐下后，厥冷烦躁，渴饮不止，水、药共吐者，严禁汤水果物，每欲水，与五苓散，但一帖分二三次服为佳。不过三帖，呕吐烦渴必止。吐、渴共止，则必厥复热发，身体惰痛，仍用五苓散，则絷絷汗出，诸证脱然而愈。"

但是西医看了这些话，恐怕还是不信——霍乱是大肠里感染了霍乱螺菌所起的病，病原在肠，不在肾脏。五苓散是治肾脏病的药，况且既不能杀菌，又不能中和菌毒，如何治得好霍乱？张仲景与尾台榕堂所治愈的，

---

① 散：原作"证"，根据文意改。

一定是别种中毒症。因为他们都是旧医，不懂得细菌诊断，把别种中毒症误认霍乱罢了——治传染病定要杀菌，这是迷信细菌学的糊涂话。西医治霍乱，注射生理食盐水之外，无非用些鸦片丁几、缬草丁几之类，这何尝是杀菌的药？就是撒鲁尔、甘汞，果真能杀菌么？若说霍乱的病原在肠不在肾，旧医把别种中毒症误认霍乱。那么，就再引一节新医的书来证明。这个新医，是大袖木屐的真正日本货，吾们国内那些自称新医的人物，不过到日本住个三五年罢了，两相比较起来，真正日本货的新医，他的科学程度，不见得不如国货新医罢。不过这位日本货新医，已经大开倒车，一直开到旧医队里，现在竟完全用旧药方治病，想必是做新医做得太腻烦了，所以倒行逆施起来。不过，他既是新医出身，如今对于新医倒起戈来，好像郑康成的《发墨》《针膏》《起废》，竟是"入室操戈"，教新医无从抵敌啦。这人名叫汤本右卫门，这里引他一节书，书名叫《临床应用汉方医药解说》[①]。

虎列拉病，由肠内感染虎列拉菌而起，固不待论矣。然其生产毒素有一种特性，常从肾脏细胞侵入他脏器细胞，且不甚侵袭他脏器，独先搅乱肾脏，遂令发代偿性吐泻，为本病之特有症状，乃肾脏障碍之结果也。故本病初期，大多数当急投大量之五苓散，此所说有六种证据：①最早，常起尿闭；②于初期，常发烦渴、口燥、水逆等五苓散证；③其人尿利者，常得救；④经过中，常发尿毒症；⑤贻后，病常为慢性肾炎糖尿；⑥剖验上，肾脏之变化最甚。

据汤本氏的话，霍乱病必起肾脏障碍，用五苓散所治的霍乱，竟是真张实货的虎列拉。仲景虽是旧医，竟没有认错病。

---

① 《临床应用汉方医药解说》：实为《临床应用汉方医学解说》。

中医不能识病却能治病

张仲景能识病，又能治病，当然是医学家，不是医匠。不过治病的方法，只须识证，无须识病。本来，识证很容易，识病却很难，中医学但求满足治病的需要，那难而无用的识病方法，就不很注重。张仲景遇见王粲，一片热心地告诉他："你身上有病，到四十岁时，要脱落眉毛，眉毛脱后半年，就性命不保，赶快服五石汤，可以恢复健全。"说了这话，还向药包里检出五石汤的药味来送给他。这是何等热心。岂知那时王粲的年纪，只得二十岁左右，做官又已做到侍中，正是翩翩年少，裘马轻肥的气概，哪里把张仲景放在眼里，心上还嫌恶仲景无端咒诅他呢。他受了五石汤，随手一丢，早就忘怀了。过了几天，张仲景又遇见他，问他服过药没有，王粲只得说服过了。仲景道："看面色，一定没有服过药，为什么这样轻视性命呢？"王粲只是不信。过了二十年，眉毛果然一根根脱下来，再过一百八十七天就呜呼哀哉了。诸君，张仲景识病的本领，神妙欲到秋毫颠，但是他所著的书，只教人对证用药，那些神妙的识病方法，简直不提。并不是守秘密，不肯教人，也没有什么怪异法术，实在因为"梓匠轮舆，能与人规矩，不能使人巧"的缘故。

凡是艺术方面的造诣，一半是由学力，一半也限于天资。若是人人学得会的玩意儿，那就大高而不妙了。不过，迷信科学的人，一定要反对这话，不佞只得把自己的经历说出来，有了事实，就无须在理论上争辩了。不佞天生成是个书呆子，什么人情世故、弄钱的方法，简直不大懂得，只有书本子是性命。无论中国学问、外国学问，总要想法子略知一二。小时候醉心科学，什么物理、化学，都要动手实验。但是实验的时候，不是炸了烧瓶，就是把药水泼到衣服上，烂成老大窟窿。发电的dynamo^①一经上

---

① dynamo：即发电机。

了不佞的手，摇不上十来转，玻璃片就会迸裂，这还可以说手法没有纯熟的缘故。至于挥翰涂鸦，截长补短统计起来，也有十余年的工夫，写的字从商周彝器、汉魏碑、晋唐帖，直到元朝的松雪、现今的髯老，都要偷他些小关子。报纸上常常吹牛，自称书家前辈的，那几手书法①，不佞简直是正眼不屑一望。那么，用笔的手法，总不算十分生疏了。有人说用功过写字的人，学起画来一定容易。不佞也曾弄些画谱临过，但是画的人倒像鬼，画的牛倒像羊，自己看着生气，就缩手不敢再画了。再说到文学，俗语说："熟读《唐诗三百首》，不会作诗也会吟。"那《唐诗三百首》，不佞是从小读得稀烂，长大来又把少陵、太白、右丞、义山，以及清朝的渔洋、商邱、定庵等诗集，也狠命读过几篇。结果，不过读高了一双眼睛，对于人家的篇什，轻易不敢赞个好字，若要自己做诗，却是一句也诌不起来。这样说来，艺术方面的造诣，光是用功不中用，也有为天资所限，一辈子学不成的。况且有许多门道诀窍，笔下也写不出，嘴里也说不出，照片也摄不出。"轮扁斫轮②，疾徐应手"，正是深知甘苦之言。张仲景望色而识病的法儿，就是这一类东西。《金匮》头一篇里，有一条讲望色，但是很简略。《内经》说得详细了，只是教人读了不懂。这必须于医学上有了学理，于治病上有了经验，再加上能读古书的本领，才可以领悟得他一二。若要凭空读懂，那就是"从糟粕里觅古人"，等于妄想。凡是中国学术，都有这一种境界，这一点也是与科学方法不能强同的地方。诸君要知道科学方法的好处，只是使人人能懂，人人能懂的法门只是最下乘，好比佛家的净土宗一样净土宗岂可谤毁，书此忏悔，为钝根人说法而设。如今，那些自命新医的人物，自以为一肚子科学，开口就骂人旧医。他们的大作，不佞也拜读过不少了，只有余云岫的，不讲他议论的是非，总觉得是个学者，这也因为他未学西医之先，已有中国学术根柢的缘故。若是其他诸位，哈哈，简直是个个草包，还要神气活现骂人，真不顾人家笑断肚

---

① 书法：原作"法书"，据文意改。
② 轮扁斫轮：指精湛的技艺。轮扁，春秋时齐国有名的造车工人；斫轮，用刀斧砍木造车轮。

肠根。

仲景书中教人凭了证候用药，不佞以为是古人淘炼出来的一种方便法，因为要使人人能懂，就不得不如此，这也好算古人的科学方法罢。所以读了仲景书，人人会做医生，人人医得好病，不过成为熟练应用、不懂学理的医匠罢了。无如唐宋以后学医的人，偏生不甘心做医匠，定要把《内经》《难经》等，一齐拉过来，高谈病理，反而弄得笑话百出。这种笑话，医书上多得个更仆难数^①，上文既是说过五苓散，就把关于五苓散的引两节出来。

张杲《医说》云："春夏之交，人病如伤寒，其人汗自出，肢体重痛，转侧难，小便不利，此名风湿，非伤寒也。阴雨之后卑湿，或引饮过多，多有此证。但多服五苓散，小便通利，湿去则愈。切忌转泻发汗，小误必不可救。虞世初云：'医者不识，作伤寒治之，发汗死，下之死。'己未年京师大疫，正为此。予自得其说，救人甚多。壬辰年，予守官洪州，一同官妻，有此证，因劝其速服五苓散，不信。医投发汗药，一夕而毙，不可不谨也。"

《博闻类纂》云："春夏之交，或夏秋之交，霖雨乍歇，地气蒸郁，令人骤病，头痛、壮热、呕逆，有举家皆病者，谓之风湿气，不知服药，渐成瘟疫。宜用五苓散半贴，入姜钱三片，大枣一枚，同煎服一碗，立效。"

这两节书中所说的病，分明是霍乱，有五个证据可以证明：①流行于春夏之交，或夏秋之交；②其证候，汗出，肢体重痛，小便不利，呕逆；③忌汗、下，小误必不可救，若是他种热病，初起病时一次的误汗、误下，决不致立时送命；④有全家皆病者，不知服药，渐成瘟疫，己未年京师大疫正为此；⑤宜五苓散。参合这五个证据看来，不是霍乱是什么？张杲等不识得是霍乱，反叫他风湿，还要说出原因来，以为是阴雨卑湿，引饮过多。若是这些原因会起这样的危险急病，那么，一阵大雨之后，应当要尸横遍地了；茶馆里的茶客，回家去一定要害病了，岂非可笑之至？但

① 更仆难数：原指需要列举叙述的事非常多，以致换了很多人来数，还是数不完，形容人或事物很多。

是病名、原因虽弄错，用五苓散医治，却一点不错。不佞因此说中医不能识病，却能治病，归根究底只因仲景但教人认证用药，无法教人识病的缘故。

读仲景书的中医，虽不能识病，却还能治病。可是现代中医界里的人物，读仲景书者能有几人？只知道"温邪犯肺，逆传心包"罢了，只知道"古方不可治今病"罢了。这班人物，非但不能识病，连治病的本领也若有若无了。西医呢，又一天到晚与这班人比较短长，把这班人来代表中医学。不佞奋着一枝秃笔，拼命价替中医冲锋陷阵，想到这个地方，怎不教人灰心短气！只有志心朝礼，祝祷中医界诸君赶快觉悟回头罢。

〇以上第四号，己巳一月出版。

中医学有吸收科学之必要

中医虽有很妥善的治疗方法，无如说理太荒谬，倒有十之八九是虚无缥缈的话头。这种形势，若在一百年前闭关自守时代，碧眼高鼻的外国人不跑到中国来，擦鼻摇头的中国人不跑到外国去，中国地方永远没有科学，那么，这种虚无缥缈的医学说理，尽可以维持信用，不生问题。如今呢，几万吨的大轮船，太平洋面上穿梭价往来不绝，陆地上的铁路交通，走沪宁、津浦、平奉、南满、西伯利亚，可以从上海直通到科学老巢的柏林。在这种形势之下，要想把科学挡驾，不使他到中国来，那就好比螳螂举起臂膀，要挡住车轮，其实不可能的了。科学这东西，又来得结实，一步步脚踏实地，铁案如山。你若是闭着眼睛，掩着耳朵，不去看他、听他，倒也罢了，若是破戒学了他些儿，就不容你不信。心上信了科学，再看中医的说理，觉得没有一桩合于科学的。同是人体的内脏，科学说"循环、排泄、消化"，中医说"心肾肝肺，火水木金"。同是用药治病，西医说"利尿强心"，中医说"色白入肺，味苦入心"。两相比较下来，要教人家丢开了脚踏实地的科学，听信你虚无缥缈的理想，哪里能够！因为这个缘故，凡是懂得些科学的人，除却特种关系之外，害了病总得请教西医，明知西医治不好，倒是死而无悔，明知中医也有治病本领，倒是不敢领教。《礼记》说得好："上焉者，虽善无征。无征不信，不信民弗从。"这"虽善无征"，就是中医的实在情形，也是中医界不懂科学的苦处。

中国人与西洋人，风俗习惯虽有不同，皮色黄白虽有不同，但是脏腑构造是一样的，生理机转与病理机转也是一样的。西洋的白喉血清、破伤风血清，一般也医得好中国人的白喉、破伤风。日本人野津猛男，用小半夏加茯苓汤，治愈英国人阿来甫的胃病；美国旧金山、波士盾地方，也有中国人用中国药治美国人的病，轰动一时。这样看来，中医治得好外国病，西医也治得好中国病。若说中国人体质与西洋人不同，所以西法不宜于中国，这就脑筋太简单了。

同是一种病，西医与中医的治疗法不同，病一样会好，这却用不到疑异。好比走路一样，从上海到南京，可以坐长江轮船，可以坐沪宁火车，也可以坐飞机，甚而至于帆船、牲口、步行，都可以达到目的地，不过时间有快慢，费用有多少罢了。至于中西医理论上的不同，那就不是这样，因为病的真际只有一个，决没有两种理论可以同时存在。有了两种不同的理论，一定有一种是对的，那一种是不对的，或是两种皆不对的。如今西医的理论，根据科学，一步步从实验得来，虽不能完全对，大部分总不会不对。中医的理论既与西医截然不同，西医既对了，中医自然是不对。理论既不对，治疗怎么会对呢？就再把走路来比方，从上海到南京，西医说："南京的方位在上海之西，应当向西走。"中医却说："南京者南方之京也，欲到南京，须向南走。"嘴里虽说向南走，实际上依旧是向西，所以理论虽错，治疗却不错。有了这种阴差阳错的事实，西医因为驳中医的理论，索性把中医的治疗一概抹煞；中医因为自信治疗的有效，连带要保守那虚无缥缈的理论。现在中西医学之争，闹得不可开交，这其间的症结，就只这一点。说到这个地方，不佞在前一册里所主张的第三、第四、第五个具体条目，说中医要学了那些科学，才可以算医学家，这理由就很容易明白了。因为既懂了中医的旧说，再懂了西医的科学，只要稍微加些思考力，把科学法来解释旧说，并不十分困难，这就是沟通中西的下手方法。而且这项工作，只有中医做得，西医却做不起来。因为先懂了许多科学，再要教他学中医学时，就觉得到处模模糊糊，没有心情去彻底研究了。

科学头脑与中国学术的枘凿

中国学术皆是浑然整个的东西，不像科学那样，可以一步步了解。学习科学，用功一天有一天的知识，用功一年有一年的知识。中国学术却不是这样，就把文学做个代表。

起初上学读书，简直是一懂也不懂，只有把古人的文字熟读玩味，十年、二十年之后，自然而然地心领神会，就一懂百懂了。懂了之后，若问他文艺作品怎样是好，怎样是不好，却依旧说不出显明的标准来。假使读了一两年书，中途辍学，那就等于不读，一点得不到文学的知识。自从停止科举，开办学校以后，那些教育家想尽方法，要把中国文学纳入科学轨道。最初发现的一部《马氏文通》，用西洋 grammar 的法子，解说中国文法。结果，读《马氏文通》的人，没有一个把文学读通了的。这一着失败了，教育家就另想方法，以为中国文学太艰深了，不合儿童心理，须把国文教科书编得浅显，使他由浅入深。一次、二次试验下来，还是不中用，还以为教科书浅得尚未彻底的缘故，于是浅之又浅，就联想到文言合一、统一国语的问题，弄出什么注音字母及语体文来。岂知中国的幅员辽阔，各省方言不同，若要强迫广东、福建儿童学北平口音，就像读古人文字一样的艰难。后来开会议决，把注音国语的读音分为数种，湖广人用一种，闽广人用一种，北方人又用一种，所以这国语的读音，还是不统一。诸君试想，国语未统一之前，中国文字本是统一的，现在打倒了原有文言，用国语的语体文，弄得反而不统一起来，这不是庸人自扰么？到如今，有许多留学生读了几册西洋的戏剧脚本，便自命不凡，高唱文学革命，套上西洋的新式标点，满纸"她"呀"它"呀的新字，什么新诗哩，新文学哩，闹得烟尘气涨。在读过西文的人看了呢，勉强还揣测到些意思。在不读西文的人看了，简直是莫明其妙。自从有了学校教育以来，科学方面果然增加了不少知识，文学方面可称退步到极点了。因为文学与科学各有各的轨道，科学是唯物的，是客观的，文学是唯心的，是主观的。西洋留学生要包办教育，苦于不通中国文学，索性老着脸，自称新文学，就弄得非驴非马了。

讲到医学，本来是唯物的、客观的科学，不是唯心的、主观的文学，尤如中国医学带着很浓厚的文学色彩，中国医书多是浑然整块，没有一部合于科学方式的。有科学头脑的人，要他学中医学，简直比"愚公移山"还要难。倒过来，有文学头脑的人，要学科学，却很容易，尤其是读过四子五经的人，头脑格外灵敏。说起来好像是迷信，诸君休厌烦絮，听不佞道来。

不佞在十岁以前，过的是私塾生涯，天天挨打手心，呀呀地念那四子五经。十岁以后，进了新学堂，把打手心、跪板凳的日常刑罚一概赦免了，好比猴子脱了樊笼，欢喜得无可不可。耳朵里又听着教师的议论，四子五经不过是做八股的资料，八股是专制皇帝的愚民政策，唯有科学可以富国强兵。那时不佞年纪虽小，却也省得甲午、庚子两回国耻，时常握着小拳头，把外国人恨得牙痒痒地。如今听说科学可以富国强兵，便鞠躬尽瘁地研究起科学来。又因常听着科学教师的论调，要破除迷信，那时的不佞，以为迷信与科学是势不两立的东西，若要精通科学，须得先做一种工作，实行破除迷信。于是一个人偷偷地溜进土地堂里，爬到土地公公膝盖骨上，把他颔下的白胡子狠命拉得精光。刚巧被庙祝看见了，一声吆喝，不佞就一溜烟飞奔大吉，心里还好生得意，吾的工作既已完成了，就受人吆喝也值得。诸君，若论破除迷信的工作，自然要算现今下级党部里的同志们做得彻底了。你看他们排齐队伍，浩浩荡荡，杀奔各处庙里，把泥塑木雕的偶像，一个个打得稀烂，丝毫不敢抵抗。那些庙祝、师巫，吓得缩头缩脚，一息儿大气也不敢出。党同志的威风，比较不佞那时候偷偷摸摸的样子，自然有云泥之判。不过，不佞拉脱土地胡子的时代，处于专制淫威之下，城隍土地又是列入祀典的神明，不佞那种工作，不但庙祝可以吆喝，官厅也可以拿办。况且那时不佞所有的同志，只有自己两个小拳头，比不得如今的党同志们，处于青天白日之下，□□要人又大半是耶稣教里忠实信徒，打倒偶像，自有堂堂□□政府做后盾，这种顺水推舟的工作，比不佞自然要容易百倍。可是有一层，不佞的破除迷信，是小孩子见解，好像拉脱了土地胡子，吾的科学就可以突飞猛进，这不是小孩子的妄想么？如今的党同志，却都是成年男女，又是精通三民主义的大学问家，他们的主张行为，竟像十一二岁的不佞一样，这就很难索解的了。再进一层，偶像是迷信，应当打倒，"耶稣爱我"就不是迷信，无须打倒。这种理性，只怕小孩都讲不出口罢。

闲话休题，不佞既这样醉心科学，自然拼命用功，反嫌学校里的课程太慢，自己买了些科学书作课外读物。切^①记得有一年暑假里，读了十来天数学书，开学后课堂上讲了半年还没讲完，有时把些疑义问问教师，教师答不出来。在不佞呢，真为求学起见，并不是故意要难倒教师。教师却以为不佞有意作难，在教务会议席上彼此诉说陆某桀骜不驯。那时不佞也渐渐长大了，知道科学未必能直接富国强兵，又感觉得世途荆棘，大多数人只打算个人的发财问题，无人可以合作，就存了个消极厌世念头，把研究科学的心，冷淡了一半。于是索性搬出《十三经》《廿四史》来，做开倒车的工作，随便涉猎，只当消遣，因此得了些国学门径。要不是这样，不佞的头脑早已成了科学化，如何会学起中医来呢？

后来被生计问题驱逼着，再进学校，想弄张文凭，当作吃饭执照，自然又要磨科学的刀背了。那时的同学，有一半还是私塾出身，读过四书的，还有一半却是钦遵教育法规，从初等小学一步步升上来的。这些小学出身的同学，当然不能责备他们把国文卷子做得韩潮苏海^②般好，至于科学课目，应当驾轻就熟，很容易了。岂知他们对于科学虽是很用功，却不见得高明。考试时候，常见黄豆大的汗珠，从他们额上直滚下来，揭晓出来，十人中往往有四五人不及格。倒是那些私塾出身的同学，文字既做得

---

① 切：疑为"窃"，谦辞，指自己。
② 韩潮苏海：指唐朝韩愈和宋朝苏轼的文章气势磅礴，如海如潮。

好，科学也很不费事地"派司"① 了。

同时学校里的教员呢，最体面的自然是留学生，都是秀才、廪生到日本去了几年，改造出来的檠檠大材。记得有两句打油诗，咏这班人物，却也绘影绘声，叫"从今不说之乎者，换得新腔爱毗西"。不佞常听到这班教员夸张自己学业，说："吾们到日本，不过补习了一年语言文字，直接入大学校、专门学校，与日本人同班肄业。考起来，总是我们名列前茅。同班的日本人，从小学、中学升上来，成绩反不及吾们，可见得中国人聪明，日本人笨。"不佞把教师与同学的情形，参合起来研究，断定是私塾出身的聪明，小学出身的笨。换句话说，就是四子五经能浚发性灵，教科书能使人愚拙。后来不佞自己做教师，留心比较学生成绩，竟逃不出这个例。这话虽是无人说过，教育界中抱着同样感觉的，料也很多吧。至于读国语教科书出身的学生，不佞却未曾测验过。民国以来的教育家，一天天革新进步，造就出来的学生，当然要特别聪明些，吾们睁着眼瞧吧。

根据上文的事实，有文学头脑的人，很容易学科学。要沟通中西医学，先要兼习中西医学。中医的书籍带着文学色彩，西医的人才带着科学头脑，西医既不能学中医学，哪里能沟通？近来西医的报章杂志，常说中西决不能沟通，就为这个缘故。倒是中医界的人物，除却不学无术的江湖医生不算，都带着文学头脑，若能破工夫研究些科学与西医学，就不难沟通中西，因此不佞说："沟通中西的工作，只有中医做得，西医却做不起来。"能沟通中西的中医，恽铁樵先生总算是开山始祖，读者诸君料也见过他的著作，无须不佞捧场的。此外，就不佞所知，却也有三五人，这三五人中间，不佞也要当仁不让，叨陪末座的。

① 派：英文"pass"的音译，即通过。

脾脏的解释

去年不佞在中国医学院教书，学生办一种《医光》杂志，坐定要不佞做些稿子。不佞随便做了篇《脏腑论》，内中的细目，第一章是《开场白》，第二章是《论脾》，以下还没做下去。《医光》刚出了两期，把那两章文字登完了，中国医学院忽然闹起风潮来，今年能不能开学，尚有问题。就开学了，《医光》的内部已宣告结束，大概不再继续了。不佞那篇《脏腑论》，也落得省些功夫，不必赓续。但是《医光》的销数很少，只有二三百本，不佞的《脏腑论》《开场白》是油腔文字，埋没了不足惜，《论脾》的一章，似乎还有些价值。如今自己介绍到本刊里，请读者诸君指教，恰好当作沟通中西的一例，以下便是《论脾》的原文。

琰按：原文别见《五脏论》篇，编次本书第四卷，兹不复举。

"肺主皮毛"的解释

　　去年上海出过一种《益智》医报，办报人借重他老师的名义，向不佞要稿子，不佞随手写了篇《肺主皮毛说》，勉强交令销差。稿子寄去之后，报纸也没有看见，不知道那篇拙著合得上主笔先生的法眼否。现在《益智》报早已停刊了，不佞那篇《肺主皮毛说》竟没有留稿，如今用白话文默想出来，凑凑字数，与前面一章的《释脾》，做个无独有偶。

　　《内经·金匮真言论》云："西方色白，入通于肺……是以知病之在皮毛也。"《六节藏象论》云：肺者，气之本，魄之处也，其华在毛，其充在皮。《五脏生成篇》云："肺之合皮也，其荣毛也。"《痿论》云："肺主身之皮毛。""肺主皮毛"这句话，在中医是普通常识，记在心头，挂在口头，治病开方案的时候常常应用得着，好比太史公的"当此之时"一样，叫作得意之笔。若要追根究柢质问起来，答案无非是"《内经》上有的，圣人教吾们的"，再也说不出别的理由。在稍微懂得些生理学的人，自然知道肺与皮毛是绝不相干的两件东西，不必劳动余君云岫等如椽之笔。对于"肺主皮毛"的话，自然会不信。不佞敢斗胆武断一句，"肺主皮毛"这句话委实不错，不过这个理由，不但中医不懂，西医也不懂，不但余云岫不懂，做《内经》的人也未必真懂。如此说来，古今中外，只有你陆渊雷一个人懂得？这法螺未免吹得太大了！诸君且慢责备，听不佞说个比喻。有农夫供给蔬谷，渔人供给水产海味，猎人、牧人、屠夫供给肉类，樵夫供给柴薪，工匠供给锅灶器具，再有了盐梅调和，不佞不过加些缕切燔炙的工夫，做成大汉全席、卫生和菜，成盘整碗价端出来，请读者诸君大嚼。偶然一两样做得可口些，把诸君吃得咂嘴咂舌，不佞便落得个烹调好手的美号，其实自农夫、渔人以至樵子、工匠，都是劳苦功高，哪里是不佞一个人的能耐！如今的中医呢，那些家学渊源，用不到读书的，不用说。就是医校里的大教授、医报里的大主笔，他们邺架^①上的锦签玉轴，无非是一部《汤头歌诀》，一部《临证指南》，一部《内经知要》或是《素灵类纂》，合计价值，一尊袁头还有得找出。有了这几部最要的书，足够开方子、写脉案，一世吃着不尽了。最肯发奋用功，学问最渊博的，向当家太太面前再三疏通妥当了，在家庭预算案之外，提出一宗特别经费，买他一部精校断句的《御纂医宗金鉴》，那就绰乎有余，尽可以挂"男妇内外大小方脉"的招牌。至于科学书、西医书，动不动就是几块大龙洋，与经济学的原则大相矛盾，要买他做怎的？只要牢牢谨记两句话"西医长于解剖，中医长于气化"，硬着头皮也可以将就与西医对骂。这个并不是厨子的烹调手段不高明，实在因为经济绝交的影响，厨房里原料的来源断绝，只剩得些空心萝卜、黄芽白菜，如何做得出好菜来？至于西医队里某某这班人呢，厨房里的原料倒也充足，不过他们的烹调法别有宗旨，把火鸡、鲍鱼那些来路货，特别做得可口，把熊掌、驼峰、鲈鱼、莼菜这些国货，特别做得不堪下箸，不是少放了盐，便是多加了胡椒，好叫读者诸君吃了他的西餐，下次再来，吃了他的中菜，不敢复试。这是因为他们受了西餐公司的委托，忠于所事，不得不然。上面这两种人，各有各的宗旨束缚着，却造就了不佞这个幸运儿。

闲话又说得太多了，要知"肺主皮毛"的理由，先须知道肺与皮毛的生理作用。因为古人说的肺，就是解剖、生理上的肺 lungs；古人说的皮毛，也就是解剖、生理上的皮 skin 与毛 hair。不过古人说的皮毛，皮与毛虽是两件东西，意思侧重在皮上。皮毛（皮而已，与毛无关）的生理作用，约有七端：一，裹护全身；二，感触外物；三，调节体温；四，吸养排炭；五，分泌汗液；六，分泌皮脂；七，吸收外敷之药物。就中以调节体温为最重要。人身的体温，须法伦表九十八度，最适宜于生活，无论冬夏，须保持这个常温度。体温之生成，由身体上种种化学作用而来。所以要起化学作用，又因饮食及新陈代谢而来。饮食及新陈代谢源源不断，那

---

① 邺架：指藏书处。

么，体温的生成也源源增加。因为要保持九十八度的常温，故皮肤上也源源不断地将体温放射到空气中去。体温的来源多了，皮肤上放射出去的也多；来源少了，放射出去的也少。这样调节体温，就是皮毛的最重要生理工作。

在冬天，外界的气温很低，体温很容易放失掉。生理功能要解决这层困难，身体上的化学作用就登时亢盛起来，增加体温的来源，同时，皮肤也收缩起来，把放射的面积减小，体温就不容易放失掉。这么一来，体温就不至于跟着气温而低落了。在夏天，外界的气温很高，有时竟与体温不相上下，则体温很难放散。生理功能要解决这层困难，身体上化学作用就登时低减起来，减少体温的来源，同时皮肤也伸展开来，增加放射的面积。这么一来，体温就不至于跟着气温而高升了。诸君但留心考察自己的皮肤，冬天收缩得皱起来，夏天伸展得平平坦坦，这就是尊皮肤黾勉工作的一种表示。到了天气很热的时候，皮肤尽量伸展，还不够放射体温，就有一种补救方法——出汗。本来皮肤上的汗是源源不绝地挤出来，每人每昼夜要出两磅，折成天平称，足有一斤半，把呵嘲水①瓶装起来，足有两瓶。不过这种液汗，一出到皮肤表面，马上蒸发成汽，吾们肉眼瞧不见他罢了。一到天气很热的时候，或是剧烈劳动的时候，汗特别加多，肉眼才瞧得见汗珠子。汗液蒸成汽，必消耗相当的温度，所以出汗也能够放散体温。出汗与放射，皆是皮肤的职务。可知皮肤的生理作用，最重要的就是放散体温。

肺是个呼吸器官，呼出自家身上产生的炭酸气，吸取空气中的养气。吸养排炭的功用，诸君料也彻底明白，不佞省些笔墨，不说了。诸君倘若瞧过梅兰芳的新编好戏，或是听过性学博士的演讲，场子里人山人海，挤得水泄不通。那时尊耳、尊目，虽是享着视听之娱，可是尊鼻、尊肺却大受影响，觉得气闷非常。这就因为场子里的养气，被瞧戏、听讲的同志们吸完了，所有的尽是些呼出来的炭酸气。吸气时候，好像做买卖的进了劣

---

① 呵嘲水：嘲，古同"谰"。即荷兰水，汽水之意。

货，非但没销路，还要吃反日会干涉罚金，哪得不气闷呢？不过一出了戏馆、演讲厅，吸到新鲜空气，就登时爽快了。

说了大半天的生理功能，肺与皮毛各行各的职务，如何发生联带关系呢？原来放散体温虽是皮毛的职务，肺也帮他的忙，呼吸时呼出热的炭酸气，换进冷的空气，当然也放散少量的体温。生理学家计算放散体温的比例，皮毛放散四十分之三十二，肺放散四十分之七，还有四十分之一，是从大小便里放散的。从这个比例看来，肺所放散的体温，不能算是少数哩。一方面，呼吸虽是肺的作用，皮毛也很帮忙，不过皮肤上排出的炭酸气，仅及肺的二百分之一，不能变静脉血为动脉血。久不洗澡时，皮毛的呼吸作用当然要受影响。一洗了澡，身体上爽快，也像刚出戏馆，吸到新鲜空气时一样，这是皮毛的呼吸作用忽然恢复了的缘故。若是青蛙一类的薄皮动物，皮毛的呼吸能力更大，割掉肺也可以不死。

这样说来，肺主呼吸，同时助皮毛放散体温；皮毛主放散体温，同时助肺呼吸。他们俩的合作精神，只怕比英日同盟更来得道地切实。这就是肺与皮毛的联带关系，也就是"肺主皮毛"的真确解释。但古人为什么不说"肺与皮毛互助"，倒说"肺主皮毛"呢？因为古人把生理、病理机转概括起来，分配于五脏六腑，把其余的器官都当作脏腑的附属品，这也是古人缺少生理实验的短处。肺是个脏，皮毛既不是脏，又不是腑，所以肺主得皮毛，皮毛主不得肺，而且够不上说一句"与肺互助"哩。

不佞这个理由，是研究《伤寒论》时悟出来的。伤寒麻黄汤证，发热，汗不出，气喘。吃了麻黄汤，出了汗，热也会退，气也会平，这是什么缘故？麻黄汤中四味药，麻黄的功效只是发汗，李时珍说他是肺经专药，不佞却不大相信。桂枝的功效，扩张肌肤表层的小血管，帮助麻黄发汗。甘草好像是位党国要人，各机关都有他的大名，却不甚负责办事。只有一味杏仁，如何就平得气喘？心里怀疑，不肯罢休，就从病人想到健康人，又从人身上想到动物身上，想到一条狗，居然想出道理来了。无论天气怎样热，从来没见过狗出汗，只见他张口喘气，伸舌流涎，可知狗皮与人皮不同，不会出汗。既不会出汗，就不能充分放散体温，于是乎，放散体温的大副——肺就不得不格外偏劳，大呼大吸起来，喘作一团。一面伸出舌子，流出狗涎，把蒸发口涎来代替蒸发汗液，这也是狗生理上一种救济代偿作用。害伤寒麻黄证的人，皮毛上因为有恶寒的感觉，皮肤就守着过冬天的老例，收缩起来，汗腺也紧闭起来，把体温牢牢守着，死也不肯放散。但是体温的来源却并不因此减少，体温蓄积起来，所以成了发热。虽已发热，皮毛上依旧感着恶寒，反因发热之后，体温与外界气温相差愈远，皮毛拿体温去测气温，愈觉得外面寒冷，就愈加紧闭起来，所以成了"汗不出"。这时身体上体温太高了，想要放散一点，无如皮毛不肯从命，大班旷职，只有大副出场，把体温从呼吸里放散。可是肺的散温力量本只有四十分之七，如今要他代理毛皮，把积压下来的公事登时理清，自然见得力小任重，要气喘了。这样说来，伤寒证的汗不出而喘，竟与夏天的狗一般无二。不过狗皮天然不会出汗，无法可想，伤寒证的不出汗，那是"不为也，非不能也"。做医生的用麻黄、桂枝，强迫皮毛出汗，也像官厅政府一样，叫作"强制执行"。出汗之后，热血畅行到皮毛，皮毛自然不恶寒，不再紧缩了，体温也得充分放散，肺也不必再喘了。不佞因此悟得，麻黄汤四味药，得力的只有麻黄、桂枝两味，遇到伤寒病时，往往不用杏仁、炙甘草，只用麻黄、桂枝，一般也能出汗、退热、平喘，并且因此悟得"肺主皮毛"这句话，也有了真确解释。

前期中说的第六个具体条件，以上两章的解释，就算做个举例。不过不佞这一期的文字，已经特别卖力，比前几期加多了几千字了，至于第七、第八、第九个条件，只得休息一个月，且听下回分解。

○以上第五号，己巳二月出版。

细菌原虫非绝对的病原

第四期里第七个具体条件，是"细菌原虫非绝对的病原"。如今要说明这个理由，须先把病原细菌学的大略，略说一下。病原细菌学，在西医要算是普通常识，人人知道，无须不佞饶舌。但是这册《中国医学月刊》的读者，十分之六是欢喜研究中医的学者，不是医界里人，十分之二三是中医，西医只有十分之一二。为便利大多数读者起见，不得不略说一下。在这里有一事须附带声明，不佞并不曾进过西医学校，并不曾受过病原细菌学的功课，什么培养、着色、镜检、血清反应等玩意儿，也并不曾亲自动手试验过。不佞所有的细菌知识，无非从几册书本子里稗贩来的，又因为不懂得德文，只略识些英文、日文，也苦不甚高明，所看细菌学的书籍，只是几种译本，所以不佞所有的病原细菌知识，自然是一知半解，极肤浅的了。如今老着脸说起细菌学来，自然免不了纰漏百出，只得仰烦精通细菌学的读者诸君，不惮指正。

凡是传染病，必有一种病毒，从病人身上传到健康人身上，把健康人引起一种同样的疾病。古时人，心知这种病毒，却不能指实他究竟是怎样一件东西，于是纷纷揣测，或以为由于空气中的瘴气，或以为由于与病人接触。直至十九世纪中叶，显微镜的构造进步之后，人们可以看到肉眼所看不见的东西，就逐渐发现了许多极微小的有机体，为各种传染病之病原。迄于今日，这种病原体已经确实认定的有七十余种，皆是单细胞的有机体，大多数属于植物界，叫作细菌，也有属于动物界的，叫作原虫，通常说的"病原细菌"就包括原虫在内。

从传染病病人身上取出血液、痰、唾、粪便等物，挑取一小滴，涂布于玻璃片上，就可以装上显微镜，窥察他的形态。但是大多数的病原体形体极小，显微镜上往往透明雪亮，看不清楚，那就要用种种相当的药品，先把玻片上的病原体着了颜色才可以镜检。若要得多量的病原体做试验，须把含有病原体的血液、痰唾等物，用适宜的滋养物喂养他，叫作培养基，可以用液体，也可以用固体。血液、痰唾、粪便中间，往往有多种细菌原虫混在一起。若要取纯粹的某一种病原体时，须用固形培养基，使各种细菌原虫繁殖成各个集落，各集落显出各种不同的颜色，一块儿黄，一块儿黑，再从一集落中间挑出些少，另行培养起来，就可以得多量的纯粹某种细菌。把菌体或菌体分泌出来的毒液注射到动物身上，那动物就会显出病状来，与传染病的病人一样，且一种菌有一种病状，各各不同，这就是细菌引起疾病的铁证。

最著名的细菌学大家，一身兼有开创与集大成的，便是德国人壳克氏 Robert Koch[①]。他老人家定下三个原则，证明细菌原虫是传染病的病原：一，传染病的全经过中，病人身中必有病原体存在；二，病原体可以培养而得其纯粹者；三，将病原体注入动物体内，该动物必须发同一之病证。

传染病全愈之后，常于若干年之内不再感染同样之病，例如天花、猩红热、伤寒等，病过一次之后，往往终身不再感染，白喉全愈后，十年之内不再感染。这因为害传染病时，身体中生出一种抗毒力，抵抗那种病菌，结果抗毒力战胜了病菌，病因此全愈。以后若有同样的病菌侵袭，身体中发生抗毒力格外容易，就不至于发生病状了。好比一家人家，受着强盗打劫，如其不至于家破人亡，以后对于防盗方法，当然是特别讲究，门户谨严，枪械齐备。倘有不识相的强盗再去抢他时，那就对不起，只好一个个束手就缚了。这种容易发生抗毒力，或是体内存有抗毒力的性质，叫作"免疫性"。

○以上第六号，己巳三月出版。

《中国医学月刊》系及门丁济华主办，强鄙人长期撰稿，乃草此篇，逐期登载。及己巳之春，鄙人任上海国医学院教务，所事甚忙，济华索

———————
① Robert Koch：即罗伯特·科赫，德国医生和细菌学家，世界病原细菌学的奠基人和开拓者。

稿，不能如期交付。本期止此一篇，且未完篇者，济华到敝寓取稿，适鄙人外出，遂取书桌上未成之稿付印故也。是时济华办杂志之兴致已渐衰，又深知鄙人无暇，不复催索，遂令神龙无尾，戛然而止。今本琰撰次旧稿，将以付梓，固请续完，乃成下列若干行。时促肠枯，不能如原作之恣肆矣。

癸酉八月

渊雷附记

细菌不过是幺麽小物，怎样能使人发病，甚至发大病，连性命都保不住？这不是细菌自身的力量，乃是他们所产生的"毒素"大显神通所致。毒素有包藏于细菌体内者，称为"体内毒"，此种细菌繁殖之际，有多数老菌死灭崩溃，其体内毒乃散出而为患。另有一种菌，产生毒素，分泌到菌体外面，马上混入人的血循环里，播送到全身，发生种种全身症状，这一种称为"体外毒"，又名"分泌毒""游离毒""溶解毒"。这一种病菌，不必菌体崩溃，只要菌体栖息于人身中，就能发病。以上种种，都经过确实的试验，只有未经发现的情形，不可得而知，其已发现的情形，那是千真万确，更无可疑的地方了。至于毒素的化学分析，至今还是弄不清楚，只知道是一种蛋白质，他的分子极大（即分子中所含炭、轻、养、淡①之原子极多）。免疫性的"免疫体"（即发生免疫性之物质）尤其弄不清楚，只知道是血清中一种蛋白质。

人体或动物体感染了病菌，怎样地生出免疫体来？免疫体对于细菌及毒素，怎样地破灭或中和他？研究这种问题的科学，叫作"免疫学"。因为于细菌学有极密切的连带关系，往往与细菌学并成一门去研究。细菌学是不错，是从实验得来的知识。免疫学却不然了，因为免疫体与毒素的交涉完全是活人体内之事，又渺小得肉眼望不见，饶你显微镜再进步些，也窥察不到免疫状况（虽然从试验管里可以看到凝集、沉淀等反应）。因此，

① 炭、轻、养、淡：即碳、氢、氧、氮。

免疫学说就参参差差有了好几种，不像细菌学的众口一辞，别无异议。什么末去尼考甫①的食菌细胞说哩，接克耦的助体说哩，欧立克的侧锁说哩，来脱的调理素说哩，纷纷扰扰，各主张各的理由。总归一句，彼此是臆说罢咧，与古医书的玄谈，简直相差无几。不过古人的脑筋充满了阴阳五行的观念，臆测出来，是那么一回事。那些科学家的脑筋充满了细胞阿米白的观念，臆测出来，便是这么一回事。至于凭借固有观念来臆造学说，古人与科学家简直是半斤与八两，不见得古人特别拙笨，科学家特别聪敏。现在那班负着医药革命责任的"新医"，头脑非常清楚，对于中医旧说，因他是凭空臆造，早已攻击得体无完肤，我们是十二分钦佩的。独独谈到免疫学，却把末去尼考甫等的臆说，津津乐道，依样葫芦，一字也不敢怀疑、更改。推求其故，想必因为是外国人的学说，便以为不致错误吧。不佞考察我大中华的民族性，有两句考语，便是"顽固派太迷信冒牌古圣人，趋新派太迷信外国人"。掉两句文，叫作"楚则失矣，齐亦未为得也"。一样是盲从，一样是缺乏辨别力、判断力，谁也不能骄傲谁。

但是不佞不承认细菌原虫为绝对的病原，并不因为免疫学说的臆造。实因细菌学的实验上自有许多疑窦，使我不十分相信。健康人身上往往寻得出极危险的病菌，这人如何不病？疟疾的潜伏期与传染媒介亦甚可疑。这些在本编第一卷《答曾毓英君驳》的一篇中已经说过，这里省些笔墨，不去复说了。还有一个十分强项②的德国人，吞下一大杯培养的霍乱菌，结果只微微地腹泻，并不曾大发霍乱病。这德国人的姓名与事实，有好几种书报上载着，不佞记忆力太坏，记不清楚，起草时又当本年份最热的时候，勉强执笔，汗流浃背，也懒得去翻查，就这样混了过去吧。……从这些事实上看，细菌分明不能认为绝对的病原。假使有了细菌一定病，没有细菌决不病（指传染病），那才没有话说。可是读者诸君休得误会，不佞并不是不承认细菌，而且承认他是发病的很大原因，不过不承认他是绝对

---

① 末去尼考甫：即伊拉·伊里奇·梅契尼科夫，俄国动物学家、免疫学家、病理学家，获 1908 年诺贝尔生理学或医学奖。

② 强项：即强横之意。

的原因罢了。怎么叫绝对，便是"独一无二"的意思。

中医向来不知道细菌，人家说给他，他还要强词夺理地强辩。这一半因为懒于研究，一半因为饭碗问题，全是私心用事，不是凭良心说的话（一部分极顽固的中医除外）。西医拿住了这桩把柄，便是消灭中医的好题目，说中医不知道细菌，就不配治传染病，非但不会医治，而且因为不知道消毒手续，他那乌黑的长指甲，这个病人身上摸摸，那个病人身上捞捞，把病菌带来带去，简直是个传染媒介……诸君试想，市面上的疾病，传染病居其大多数，假使这个医生不会对付传染病，他能对付的病便很有限了，岂非消灭中医的一种很好策略？西医既定下这个策略，于是把病菌格外说得三头六臂，叫人害怕。在不知者听了这种话，便以为细菌以外无疾病，细菌一除，好像可以长生不老似的。这就过了分了。不佞因此要说穿他不是绝对的病原，这是因西医的过分宣传而说的。一方面对中医，却叫他们补习细菌学，这叫作"与子言言孝，与父言言慈"，看他缺点所在，对症发药。在不佞是一片热心，却不道两面不讨好，被两面视如仇敌，这也只好由他们了。

细菌原虫既不是绝对的病原，那么，传染病的原因究竟是什么呢？要知道人为万物之灵，不但智慧来得高超，便是身体的构造，也比别的动物来得复杂而精巧，对于疾病一切害身的事物，天赋的防御抵抗力非常之完密。要不然，病菌的种类这样多，繁殖率又这样大，依照优胜劣败的公例，人类早就淘汰净尽，成为细菌世界了。人体就因为有很大的防御抵抗力，若仅仅遇到一个发病原因，轻易也病不起来，必须有几个原因合伙而来，天赋的防御抵抗力对付不了时，才会害成功病。现在西洋人也见到这层道理了，对于传染病的原因，不复单说病菌了，换一种学说，叫作"三因鼎立"。那三因，却与陈无择的"外因、内因、不内外因"不同（陈说本只外因指传染病），一是病菌，二是气候，三是人体的抵抗力。病菌果然是紧要，是哪一种菌，便发出哪一种病来，其余二因，却也未可轻视。因为气候不适宜于病菌的繁殖时，虽有病菌，也不发病。人体的抵抗力充足时，虽有病菌，也不发病。必须三个原因全备时，这病才害得成功。"三因鼎立"是西洋的最新学说，现在国内的西医，颠来倒去只说病菌，是只认识了三分之一。中医只谈六气、七情，六气便是气候变化，中间有道理的一部分，其实便是"气候适宜于某种病菌的繁殖"，七情也能灭杀人体对于病毒的抵抗力，是中医只认识了比较不重要的三分之二，须得中西合并，才算完全哩。

讲到治疗法，西药的作用、副作用，都考究得很明了的，除掉六零六、九一四之类治疗梅毒外，简直没有根治病菌之药。西医的血清疗法乃是利用动物体天然产生的抗毒力，先设法引起了动物的抗毒力，移用于病人身上。西医的乏克辛疗法与预防注射，乃是用已死的菌体或细菌毒素，注射到人身上，直接引起人体的抗毒力。总而言之，现在的化学程度，没有法子造出抗菌、抗毒的药品来，虽然发现了病菌，而没有对付病菌的方法，还得靠人及动物的天然抵抗力。

至于中药，因为中医向来不知道病菌，当然没有专治病菌的药品。也许有实际杀菌的药，中医一向使用，而糊里糊涂不知道他杀菌，仍认他是祛风、清热等等功效。因为中医用药虽对，而说法往往说到夹层里，安知他没有杀菌药，"习焉而不察"呢？不过这种药，当然居极少数罢了。至于治疗气候与抵抗力，那是中药绰乎有余，而且治传染病的药方，多半是减轻病人的苦痛，苦痛减轻了，自然容易产生抗毒力。这话非三言两句所能说明，不在本篇范围之内，不佞另有一篇《传染病须知》，约略把他说明了。……从这一点看来，中医医治传染病，决不致不如西医，因为一样依赖病人的天然抗毒力，中医又注意到气候、抵抗力（注意正气，即是注意抵抗力）两个原因故也。

化学分析及动物试验不能解决药性

西医驳斥中医的文字，总说是学理上的辩论，不是饭碗上的竞争。不佞不肯以不肖之心待人，很愿意承认这话，而且很希望这话是诚实话。可是把他们的话综括起来，理出个总结论，好像只是这么说：

旧医是荒谬的，叫他们治病，非常危险，必须限日勒令停止营业。旧药却不无可取，若用科学方法测准了用法、用量，未始不可用作治疗。人们都有建设新医学的义务，你们旧医虽被勒停营业，还该将各种旧药的用法经验和盘托出，十万分忠实地贡献给科学家，好让科学家于化验分析时，心中有个大概的方针。化验清楚了，交给我们新医使用。若使必不得已，未经化验而施用，那么，与其让你们旧医用，无宁给我们新医用。因为新医有科学知识，用起来比较得当些。根据这个理由，旧医应把旧药的用法，直接供献给我们新医，这是从学理上得来的结论与办法，旧医、新医都义不容辞。换句话说，便是旧医该把业务归并给新医。

……一方面，事实上也有中医偶然用西药的，西医又这样说：

旧医用新药，因为不能透彻该药的用法、原理，万分危险，非严厉禁止不可。

诸君想吧，新医不会用旧药，旧医须教给他们；旧医若用新药，新医非但不教，还要严厉禁止。总而言之，不问新药、旧药，只该新医使用。这种主张虽说是辩论学理，在旁人看来，似乎总有点竞争饭碗的嫌疑吧。最近有个中医学校毕业生，带了几个正在中医学校读书的学生，出一种《国医评论》，把国医界的人物、著作，批评得半文不值，自己却没有什么新建设。把他出的三册《评论》翻遍了，只得到下面几句话：

我们只能将有经验的药方给科学家去研究，才不负古人传给我们的苦心，才不负我们应尽的责任。因为，在现在一般国医的学识看起来，要想探其究竟，是万万做不到的。所做得到的，就是将验方整理出来，给科学家去化验，听科学家化验后的报告。可是，将有效验的灵药整理出来，也不是一件容易之事，必须学验俱富的人，才可担任。……但我们既然是个国医，这个责任是不能推诿别人身上，只须能够有学问的人与有经验的人合作起来，我想成绩必不至于十分恶劣……

在我个人以科学整理国医，非但没有这个本领，而且没有这个野心，我是准备人家来整理而先事努力铲除虚玄的学理之一个下级劳工。

照此说来，理出中医的效方，献给科学家研究，是他们的唯一主张、唯一责任。这些效方什么时候可以理出，姑且不问他，可是他们的口气，看得中医学竟是无可改良、无可挽救，不知道他何以投身做中医！他的羽党，又何以在中医学校里挨年月、候文凭！这不是明知故犯么？西医正想中医的效方哩，如今竟有这几位杰出的中医，也想把效方供献出去，这秋波送得真道地，我想西医或者会公送他一个博士头衔，特许他无条件挂起新医招牌来哩。

如今假定他们的计划实行了，旧医一个个袖手停业，恭候科学家的化验报告了；《国医评论》的主编先生或是他的同志，居然把效方整理出、贡献出了，我们想想，那时的情形怎样。草木有机体的分析，可不是随便玩得成的，往往经年累月分析不出一味药品。德国人化验中药已经实行了好几年了，请问业已分析明白的究有几味？就算有了《国医评论》主编先生的整理供献，科学家格外兴奋，格外容易着手，一年化成功一味。那么，中医常用的药，约莫有三百余味，一一化完，至少要等候三百年。而且中医的治效，往往不在单味的药，而在多味的方。多味配合的作用，与单味各奏各效，是否相同，尚是问题。中药的煎煮，温度并不甚高，依理不能使有机体起分解化合作用。但中药之所谓"十八反"者，绝对不能同用，中医牢牢守着规矩，任何人不敢破例尝试。或者十八反中的几味药相遇时，有极剧烈的化学作用，也未可知。十八反中，甘遂反甘草，二者不得同用。但是《金匮要略》里有个甘遂半夏汤，偏生有甘草，不过煎煮法来得特别，不像寻常那样一锅子混煮。吉益东洞的女婿，不守成规，混煮了给病人吃，出了乱子，吃他丈人狠狠教训了一顿。这样看来，复方的配合，也须加以化验，仅仅化验单味药，还是不能应用。中医的效方，约莫有七八百首，假定一年化验成一首，至少又要等候七八百年，并化验单味的三百年，总共须一千年后，方能使用中医的效方。

中药不经化验，凭旧医们依照经验混用，也有许多新医医不好的病人，吃旧医医好了。虽不能著手成春，却也减少了不少枉死鬼。如今因为等候化验，一千年中不许吃中药，这一千年中，凡是西医医不好的病人，再也没有尝试中医的机会，老实只好听死。请问，新医的化验计划，究竟是有利、是有弊？

上面说一千年化验清楚，还是太看重化学哩。其实，草木的性效，吃了后如何分解、化合以显作用，现在的化学程度相差尚远，休想有圆满的答案。不要说吃药医病，便是吃大米饭医肚子饿，化学家只知道炭水化物、脂肪、蛋白质，只知道几种重要消化液的大概功用。近年约略知道几种维他命、几种内分泌，十分之七八还是模模糊糊，已经是惊人的成绩了。如今，要把药品与服药后的消化过程弄清楚，只怕一千年还是不够。这样说来，要等候中药化验明白，简直是理想中的乌托邦，不知几千万年才能实现。

退一步说，就算一千年后化验清楚了，那时你想使用中药，哼，对不起，只怕踏破铁鞋无觅处了。请问一千年没有主顾，那些药材行、饮片铺还维持得住么？那些采药、制药的人，以至于他的儿子、孙子、曾孙、玄孙、几十代灰孙，不要老早改业么？那些种药的农圃，不要改种别的有销路的东西么？那时的中药，已成历史上一个名词，哪里还找得到，给你使用？这样说来，新医的化验旧药计划，简直是日本人的"亲韩""亲满"，无非是"消灭"的代名词而已。《国医评论》的主编先生，想必头脑过于清楚了，才肯挺身任整理供献之责。

不佞的主张，中药未尝不可化验，但不必摒弃了经验用法，老等化验报告。中医也自然要改造，但改造方法不必像上海马路旁的改造房屋，拆成白地，重新打桩立柱，只须慢慢逐部抽添，一面照旧法使用，一面只管让科学家化验。化验出多少，随时拉入应用，岂不是好？现在大部分中医，果然全没有化学知识，不能应用化验报告，但化验不是短时间的事，以后的中医，自然随着潮流，进进学校，玩玩理化，自然理会得化验报告。若使停止经验用法，专等化验，那就好比"放掉手中的雀儿，希图空中的鹰儿"，鹰儿未必捉得着，雀儿早已逃跑了。

至于动物试验，那更靠不住了。狗吃了木鳖子会送命，猫吃了薄荷会醉倒，若把动物身上的药效应用到人身上，岂不要闹大笑话？要知道，中药是人体上试验下来的，功效当然比动物试验得来的准确得多。本篇上文已说过了，中药之起源是单方，单方多系病人自己发明。近来首都国医界，因为不乐意不佞参加中央国医馆的整理工作，特地在日报上开辟一栏医刊，直接、间接攻击不佞的学说。有一人竟这样说："中医学先有了五运六气等基本学说，然后由此发明药效，药效决不是碰彩般得来。"说这话的人，自然是伪黄帝、伪岐伯的忠实信徒，生成的铁皮脑子，灌不进辨别是非的思想。不过他读的书也实在太简陋，想必是《素灵类纂》《药性赋》这一类东西吧。若读过堂堂皇皇的《本草》，也不至于如此糊涂了。《本草》怎么说？《名医别录·序例》云："藕皮散血，起自庖人；牵牛逐水，近出野老。"《证类本草》藕实下引陶隐居云："宋帝时太官作血䏑，庖人削藕皮，误落血中，遂皆散不凝，医乃用藕疗血，多效也。"又，牵牛子下引陶隐居云："比来服之，以疗脚满气急，得小便利，无不差。此药始出田野人牵牛易药，故以名之。"这正是偶然碰彩而发明药效的事实，《本草》中明明载着，《本草纲目》也引入。《证类本草》是不十分通行的古书，虽有刻本，不能随便买到，普通市医往往连名目都不知道，这也罢了。《本草纲目》是最通行的书，石印、铅版，充斥坊间。做了个中医，而且伸头垫腿，在医刊里发表文字，难道连《本草纲目》都没有见过么？真正羞死人！不过越是浅薄的人，越不知天地有多大，以为学问不过是这么一回事，所以越要胡说八道，真所谓"愚而好自用，贱而好自专"，这是世间一般的情形，中医界不过加个"尤"字罢了。

单方药效，由人类的本能，偶然碰彩，络续发明出来。发明的人并不是什么医学家、药学家。医生搜罗了这些药效，不知怎样配合成方，在病人身上一次次实地试验下来，经过千百年，才成立了中医的汤液一派。如今说病人身上试验下来的作不得准，须从动物身上重新试验过，然后把来应用，岂不像俗语所谓"放了马步行"？真是大开倒车，倒行而逆施了！用动物试验药效，也未尝不可以，不过是研究的一种方法。若使废弃了中医，消灭了能用中药的人，眼巴巴望动物试验的结果来应用，那就成了呆鸟的行为了。

化学分析，现在的程度还不够；动物试验，结果又不免隔阂。要靠此二事来解决医药问题，是迂阔而不可能的。不佞是个中医，主张中医自己用力，把许多古方下一番体验辨别的工夫。哪几首是真有效的，哪几首是空吹牛皮，并无实效的。有效的中间，再要分辨出怎样的证候必须用，怎样的证候可以用，怎样的证候绝对不可用，这些都要从临床治病上体验。若能破除守秘的恶习，联合若干同志，互相报告，互相体验研究，那就进步更速了。至于化学分析、动物试验，不妨听那些科学家去玩，高兴时也不妨自己玩玩，所得的结果与经验上的用法参合起来，逐渐改良抽换，这是第一步工作。把效方与证候确定了，再从病理及化学上研究其所以然，这是第二步工作。并不惊师动众，并不打破旧医的饭碗，而使医学日进于光明之途，似乎是再妥当没有的办法了。打破人家饭碗是极危险的事，会生出种种风波花样，出于意料之外，叫你对付不了，所以不佞还是做个前任黎大总统，"有饭大家吃"的好。

中医学不必要求列入学校系统，
也不必向政府要求补助金

"生于忧患，死于安乐""孤臣孽子，其操心也危，其虑患也周，故达"，这是儒家的见解。"不见可欲，使心不乱"，这是道家的修养方法。佛家是更其艰苦了，做了比丘、比丘尼，绝对不许营生产，不许有积蓄，沿门托钵，以充衣食。……儒家的见解，是说贫贱生活中磨炼得出人才；佛、道的方法，是绝对不把富贵欲望去扰动他的心灵。根本道理是一样，不过儒家是世间法，道家是出世间法（老子《道德经》，大半人情透达，其处世似乎老奸巨猾，乃极阴深的世间法，《庄子》却是出世间法），佛家是出世间法，故其方法稍有不同耳。

从事实上统计，贫贱出身的青年，经过多少艰难困苦，除却资质极笨之外，多数能有成就；富贵出身的大少爷，吃得好，穿得好，多数成为绣花枕，中看不中用。不佞主张中医不仰仗政府，便是希望中医做贫苦子弟，勿做大少爷。中医的病根是不图上进、苟且偷安、自夸自大，不给他些困难，休想他能振作。一旦有了政府扶助，尤其使他们晏安鸩毒，走入死路里去。不佞这个主张，叫作"置之死地而后生"呀。中央国医馆开筹备大会时，主席团依次指名叫人上台演说，不知怎的叫到陆渊雷，不佞便爬上台去，说下面一番话：

不佞顷间从旅馆到此间会场，走过一片很空阔的旷地，荒凉得怕人，那地方便是满清时代驻防营的旧址。说起驻防营，真是令人感慨系之，不胜今昔之感。那时这地方住下整千万旗民，我们汉人走过时，须预备一片忍辱功夫才行。因为那些旗民，会无端踢你一腿，吐你一脸唾沫，或是三五成群，把你前拖后拽，看你栽筋斗取笑。你若有些拳脚功夫，实行自卫，同他们抵抗时，明天便有将军出场，向制台办交涉，制台便要找到你。专制时代的平民，一旦给制台大人亲自拘拿，吓都吓脱半条命了。所以那时候的旗民，真是天之骄子，比享有领事裁判权的外国人，更要强硬，更要横行。却不道现在烟消云散，只剩一片白地。

怎么叫驻防？驻扎在这个地方，防止你们汉人的反动革命。清朝的制度，旗民便是军队，从呱呱堕地时，便有一份很丰厚的口粮，一直吃到死。虽然也许读书应考，也许做生意买卖，但若不做这些行业时，衣食住的问题也不须忧虑。说句上海话："何等写意！"

吃了粮，当了兵，自然要下操场操练。起初呢，驰马弯弓，倒也煞是劲旅，后来承平日久，操练便懈怠下来，只顾唱唱戏、逛逛胡同。还有一般少年旗人，辫子梳得精光雪滑，脸上脂粉雪白鲜红喷香，走起路来屁股扭呀扭的，比梅兰芳上了台更来得动人怜爱。别有一般落拓的，遍身白虱，衣服的色彩宛像旧式剃发铺里的括刀布。冬天上街，缩头缩颈，两手藏在插袋里，死也不肯伸出。走过大饼铺，买大饼吃，叫店伙自行向口袋里摸钱，他却低头衔起一块大饼，一路嚼吃，一路扬长而去，始终不曾动手。这些情形，都是有驻防地方的人常常见到，把来告诉不佞的。旗民弄得如此下流，如此懒惰，要叫他们上阵杀敌，哪里能够？所以洪杨之役，驻防营的战绩，已一点没有了。到了民国革命，尤其腐败。那时南京将军铁良很想振作，下令每日操练，讵奈那些八旗子弟吃不起上操的苦，竟有逃亡溜走的。比及革命军到，只有汉人与汉人打几仗，驻防营是只有望风奔溃，土崩瓦解的份儿。那时南京土著，撖着平时的一肚子积怨，乘纷乱时候，一见旗民便砍杀。旗民方言，读"六"如"流"，平时"五流七八"，一口京腔，很足以摆威阔，到此却大受京腔之累。城门口列有稽查兵，有出城的，一声命令，"数下去"，旗人便"一二三四五流"，"流"字才出口，可怜脑袋已被砍落地。其幸而逃出的，农工商贾，百无一能，口粮是再也吃不到了，就得挨饥挨冷。民国政府五族平等，也曾顾念到旗民生计问题，可是革了二十年的命，政府愈弄愈穷，也就心有余而力不足。至今旗民成为五族中最饥寒的一族，这都是满清政府养得他们太优厚了，爱他们适所以害他们也！

今天是中央国医馆的筹备大会，主席叫我演说，我不说国医，却大说其八旗驻防，诸君要斥责我文不对题了。我就言归正传，我们国医，数千年来，政府不闻不问，同业中也没有什么联络与研究，记得几首套方，凭三寸不烂之舌，说得病家中听，寻上门来，便是买卖。那时医生只是医生，没有什么国医、西医的竞争，尽管暮气沉沉，那仰事俯畜，却也富足有余，不须忧虑。海禁一开，渐渐来了西医，变法一起，又渐渐有本国人的西医，于是渐渐有营业的竞争，有学理的辩论，驯至于有废止消灭的趋势。国医一次次受了刺激，也渐渐结起会来，出起杂志来，开起学校来。最近的卫生会议，给我们极大的刺激，便引起我们极大的努力。电报打了无数，呈文递了无数，代表推举了无数，奔走呼吁，费九牛二虎之力，团结成这个中央国医馆，好容易今天总算是筹备完竣了。这样说来，西医的种种攻击挤排，倒是我们国医的强心针、兴奋剂，攻击愈烈，国医的努力愈甚！说不定从此洗除暮气，壁垒一新，我们倒要感谢西医的攻击哩。

我们今天到会诸同业，多数欣欣然面有喜色，甚则带些趾高气扬的态度，"国医馆成立，政府做靠山，西医其奈我何？"诸同业若果真存了这个心，我却有点担忧。国医馆是引导我们整理、改良，不是做我们保险公司。国医馆成立之日，便是我们努力学术开始之日，不是要求保障成功之日。我们若不努力学术，而靠国医馆之保障，遑论国医馆不能保障，即使真能保障，保障得十分完密，像满清保障旗民一样。那么，我们依赖苟安的老脾气充分发展出来，不出百年，也像现在的驻防营一样。所谓中医学者，只剩一片白地，给过往行人凭吊而已。若是这样，国医馆成立之日，便是国医宣告死刑之日。不佞的忧虑在此，话说得太直了，不大中听，这是要诸君原谅的。

按：那日本不预备演说，并无腹稿，演说后亦未留稿。如今事隔二年余，追记出来，当然与当时说词稍有出入，然大段故是如此。读我书者，或有当日同在会场之人，谅能恍惚忆之。

这便是不佞不主张仰仗政府的理由。依不佞的主意，连国医馆也无须有。不过演说时若说这话，未免太煞风景，给许多热心护卫中医的伟人以难堪，只得这样适可而止了——在多数人，已觉演词太不讨趣了——如今再补充几个理由如下：不佞向做教员，努力做个好教员。但是好教员，在经费不甚充足的私立学校做得，在国立或公立学校，简直做不得。私立学校希望学生多，收学费来挹注①，好教员能吸收学生，学校当局也欢迎。至于国立、公立学校，经费不出在学生身上，学生的多少，学校当局绝不放在心上。教员若得了学生的赞美，自有一班劣等教员妒忌你，会结了党对付你，这是十年前不佞身受的苦楚。现在的学校或者不致如此，但人情不会大变。经费无忧了，便是偷安的祸根。

不佞所经历的中医学校，不过稍有盈余，教职员的竞争已非常利害，学术问题早已抛诸脑后。若加入学校系统，或政府有了补助金，那竞争不知到何地步呢。国医馆与国医分馆，不过空名目，并无实权实利，那些竞争馆长、理事的，已极尽纵横捭阖之能事，笑话百出。若有国立的中医校，只怕校门未开，官司已打到天边了。

人才大概分二种：一种事务的，很能活动，而学问、道德不能完善；一种学术的，很有见识，却不会活动，有时且大发书呆脾气，碰顶子，掼纱帽，无所不为。若要成事，须学术人才指挥、监督事务人才，方能走上轨道。但一种公立机关，或一宗公款出来，事务人才脚长手快，早已攫在手中，学术人才总究挨不上。结果事务人才横行起来，可以大丢其脸，把中医送终断气。

说到整理改进，便有一大群中医出来反对阻挠。探其本心，不过整理改进以后，他的玄谈失其效用，所以亟思保存，不愿改进。这仍是权利问题，不是学术问题。真正为学术者，不为利起，不为害止。不如听凭政府把中医废弃了，那些权利家自然改业他图，不复过问，然后学术家重新创造出来，不致再有阻力。

---

① 挹注：比喻从有余的地方取些出来以补不足的地方。

这不仰仗政府的主张，骤看似乎太奇怪，但不佞筹之已熟，政府的助力，实在是害多利少。近来所遇国医馆的情形，尤其使吾自认此主张为不错。茫茫学海，不知有人表同情否？

廿二年八月廿二傍晚匆匆草完

渊雷附记

卷 四

❀ 脏腑论 ❀
——《医光》

开场白

《内经》上说脏腑的部位功用，多半合不上解剖、生理。四千年来中医的学说，百转千回，脱不了《内经》的范围。《内经》既是不合科学的书，所以中医说的病理，就没有一处合于科学。明明是神经病，中医偏要说是肝病；明明是安和神经的药，中医偏要说是疏肝。外国人把 liver（肝脏）的作用一考查，觉得与神经病毫不相干，再也想不到中医口中的疏肝药就是安和神经的药。眼看着中医用疏肝药医好神经病，心里奇怪起来，一厢情愿，专诚请教中医，要问个究竟。中医呢，不消说得，自然是"东方风木，甲胆乙肝，水生木，木克土"，把四千年的国宝，一箍脑儿搬将出来。弄得外国人白瞪着两个碧眼睛莫名其妙，从此以为中医学有些神秘性质，无色人种是学不懂的，就把研究中医学的念头打扫得干干净净，依旧继续他那"动物试验"的最新方法。列位看官，吾们中国人受外国人的欺侮也够了，这种医病的巧妙方法，实在犯不着教给他们，好让他害起病来，一个个死得精光，这才合着上海一句流行语，叫作"死脱外国人"，也叫看官们出一口怨气。可是现在有一班做西医的人，说起来还是四万万中的同胞哩，他不过到日本去吃了几年"料理"，在日本课堂上点了几年卯，跑回中国来，好像受了特种使命一样，千方百计要破灭中医。就中的头儿脑儿，要算某甲某乙等几个人。他们破灭中医的工作，印书本、出报纸不算，还要趋炎附势，借政府的权威势力，把活人济世的中医学像泰山压顶般压迫下来，叫你立成齑粉。

问他们理由呢？说来说去，不过是"中医的理论不合科学"。某甲做的一部书，专门驳难《素问》《灵枢》，咬文嚼字，无非说《内经》不合于解剖、组织、生理、胎生诸科学。在下只恨中医界里懂得些科学的人实在太少，一向由着他耀武扬威，没人敢出头批驳他。纵容得那班狐群狗党，把个某甲直推到云端里，尊他一声打手，说："中医的老巢，经我们的打手打倒了。"这几句话，在下无意中从一本杂志上看见的，那杂志的名目与说这话的人却通通忘记了，不过在下罚得誓，绝对不是虚构。

在下自从研究医学以来，对于某甲这部书，可以说得久耳大名，只是一向无缘拜读，估量这部书一定是精深博大，决不是平常人所见得到、说得出的。好容易，直到今年夏天，从朋友处借得一本，一口气看完，不觉倒抽一口冷气。原来这部书说的话，也不过极庸极浅，只要中小学的学生，稍微有些科学知识，谁都见得到、说得出。却不道堂堂留日医学士的大作，只有中小学学生的程度，这就是日本人教中国学生，定有一种特别方法哪！

民国初年的时候，江苏中等学校是一班留学日本的大教育家包办的。这些大教育家的笑话很多。内中有一位，竭力提倡阳明学说。有人问他阳明是怎样个人物，他说是日本的先哲。还有一位，把日本老师的毕业训话牢牢记着，逢人称说。他说尧典上的"五月南巡守，十有一月北巡守"，夏天跑到热地方去，冬天跑到冷地方去，可见中国人向来不讲卫生。还有一位，想必是日本人最得意的门生了。他跑回来做师范校长，训话演说时，常说："你们中国怎样怎样不好，吾们日本怎样怎样好。"若不是日本人训练得到家，好好的中国人，哪里会忘却了切齿深仇，把日本认作"吾们"！哪里会忘却了宗风祖德，把中国当作"你们"！在下一向在学校里混饭吃，只道这些怪现象只有教育界里有，如今才晓得医药界里也有。

日本帝国大学有研究汉医汉药的专科，东京还有一处汉药实验院，把中国药品作动物试验，不过不许中国人参观。上海的同文书院，是侨沪日人的最高学府，向千顷堂书店买《本草纲目》，每年要几千百部。中国药销到日本去的也很多，在下偶然问过一两家药行，据说当归、杏仁、大黄、巴豆、甘松、乌头、附子多销日本庄。在下不出国门，已经知道日本人对于中医药这样竭力研究。某甲某乙这班人，是日本人的入室高徒，老师研究中医，高徒岂有不知之理！但是依甲乙辈说来，中医学简直是杀人不见血的东西。可知这种论调，决不是出于甲乙辈的本心，一定是受了老师的特种使命，甘心做汉奸，要把能用中药的中医一网打尽了，中药自然没有销路，好让他老师贱价收买去，加上糖衣胶床，改头换面，冒称新发明，拿去争医药上的国际地位。若说破灭中医竟是甲乙辈的本心，那么，他们的留学简直是枉空，白跑了一躺，对于老师研究医学的趋势，完全没有见到，不过受了几年特别训练，糊涂油蒙了心，跑回来宣传大日本帝国主义，像那些教育家一样罢咧。这样说来，日本人训练的中国学生，委实可怕啦。

《毛诗·小雅》里有首诗："螟蛉有子，蜾蠃负之，教诲尔子，式谷似之。"就是说蜾蠃能够把螟蛉教化得像自己一样。吾想日本人竟是蜾蠃，茅塞未开的留学生竟是螟蛉。不过螟蛉是螟蛉了，只怕真张实货的学术，日本人还要留给他本国的青年，不肯教给你这螟蛉哩。如今青天白日时代，这些螟蛉式的教育家，犯了学阀的罪名，已经被国民党里忠实同志一个个打倒了。只有这些螟蛉式的医学家，依旧是横行无忌。列位看官，在这经济绝交、抵制劣货的当儿，像甲乙一辈的劣货，还不要一律抵制么？国里头既是出了这些汉奸、日本螟蛉，在下就不得不把中医所说的脏腑一件件解释出来，看官们就知道《内经》上的话，并不是凭空捏造，不但合于生理，而且病理、药理无一处不合。这样一说破，一来，见得中医学本是近情著理，人人听得懂、学得会，并没有什么神秘玄妙；二来，中医界里的守旧派见了，也可以不必死守五运六气，给那班日本螟蛉拿住把柄；三来，社会上也可以明瞭中医的真价值，不致被日本螟蛉的书报搅乱是非。开场白说完，喝杯茶来，言归正传，先从脾脏解释起。

○以上创刊号，戊辰十一月出版。

论 脾

先要知道，解剖、生理上的"脾"，是西医心口中的"脾"，不是中医所说的"脾"。西医心口中的"脾"，西文叫作"spleen"，是个卵圆形的东西，位于左边季胁（即软胁）之部，大小略如腰子，柔脆得很，甚易破裂，里面血液很多。这东西在人身上究竟有什么用处，现在那班生理大家还没有弄清楚。有人说它制造白血球，有人说它毁灭红血球，也有人说它把血液中蛋白质的老废成分变成尿酸，议论纷纷不一。但是制造白血球是淋巴腺的职司，排除血液中老废成分是内肾的职司，红血球又是血中极重要的成分，无毁灭之必要。若说 spleen 的作用就是这么几种，那就成了个赘物，简直可以不必有啦。可是人害起病来，这东西却非常高兴，往往要参加病变工作。凡是发热的病，它总是兴高采烈，胀得肥胖胖的，好叫病人增加些痛苦，这就是西医常说的脾脏肿大。害疟疾的人，若使几个月不愈，左胁就得结成个硬帮帮的痞块，《金匮》上叫它疟母，就是这东西胀大了不肯还原的缘故。外国人研究这东西的作用，牺牲了无数动物做试验品，想尽方法，还是弄不明白，光起火来，索性把它割掉，看这动物倒也不死。人身上有了这件东西，没有叨着它的光，反而生出许多病痛来。除却急性热病之外，还有什么脾血管栓塞哩，脾脓疡、脾肿疡哩，巨大脾、游走脾哩，都是这劳什子不安本分的缘故。这样说来，spleen 这件东西，于人身上好像有损无益，不如早早打倒的好。但是天生成的东西，多少总是有些功用的，不能因为科学家弄不清楚，就硬派它无用，看它组织是个腺体，恐怕它也有一种内分泌哩。中医说的脾呢，谁都知道是个消化器官，与左胁骨里的 spleen 当然是绝不相干。所以《内经·灵兰秘典论》说："脾胃者，仓廪之官，五味出焉。"《六节藏象论》说："脾、胃、大肠、小肠、三焦、膀胱者，仓廪之本，营之居也，名为器，能化糟粕，转味而入出者也。"中医把脾胃当作消化器，把大肠当作排粪器，把小肠当作泌尿器。现在生理学发明出来，知道脾不是消化器，小肠也不是泌尿器，因为这个缘故，外国人对于中医学，死也不得明白，头脑简单的人，像某甲一类，就要把中医学大骂了。看官们须知世界上的事物，都是先有"需要"，后有供给需要的事物，一切学术技艺都是供给需要而产生，医学也只为供给治病的需要而产生。中医学本是先有了经验的药方，再从药效上推想出理论来。这种理论，在当时的知识范围以内，能够说明病理、药效，就算完事。只要治病有效，理论虽不能尽合事实，于医学的需要上并没有缺点。这层道理，在下已经在《改造中医之商榷》里发表过了。中医的诊断、治疗，都是从健体、病体各种机能的不同上定出方法来。病体机能与健体的不同，就是所谓症状。中医注意在症状上面，至于脏腑的名目，不过当作说明"机能变化"的学术语。所以中医的病名以及疾病分类法，都根据症状上生出来。现在的西医，恰恰与中医成了个反比例，太迷信科学了，病名、病类以及治疗方法，都要从科学里生出来。凡是科学的治疗，就是无效也是好的；非科学的治疗，就是有效也不肯用。自从有了病理解剖学，西医的目光就注照在病灶上面；自从有了病原细菌学，西医的目光就注照在病菌上面。至于机能上的变化，以为不过是一种症状，无关紧要。直到如今，病灶既没法子铲除，病菌也没法子消灭，一味价对症处置，弄得治疗的效验几乎等于零了。奉劝西医，不要只管迷信科学，分些脑力出来研究研究机能上的病变，或者治疗法可以有些进步吧。如今兜转笔头，又要说脾了。中医说的脾，也是一种机能，仅仅当它是个消化器官，实际上还隔着一层靴统子，抓不着脚踝骨上痒处哩。

《内经》把脾胃代表消化器。脾与胃既是两件东西，这其间也得有个分别，不能马马虎虎混过去。先要知道饮食之目的，是要补充身体各组织的消耗，在幼少时期，还要供给全身发育、生长的用途。食料吃下肚子去，并不是在胃肠里游历一番就算了，须把食料里的津液提出来，给胃肠吸收到血液里，由血液循环到全身，再给全身组织吸收去，才算达了饮食之目的。这样说来，吸收是饮食上主要作用，消化反而是吸收的预备功夫。因为食物须溶解之后方能吸收，消化作用就是把"不溶解物"变成"溶解物"，把"不可吸收物"变成"可吸收物"。吸收作用是肠胃中毛细血管与淋巴管的职司，毛细血管吸收的食物直接到静脉管里，淋巴管吸收的食物经过淋巴总管也到大静脉里。在小肠中的淋巴管，因吸收了许多富有脂肪的液体，颜色白得像乳糜一样，与别处的淋巴不同，所以特别有个名称，叫乳糜管。《内经》把脾胃代表消化器官，脾与胃究竟怎样分别呢？稍为加一点思索，就知道《内经》把消化作用归之于胃，把吸收作用归之于脾。怎样见得？因为《太阴阳明论》及《厥论》皆说："脾主为胃行其津液。"津液就是已经消化溶解了的食物，你看，《内经》当它是胃的成绩；"行津液"就是把已溶解的食物吸收到全身组织里去，你看，《内经》当它是脾的成绩。可知古人说的胃是指消化，说的脾是指吸收。若说内脏的组织呢？因古人不大开剥人体，所以不大看得着。躯壳外层的肌肉组织是很明显的，肌肉组织吸收到食物，就长得丰腴润泽；吸收不到食物，就不免瘦削枯腊。吸收作用既叫"脾"，所以说"脾主肌肉"；肌肉的肥瘦，四肢上最显明，所以说"脾主四肢"。多食多痰、肌肉瘦削的人，是能消化而不能吸收，所以叫他"胃强脾弱"。说到这里，《内经》上"脾"字的意义，已是怡然理顺，涣然冰释。看官们平时或许瞧不起《内经》，当它是一部朽腐书，经在下这样一解释，或者要化朽腐为神奇了，但是《内经》的神奇还不止于此。

无论毛细血管、淋巴管，凡是吸收的食物都入静脉。静脉血经右心房、右心室喷射到肺里，再经左心房、左心室喷射出来，由动脉运输到全身。所以吸收的食物，先要经过了肺，才能荣养到全身组织。这个道路，《内经》也已见到，所以《经脉别论》说："饮入于胃，游溢精气，上输于脾，脾气散精，上归于肺，通调水道，下输膀胱，水精四布，五经并行。"《灵枢·荣气》篇说："荣气之道，内谷为宝，谷入于胃，乃传之肺，流溢于中，布散于外。"它说"上归于肺""乃传之肺"，就是说饮食先要经过肺，才能传布到全身。不过古人不知道心脏专司喷射血液，不知道大循环、小循环都从心脏里喷出，所以没有说到心脏罢了。

中医既把"脾"字来代表吸收作用，所以遇到了吸收障碍的病，就叫它脾病，治疗上用催促吸收作用的药，就叫健脾。吸收作用亢盛时，身上的水分多数吸到了血管、淋巴管里，组织里就不免比较的干燥些，所以健脾药都是带些燥性的。催促吸收作用的药，不但催促肠胃的吸收，一般也催促组织的吸收，从药效上说来，健脾与脾病，竟是泛指任何部分的吸收作用，并不限于消化器官。既不是一部分、一器官的作用，若使从解剖生理的脏器里，想找一件东西，与《内经》上的"脾"对照，自然一万年也对照不起来。恽铁樵先生曾经说过："《内经》之脏腑，非实质之脏腑。"这话虽未能彻底，比较死守旧说的中医，已有上下床之判①了。单单一个脾脏，就关系到全身机能，哪里是一个实质的脏腑呢？中医对准了病症用药，从药效上推究得各种病变机转，把病变机转概括起来，成立五脏的名目，及至把它解释开来，却无有一处不合于生理、病理。这等近情著理、执简御繁的学术，若使还有人说"《灵》《素》杀人四千年"，说"中医愈病是幸中，不吃药也会自己好"，这个人若不是存心要破灭中医，定是个一窍不通的浑沌啦。

嘴里说脾病，说健脾，实际是吸收障碍，是催促吸收。催促吸收也用不到开刀割治，那么，嘴里只管说脾，心里连脾的形状、大小、部位一概都不知道，于治疗上也毫无妨碍。前面说过了，中医的目的只要医好病，并不要赶着解剖、生理做跟屁虫。庄子说的"得鱼忘筌"，正是中医学的绝好考语。不过到了现今的时代，还要"戊胃己脾，燥金湿土"，满嘴乱嚼，那就只好算个医匠，不能算医学。至于某甲这班人，到日本去学了个 spleen，拿回来与《内经》上的脾一比较，觉得龙头不对马嘴，就胆敢泼天大骂，说"《灵》《素》杀人"，那就只好算是笨驴，不能算学者。

琰按：《医光》杂志仅出二期而停刊，此《脏腑论》遂只论得脾家一脏，未及继续。编纂本书时，拟请雷师续完，以篇幅太长，时间不及而止。唯

---

① 上下床之判：意指人或事高下悬殊。

遂从讲义之《生理补证》于五脏六腑皆有详细解释，近日复取《补证》改成白话文，络续登载《首都新民报》之国医常识栏，以续成《腑脏论》。属稿未竣，亦未能编入，阅者谅之。

用药标准

——《自强医刊》长篇

开 篇

吃药是很危险的事情，吃得对，可以吃好疾病，吃得不对，就可以吃掉性命。而且吃得好病的药，一定可以吃得掉命。倒过来，吃不掉命的药，也就吃不好病。诸君试想，吃好病与吃掉命，一利一害，真是天差地隔，因为这个缘故，药不好随便乱吃，须经医生看准了病，才好用药哩。有等医生，知道药不好乱用，又知道自己没有看准病的本领，开起方子来，只用些吃不掉命的药，说是"不求有功，但求无过"。病家呢，倒也很欢迎这种医生，说他"用药和平，不会闹乱子"。岂知性味和平、吃不掉命的药，要望它吃好病，哪里能够？不如索性不吃药，倒来得省钱省事。顾亭林的学问见识，在明末清初时候，真是一时无两，他在《日知录》里说："古之庸医杀人，今之庸医不杀人亦不活人，使其人在不死不活之间，其病日深，而卒至于死。"意思就是说，古时的医生，用的是吃得好病的药，凡是药吃得好病的，比较上总来得猛烈。若是遇着庸医，没有把病看准，这药吃下去就可以送命，这叫作古之庸医杀人。现在的医生，用的是吃不掉命的药，凡是药吃不掉命的，好比果子、点心一样，当然也吃不好病。若使这病来得凶险，天天吃果子药、点心药，有什么用？病势依旧一天天进行，总归要死了完结。顾亭林说这番话，不过称赞古时的风俗质朴，做医生的也带些呆气；又叹息现在的风俗浅薄，做医生的也一味滑头。但是从病家一方面着想，患了真张实货的病，若使遇着个古之庸医，果然有一半送命的份儿，也有一半希望，可以望他医好病。若使遇着了今之庸医，那就完全没有希望，只好听其病死。这样说来，必不得已而求医服药，若使找不到良医，还是找个古之庸医来得上算。所以《日知录》的下文又说："而世但以不杀人为贤。"意思就是说，病家欢迎用和平药的医生，其实太不上算啦！这是亭林先生指导病家的一番苦心。亭林先生虽是个念书人，对于人情风俗的利弊却非常熟悉，决不是空唱高调的书呆子，他老人家的话，很可以听信。

在下要说句骇人听闻的话。清朝乾隆年间，苏州大名医叶天士，是个天字第一号大滑头。论他的滑头本领，足可以代表亭林所说的"今之庸医"。他专门用不死不活的药，他的医学简直是狗屁不通。诸君倘若不信，请看《中国医学月刊》第三、第四、第五期。若要知道他滑头手段，请看陆九芝的《世补斋医书》。不过九芝先生毕竟是状元宰相的老太爷，说话很忠厚，不像在下扯开了喉咙直倒罢了。叶天士凭着他那滑头手段，把名声吹得震天价响，自然有人跟他学医，就不知不觉地传了他一副滑头衣钵，学得几套滑头药方，自己却莫名其妙。所以凡是叶派医生，就算存心忠厚，肯做古之庸医，可怜也做不起来，因为他脑子里实在没有吃得掉命的药，叫他如何杀人呢？

记得大热天里医过一个病，病家在斜桥之南，制造局路，里居、姓名却记不得了。病人是五十岁左右的女子，从颈根以上，大汗如浴，下面呢，一天二三十遍的清水泻。照中国医书上的说法，叫作"阳离于上，阴决于下，阴阳离决"，照规矩要死的。在下看他家况非常之贫苦，不觉起了点恻隐之心，退还了诊金，替她医治，天天附子、干姜，一连吃了六天的附子理中汤，才止住了泻，再用黄芪建中加龙骨、牡蛎，止住了自汗，总算完全好了。当时看到第三天上，病家告诉我："药店里伙友，说你先生是北方名医，到南边来行道是行不通的。"那时在下也不以为意，因为病势危急，没工夫体味这些闲话。如今想起来，在下那时的地位很尴尬。一来，这病居然医好，总究是侥幸。二来，幸亏病家贫苦，悉听在下蛮做。若使家况宽裕些，半途中另请了叶派医生，一定要用不死不活的甘寒药，这病就一定要死。死了之后，病家取出前后的药方来，开个群医大会评议，社会上多的是叶派医生，英雄所见略同，一定是异口同声，说大热天怎好用附子、干姜，这病被姓陆的医坏了，后来名医挽救也来不及。那时候，就使在下生有一百张嘴，每张嘴里有一百条舌头，包管也分辩不来，那才呕死人哩！

在下做这篇文字，居心要把用药的标准公开贡献于社会。天有不测风云，谁也保不住一辈子不害病，知道些用药的常识，多少总是有益。上面说的一大堆话，却并不是闲文，也不是故意攻击叶派。因为在下学医的时候，就知道只有张仲景的方法真能够医好病，一向研究张仲景，些微有点心得，一面对于叶天士的学识，有真知灼见，知道他靠不住。

而且现在有一班西医，专门要破灭中医，把中医批驳得一文不值。据在下看来，西医的话也有几句说得中肯，不过只好批驳叶天士，却批驳不到张仲景。吾中医界里有了叶天士，好比人身上生了疔疮脓血，引得一般苍蝇蛆虫来钻吮。如今与其被西医教训，不如自己实行清党，省得人家越俎代庖，这是一层。日本通行西医已经五十年，中医几乎绝迹了，现在日本的中医又重新振兴起来，成立了什么东洋医道会、皇汉医界社，在那里锣鼓喧天地鼓吹。在下弄到了他们的书报，才知道日本的中医完全是仲景派。他们有许多西医，倒过来改习中医，把张仲景佩服得五体投地，说仲景的功效比"洋方"要捷速而妥当，而且有许多"洋医"无法医治的病，用仲景法可以速治，却从来没有一句恭维叶天士的话。可见得叶天士的滑头，只好哄哄苏州人，却哄不过日本人。日本人在二百年前，出了个名医吉益东洞，他把仲景所用的药，一味味体贴出用法标准。现在日本复兴中医，也是吉益东洞的功劳。东洞的用药标准，都有很明白的规定，不像中国人一样，只说些寒热温凉、活血理气等模模糊糊的话，近时又经那班新医翻成旧医的日本人，加一番实验修改，尤其来得确切了。在下照他们的话，试用过几次，都是有效的。如今把已试过的几种，先公布出来，不知读报诸君欢迎不欢迎。

人 参

普通社会有一种心理，害病服药时，药方中病不中病，完全把药价的贵贱做标准。倘若这药价贱了，只得三四角钱，就是吃得病好，病人、病家都不甚措意，以为这病本来轻浅，所以吃些草头贱药就会好，等于不吃药罢了。若是药价奇贵非常，一帖药花了二三十块钱，就把病人吃死，病家也决不怨医生。因为价钱贵的药，特别有一种名称，叫作"扳药"，倒说吃了这样贵的扳药，病还是不好，可知是病入膏肓，无可挽救的了。那些滑头医生参透了这种心理，为招徕生意起见，自然要竭力迎合，于是乎开起方子来，总得写上几味价值贵些的药，方案里还写几句恐吓话头，又是什么"防变"哩，"防延增剧"哩，"防其昏厥"哩。这法儿真个巧妙。一来，药价贵了，病家的心理，一定以为这药很有力量。二来，预先说了防变防剧的话头，这病倘若果真变起来剧起来，医生非但不负责任，还博得个先见的名声；倘若这病不变不剧，乖乖巧巧好了时，自然是医生的功劳，几帖药把些变呀、剧呀、昏厥呀，一概消弭于无形。你想这法儿巧妙不巧妙呢？方案上的恐吓话，当然是医生做的把戏，与病家无干，可是药价的昂贵，病家也要负一半责任，因为误认贵药是扳药，医生自然要迎合病家的心理哩。要知道起死回生的大药，多数是价值很贱，例如附子、干姜、大黄（现在大黄也贵了，这是因为销了日本庄的缘故，我们缓日再谈）、芒硝、巴豆、瓜蒂等类，都是不值钱的东西，却都配得上"扳药"两字的头衔。扳药中价值最贵的，自然要算本草书中第一味人参了。

有钱的人家，厨箱角里多半藏着一两枝老山吉林人参，些微有点不舒适时，就找将出来煎吃。医生开的药方上，若没有一味人参，心里就要说这医生瞧不起我们，估量我们吃不起人参。据在下算来，富贵人的性命，枉死于误服人参的，至少总有百分之三十以上。至于中下等社会的心理呢，也把贵药当扳药，与有钱人一样，不过他们所谓扳药，却不是人参，乃是犀黄（牛黄）。这真是很奇怪的，或许是上海和浦东一带的乡风罢。在下常听见人说："犀黄都吃过了，病还是不好。"可见他们的心目中，把犀黄作为回生夺命的唯一灵药，而且具有万能，可治百病的了。

　　有一天，在下坐在一家药铺里，来了一位劳农神圣①，穿了深蓝布的短衣犊鼻裤，手里持着扁担杆子，杆头上系着两只很大的空篮，赤了脚，跑得臭汗淋漓，一望而知是从乡间到市镇上卖掉了什么蔬菜瓜果哩。他走进药铺，从口袋里一把一把摸出些铜子来，说："买一千文犀黄。"这时药铺老班正陪着在下闲谈，一听见买犀黄的主顾，立刻堆下满面笑容，躬身亲自招待。只听他向那劳农说："犀黄一千文是不好买的，起码三千，才好上戥子。如今你老哥来，特别便宜②，算了二千罢。我们店里的犀黄最为道地，你老哥若不信时，尽管拿向别家去比。若是哪家的货物比得上我们的，我便一文也不要。"说时取出一个洋铁筒，去了盖，解开了一层层的纸裹，把犀黄给那劳农看。两人讲来讲去，讲定了一千五百文。正要动手称时，在下却耐不住了，走上去把老班的手一按，说道："且慢。"便问劳农："你买犀黄给谁吃？害的是怎样的病？"他说是小孩子伤风。在下又问："你家的小孩子，是否三房合一子？"他很诧异似地问在下怎么知道。其实这是显而易见的事情，因为看这劳农的神气，平日间用钱是非常吝啬的，如今成大把铜元买犀黄给孩子吃，可见这小孩子是他们家庭中唯一重要人物了。他告诉在下，小孩子是两房合一子，年纪只得五岁，伤风咳嗽，七八天没有好，还有些头痛。在下就很恳切地开导他："咳嗽头痛用不到犀黄，吃了犀黄，病反要重。我替你另外用几样药，功效又灵，价钱又便宜，吃了若不对，你只管来向我问话，我赔偿你一百亩良田都使得。这药铺老班便算是证人。"好容易说得这劳农欢喜起来，千恩万

①　劳农神圣：主要指代农民。
②　特别便宜：原作"特便别宜"，据文义改。

谢地请我开方，我就写了个疏解药方，叫老班照配。老班瞪了我一个白眼，把张嘴撅得像猪八戒一样高，一步一懒地配好了药，拿算盘滴滴答答一算，只得二百三十文大钱。劳农拿了药去了，在下又向老班说："你休得怪我，净赚他不过一千五百文钱，万一吃坏了这两房合一子，断了人家羹饭种子，这罪过才大哩。"幸亏这老班平时也吃素念佛，也肯掏出百十块钱来捐助慈善事业，听了在下的话，也就罢了。诸君试想，不过是伤风咳嗽，只因二房合一子，就大破悭囊地吃起犀黄来，这是从哪里说起！

今天的正文，是要说用人参的标准。因为人参是贵药，连带想到社会上迷信贵药的习惯，就说上一大篇。诸君不要以为是闲文废话，倘把在下的意思逢人劝说，就暗中保全了不少人命。世界上若有因果报应，诸君这一场功德其实不小，包管会发财发福，多子多孙哩。闲话休提，如今要说到人参的用法了。

人参并不是万能的灵药，所以并不是一切病都可以吃得的。普通的西医迷信化验，他说把人参化验出来，并没有治病的有效成分，因此把人参作为价贵而无用之物，这也说得不是。须知现在的医化学程度还很幼稚，不能靠他解决医药问题。这也是本篇题外之文，不必细说。中医呢，又把人参说得神妙不可思议，说什么"大补阴阳，能回元气于无何有之乡"。这法螺也吹得太大了。吉益东洞把《伤寒论》《金匮要略》里用人参的方剂汇集起来，得到一个张仲景用人参的标准，这才明白准确。他说："人参，主治心下痞坚、痞硬、支结也，旁治不食、呕吐、喜唾、心痛、腹痛、烦悸。"吉益东洞说的皆是《伤寒》《金匮》里的学术语，普通人看了不容易了解，在下先把他约略解释几句。"心下"并非确指心脏之下或心尖之下，古人称胸骨部位为"心"，因此鸠尾骨下的部位就叫"心下"。鸠尾骨下的部位，现在的中医叫它"脘部"，脘部的里面刚好是个胃。这样说来，心下痞坚、痞硬、支结，其实是"胃中痞坚、痞硬、支结"，因为胃外面的腹膜与腹肌肉不会起痞坚、痞硬、支结的感觉也。"痞坚、痞硬、支结"是病人自己的感觉，就是胃中闷气，像有什么东西撑住在里头。这时若用手按他气闷的地方，隔着肌肉、腹膜，可以觉得里头有个鞕（即硬字）块，块的界线又不甚分明，这就是心下痞坚、痞硬、支结的自觉证与他觉证。"不食"就是吃不下东西，"喜唾"就是常常吐痰，"烦悸"也是心下一种自觉证，"烦"是似饿非饿、似饱非饱的感觉，"悸"是霍霍地动荡的感觉，"烦悸"感觉也在心下。

以上吉益东洞说的用人参标准，在下躬亲试验过，都是十分有效的。不过有一层意思，须得补充一下。辨病证的寒热虚实，辨药性的温凉补泻，是中医学的第一步大纲。东洞却把寒热虚实、温凉补泻一箍脑儿推翻了不信，因此也不承认人参是补药。东洞的学说以及为学方法，在下是处处十分佩服，只有这一层，却不敢附和他，现在要补充的就是这一层。人参究竟是补药，用人参的病究竟是虚证，尽有全身症状是实证，局部的胃必须有虚证，才可以用人参。《伤寒论》中，桂枝新加汤证的"脉沉迟"，四逆加人参汤证的"脉微、亡血"，通脉四逆汤加减法"利止脉不出者，加人参"，可见人参有增高血压、救治亡血的功效，这就是人参补虚的凭据。若是实证而误用人参，那当然是无益有损了。关于这一层，汤本右卫门却说得周密了。汤本氏的著作，我们那位刘泗桥君正忙着翻译，一期期登载出来。如今在下把他说人参的一段，先行译载出来。泗桥哥，你休得怪我抢生意经。

汤本云：大抵用人参之法，其主目的为胃衰弱，因新陈代谢机能衰减，伴起痞硬，其副目的为伴发之食机不振、恶心呕吐、消化难而不食、下利等证。苟或反此原则而用人参，必有害无效。假令虽有胃衰弱之征，而无心下痞硬，则不可用人参；虽有心下痞硬，而无此机能衰减之候，亦不用本药。例如柴胡桂枝干姜汤证，虽为胃力衰弱，胃内呈停水之状，然心下不痞硬，故不用人参；大柴胡汤证，心下虽痞硬，然此痞硬是实证，且总证为新陈代谢机能亢进，故亦不用人参。（下略）

读者诸君把东洞与汤本的话参合起来，就知道怎样的病必须用人参，怎样的病不可以用人参，就不至于滥吃人参，颠倒把病弄坏了。在日本，人参的等级有三种，最普通的叫竹节人参，比较好一点的叫直根人参，最上等的叫御用人参。我们中国药铺中，却没有这样名目。在下的经验，凡是普通方剂，如小柴胡汤、生姜泻心汤等，用些太子参就有效了，落得价钱便宜。人参证比较重一点的，如理中汤等，用些人参须也可以将就了。至于极重的病，如通脉四逆证，利止脉不出，那就非吉林老山不可了。若误服人参，需解药时，只消三钱莱菔子，就可以把所服的人参消除净尽。

桔　梗

在下大锣大鼓地做这篇用药标准，刚刚做了一味人参，第二味就做起桔梗来，在稍有本草知识的人看了，觉得太凌乱，太没有轻重的次序了。不过在下对于桔梗的用法，有些小小会心、小小实验，因此就急于说出来。这就合了两句俗语，叫作"小人不藏财，三个零钱就显出来"。

桔梗，普通用来治咳嗽，治咽喉痛，都有效验。可是《本草》上载着一位先生的议论，真是妙不可酱油①。他说："桔梗为诸药舟楫，能载诸药上浮。"照他这样说法，药剂中用了一味桔梗，这碗药汤就浮在喉咙口，咽不下去了。或者，冲墙倒壁的大黄，若与桔梗同用，就会变成极剧烈的吐剂了。像这种糊涂话，说的人真亏他说出来，做书的人也亏他一字不改地记上去，学医的读了这种书，包管愈读愈糊涂，一世也不会高明。

张仲景用桔梗的方子，桔梗白散与桔梗汤，皆主"浊唾腥臭，久久吐脓"，这皆是呼吸器病。近世用桔梗治咳嗽，正是此意。排脓汤及排脓散皆用桔梗，排脓汤中的桔梗用得最重。这两个方子，虽不说主治何病，然而列入《疮痈肠痈篇》中，方名又叫排脓，自然是专于排脓了。排脓汤除了桔梗，只甘草、生姜、大枣三味，这三味皆没有排脓作用，可知排脓是桔梗的功效。吉益东洞根据了这几点，断定桔梗的功效是排脓。但是白散桔梗汤所主的浊唾简直是痰，不是化脓球菌所酿成的脓，就算久久吐脓，所吐的也未必是真脓。在下于是悟得仲景之所谓脓，是指人体内不当有而有的半流动体，上之在气管、支气管，下之在肠，凡不当有的半流动体，皆谓之脓，而桔梗皆有本领把它排除掉。桔梗既也能排除

---

① 妙不可酱油：为"妙不可言"的诙谐说法。因"言"音同"盐"，将"盐"说成"酱油"，便有了"妙不可酱油"一说。

下部的脓，可知"载诸药上浮"之说是不对了。不过桔梗虽能排脓，若要排上部的脓，须与贝母、杏仁等治肺药同用；若要排下部的脓，须与枳实、橘皮等肠胃药同用。这样说来，桔梗不能载诸药上浮，诸药却能把桔梗上行下达，指挥如意哩。在下于是变些新花样出来，应用这味桔梗。

前几天，痢疾很多，占了病人中十分之六七。不过今年的痢疾来势轻，容易医治。在下所医的痢疾，在前一个月内约有一百四五十人，没有一个死的。最普通的，从初起到病愈约共七八天，这七八天中间的二三天内，所下的完全是冻，不杂一些儿大便。吾想肠子里这些冻，也是不当有的半流动体，也可以请桔梗去排除它，于是就在黄芩、芍药、枳实等痢疾药中，重加桔梗。世医用桔梗，不过几分，吾却用到钱半，乃至二三钱。结果，冻就下得很多、很爽。冻将完时，就有明公正气的大便伴着下来，这痢疾就快要全愈了。在下经过了这一番实验，一发信桔梗的效用是排脓，不是什么"载诸药上浮"。一方面眼见得时下俗医，东也讨关子，西也探口风，弄得几首效方，自己就守口如瓶，非至亲密友不肯告语。在下是深恶痛绝，所以把自己的治病心得赤裸裸地显诸大众。

话是说完了，还有一段尾声。有一次治痢疾，写药方，开首第一味就是桔梗，刚巧旁边有位懂医药的朋友看着，在下知道他决不明瞭吾用桔梗的意思，就问他："用桔梗治痢疾，你道奇怪吗？"那朋友答道："你老哥真聪明，肺与大肠为表里，用肺药治肠病，真是合乎古训。"

吾笑得合合地，说道："吾何尝聪明，你才聪明呢。吾用桔梗治肠病，却忘了桔梗是肺药，亏你点醒吾。"诸君，中医书里，像"肺与大肠为表里"这一类的宪法条文，其实太多了。那班俗医，把些条文念得滚瓜烂熟，凌乱无章地塞了一脑子，遇到写方案、发议论，或是教授生徒的时候，捡合于自己主张的，任便搬一条出来，便可作为铁案，成强有力的理由。譬如，用桔梗治痢，赞成的呢，就说肺与大肠为表里，应当用的；反对的呢，又好说痢须下达，不当用桔梗上浮。真所谓此亦一是非，彼亦一是非，叫人茫无适从。若要中医学有进步，须把这种糊涂条文一扫而空，才会有真是非出来。在下与几位同志办的上海国医学院，一切课程都本了这个宗旨讲授的。清夜扪心，觉得不至于误人子弟吧。

○以上第一号，己巳九月出版。

麻黄、桂枝

列位看官，可知道今年今月今日，陆渊雷的生活状态是怎样？听我道来。每天七点半起身，穿衣服、洗脸、漱口，费去三十分钟。因为更没有时间了，就实行废止朝食。八点钟，跳上上海国医学院的讲台上课。九点钟，从华龙路奔到南市王家码头，干那劳什子的送诊。挨到十二点钟，好容易吃了碗饭，丢下碗箸，还得奔回国医学院，赶午后一点钟的课。不幸又套了个教务主任的头衔，不能十分有名无实，课后就得料理些事务。恽铁樵先生有三位女公子，坐在家里读书，需要中文教员。文学太桂花的，不要；教授法太呆板的，不要；年老的，因为精神不够，不要；年岁太轻的，因为学生是小姐，也不要。恽先生千挑万选，却点中了个陆渊雷。恽先生是陆渊雷学医的老师，老师的驱遣，再忙些也得承受下来。于是四点钟以后，还得坐一句①半钟的冷板凳。离开了那条冷板凳时，或有友朋邀去治病，或有其他私事，免不了又做一回马路巡阅使。大概七句钟回到国医学院，就握着小竹杆绞脑汁了。这几年在上海几个医校里教《伤寒》《金匮》，编的两种讲义，《伤寒今释》被《卫生报》拿去登了出来，《金匮今释》被《中国医学月刊》拿去登了出来，岂知引起了读者诸君的兴味，来问全书何时出版的信，少说些，每星期有两封。"女为悦己者容"，少不得把旧稿子彻底整理一番，预备印出来献丑呈正。可是学问这件东西，是跟着年岁变迁的。去年很得意的著作，今年看了，自己觉得纰漏太多，不惬意，最好让我一年年修改下去。假定一百岁要死，直到九十九岁那年，把书印出来，才得踌躇满志。如今既是急于赶嫁，就说不得了，只得尽心竭力，大修改一番，竟有十分之二三，把旧稿完全废弃了重做的。稿件一批

---

① 句：表示点时，相当于"点"；表示时段时，相当于"个"（钟头）。

批送给印刷所排版，还为讨好读者起见，亲自担任校对，每版要校过三遍才去打纸版。这样一来，电灯底下的工作就够得受用了，往往弄到两三点钟睡觉。至于剪发、洗澡、出大恭，甚而至于撒尿、放屁，都得预算个相巧的时间。忙得这个样子，外间相识的朋友、不相识的神交，写信来询问事情、研究学问，实在来不及作答，一封封积在书桌上，只管望着它抱歉。有时仆欧①们看见了，不问情由，掳掇到字纸篓里全付之一炬，在下也无可如何。说到这里，就连带向盼望复书的亲友们很诚恳地道个歉。

敝报里的主干——赓和老弟，天天嬉皮赖脸地催索稿子。没奈何，就写上麻黄、桂枝两味，做这一期的资料。说起这两味药，也很可怜。在张仲景时候，好像是两位□□要人，发表解肌、祛水降冲，非得这两味药列席，就开不成会、做不成事。如今呢——尤其在上海一带——却变成个时代落伍者。药铺里虽也备下这两味，只是凑凑数，一年销不到一斤、半斤。这为什么缘故？因为大家当作是猛烈药，医生不敢开上方子，病人不敢咽下喉咙，就自然而然地投闲置散起来。苏州人本来著名是文弱吴侬，胆子特别精细，又加出了位天医星叶天士，把仲景的成法彻底地革了命，从此苏州人害病吃药的时候，就配说一句话，叫作"麻桂无缘"。可是有多数病，非吃麻桂决不会好的。清朝道光、咸丰年间，有个孟河出产的医师，羡慕苏州的富庶，跑去挂牌治病，方子上开了些麻黄、桂枝，病人就摇头吐舌地不敢吃。他老人家没法了，只得向药铺里疏通起来，用麻黄浓汁收干在豆卷里面。他方子上开了豆卷，药铺中就把麻黄浸过的豆卷配出来。在病人，看见方子上只有豆卷，没有麻黄，就大着胆子喝下去，其实是等于吃了麻黄，不知不觉地病就好了，这也是这位孟河医师的一种权宜之计。天下事若要不知，除非莫为。不消几年，苏州的土产医师和病人都打听得明明白白，知道豆卷是浸过麻黄的。豆卷又是苏医的看家拳头，十张方子有九张要用——要不是这样，孟河医师用来浸麻黄的，也不一定要豆卷了——心想药铺中竟把猛烈杀人的麻黄汁收入豆卷里，这不是同我们

---

① 仆欧：英语 boy 的音译。侍者，仆役。

医生捣蛋么？用了豆卷，就得硬叫人吃麻黄，只怕医一个死一个，那就饭碗要砸破了。于是乎也成群结对，向药铺说明，凡是吾们苏医用的豆卷，只许清水漂浸，不许蘸着些儿麻黄汁。因此，方子上就大书清水豆卷，以示区别。如此以讹传讹，一直到如今，苏州、上海一带的医生，大多数喜欢写清水豆卷，却当他是味发汗药。这是把道咸年间苏医的药名，硬冒上孟河医的效用，真所谓张冠李戴，兀的不好笑煞人。诸君如若不信，请把《本草纲目》翻开一看，纲目里只有大豆黄卷，哪里有什么清水豆卷的名目。大豆黄卷的功效，从《本经》直到李时珍，只说"治湿痹筋挛膝痛，五脏不足，胃气结积，益气止痛，去黑皯，润肌肤皮毛，破妇人恶血，宜肾，除胃中积热，消水病胀满"，哪有发汗解肌的功效呢？

○以上第二号，己巳十月出版。

江湖上的医生与普通社会的心理，认麻黄为温热性的发汗药，轻易不敢尝试。不错，麻黄是温的，是发汗的，但是麻黄的温，须不比附子、干姜，温煞也有限。说个比方，好比适口的温汤，冬天喝了似乎暖，夏天喝了也并不嫌热。麻黄若与石膏一同用，反变成很凉的凉药，仲景书中的"麻杏甘石汤""越婢汤"便是麻石同用的凉药。这样说来，麻黄性温一层，可以不必顾虑了。若说到发汗，那就有个研究。汗液中的成分，除却水分以外，多半从蛋白质变成。因此之故，倘若这人有荣养不良的证据，知道他身体内缺少蛋白质时，不可发汗，发了汗时，蛋白质分解消耗得更多，荣养液更其要不足了。这个弊端，中医叫作"亡津液"。这是一层。还有一层，汗液流到皮肤面上，就蒸发成汽，飞散于空中，当它蒸发的时候，必须吸收身体的体温。因此之故，倘若这人生出体温的官能不健全，或竟体温低落，不及摄氏表三十七度的标准体温时，也不可发汗。发了汗时，体温被吸收得更多，来不及补充，体温低落下去，可以使身体上一切机能都跟着停阻起来，这个弊端，中医叫作"亡阳"。亡津液与亡阳两个弊端，不问什么发汗药都要防它，不但是麻黄。可怪那班俗医，见了三四分麻黄，便吓得倒躲不敢用，却喜欢用紫背浮萍，竟用到二三钱，岂知浮萍的发汗比麻黄要厉害十倍。在下亲见一个病人，吃了一钱半浮萍，一身大汗之后，弄得手瘫脚软，将养了七八个月才得复原。偏是这些朦朦懂懂的社会，不敢吃三四分的麻黄，反情情愿愿吃二三钱的浮萍。在下也曾瘏口哓音①，着实开导他们一番，无奈看他们神气，总是不肯相信，这才是"自作孽，不可活"，可怜而不足惜哪！

麻黄的效用是发汗，发汗的弊端是亡津液与亡阳。倘使这人津液不亏，阳也不虚，那就不怕发汗，换句话说，就不必畏忌麻黄哩。诸君试看劳力的苦工，哪一天不出几身大汗，再看夏天，哪一人不出几身大汗，何尝见他们亡津液与亡阳呢？至于医药上用麻黄，第一个目的，正因为津液太多；第二个目的，正因为体温太高。津液太多或体温太高而吃麻黄，正如饿了吃饭，里急了出恭，有什么害怕？若说医生本领低，看不准，只好开几味和平药，混口饭吃，那么，又为什么放胆用浮萍呢？总而言之，医界里不学无术的江湖太多，却被他们造成了空气，弄得黄钟毁弃、瓦釜雷鸣②。如今吾们办学校、出报纸，大声疾呼，一时哪里挽得转狂澜呢？

什么叫津液太多？就是全身或一部分含有蛋白质的液体太多。例如水肿是全身津液太多，痰饮（本在胃肠，时师以指呼吸器病，今姑从俗）是气管里一部分津液太多。古书上说的水气病、痰饮病，倘使那些水分利于从皮肤中赶出，那就是适用麻黄的标准，就是用麻黄的第一个目的。依张仲景的规矩，为第一目的而用麻黄，多半与石膏同用，上面说的麻杏甘石汤、越婢汤就是榜样。什么叫作体温太高？就是发热罢了。人体的温度源源不绝地生出来，也源源不绝地从皮肤放散到空气里去，生出与放散须得一样多少，才能保持三十七度的标准体温，才合于人体的生活条件。倘若生出不加多，放散减少时，就要发热；放散不减少，生出加多时，也要发热；生出加多，放散又减少时，尤其热得厉害。不管它生出的多不多，只要放散减少时，统得用麻黄发汗退热，这就是用麻黄的第二个目的。依张

---

① 瘏口哓音：音 tú kǒu xiāo yīn，意为舌敝唇焦，形容说话之多，费尽口舌。

② 黄钟毁弃、瓦釜雷鸣：语出《楚辞·卜居》，比喻贤才不用，无德无才之人却占据高位，威风一时。

仲景的规矩，为第二个目的而用麻黄，必须与桂枝同用，麻黄汤、葛根汤、青龙汤就是榜样。

发热的原因非常之多，怎么知道是放散减少而应当用麻黄呢？那也不难。第一，病人的皮肤干燥无汗；第二，病人自觉头疼怕冷；第三，脉搏浮。这发热、头疼、恶寒（即怕冷）、脉浮，张仲景叫它做"太阳证"。太阳证的病理说来话长，而且不在这篇目的范围之内，只得不说了。看官们定要问个究竟时，在下另外有一部《伤寒今释》快要印出来了，那是规规矩矩一部医书，不像这篇邋里邋遢的白话文，那部书里说得明明白白，诸君一看便知。如今且说无汗一证，知道皮肤紧闭，体温的放散一定减少了，所以用得着麻黄发汗。好好的人，为什么体温的放散会减少起来？那一定另外有一种病毒，在他身上作怪的缘故。不过人身体对于病毒，天生下来就有抵抗、驱逐的本能。抵抗、驱逐的路道很多，做医生的应该考察它用的是哪一条路道，考察定了，用药帮助它，这是医药的一个原则。考察得有"太阳证"，就知道身体要把病毒从皮肤里赶出去，那就要用发汗解肌药去帮助他了。因此之故，发热无汗的太阳证，就可以——而且必须——用麻黄、桂枝，这才是一举两得，既放散体温，又驱除病毒哩。不过有汗的太阳证，就不可以用麻黄，因为既是有汗，可见得发热的缘故并不是体温放散减少，用了麻黄恐防要亡津液，若与桂枝同用，尤其恐怕要亡阳了。

若为第一个目的——逐水气而用麻黄，无汗的当然要用，有汗的也要用。因为水气病有汗，尤其知道身体要把水气从皮肤里赶出，索性用麻黄帮它赶个罄尽，病自然好了。既是水气，就不怕它亡津液，不与桂枝同用，也不怕它亡阳。所以仲景书中，麻杏甘石汤、越婢汤的证候皆是汗出的，而且不一定发热的，而且多数属于慢性病，没有太阳证的。

以上说的麻黄标准，皆从发汗说来。但是麻黄的效用，不但发汗，还能治喘息。本来张仲景用麻黄的证候，十之八九有喘的，俗医却不晓得。三十余年前，日本人长井义从麻黄中分析得一种植物性盐基，叫作"爱弗特灵"Ephedrin。五年前，中国人陈克恢博士发明"爱弗特灵"的化学构造式，与西药之副肾精 Adrenalin 极其类似。副肾精本可以治喘息的，而"爱弗特灵"治喘息尤其有效，而且没有副肾精的危险副作用。所以麻黄治喘息，现在的西医差不多人人知道了，中医反而多不知道，你道可叹不可叹！吉益东洞说"麻黄主治喘咳水气"，真是不错哪。但是喘咳属于虚的，麻黄却是用不得，例如肺痨病及老年痰喘等，皆不可用麻黄。老年痰喘也有实的，在下曾用麻黄治好一人，那就要有辨别虚实的本领，非三言两语说得明白，也非本篇的范围，只得不谈了。却有一桩，据化验的结果，麻黄的有效成分不过千分之三，多至千分之五，那么，用五分麻黄，实际药力只得二毫五丝。二毫五丝的药，凭他怎样剧烈，凭他怎样重病，总吃不死人吧。湖北地方通常用一二钱，四川用到三五钱，那才要把细些。江浙通常用三四分，还是不敢吃，在下真是莫名其土地堂 [①] 了。

　　○以上第四号，己巳十二月出版。

　　陆渊雷从本年一月里，做了篇用药标准的麻黄，与读者诸君相见后，一向销声匿迹，不曾继续，害得读者诸君纷纷函促，对不起得很。记得有位画家，在他所作的山水上，押一颗成语图章，叫"五日一山，十日一水"。如今在下这篇大作，倒也可以押上一章，叫作"五月一麻，十月一桂"。诸君若问在下何以如此拆烂污，一来是性情太懒，二来是工夫忙了些，三来有件非同小可的原因叫在下灰心，对于宣传国医药的义务工作，有些儿不敢继续努力。诸君横竖喜欢听在下的扯淡，在下就一一从头诉来。

　　在下插身到社会，本不是中医队里的人物，向来在教育界里混口饭吃，教书从初等小学直到高等师范，教鞭、粉笔，风味饱尝。自从五四风潮之后，那些莘莘学子，多一分爱国的热血，便少一些读书的光阴。眼看他们天天游街示威，没工夫上课，把个在下空闲得无书可教，在下不好意思拿干薪、吃白饭。而且那时的教育界正是努力革新的时代，许多教育大

---

① 莫名其土地堂：即莫名其妙，"妙"与"庙"同音，"庙"又叫土地堂，所以就成了"莫名其土地堂"。

家费尽手腕取到了地盘权力，往往来不及把他的抱负施展出来，便被那更革新的人物排挤而去。换句话说，只有革新的分儿，没有施教之余地，恰好是一个小小政局的雏形。在下自顾只会教几句死书，什么交际活动却是丝毫理会不来，挤在教育界里也觉自惭形秽，因此上赌气，丢下这破饭碗，别谋超然独立的吃饭地，立志要学俗语所传的姜太公钓鱼，叫作"愿者上钩，不愿者去罢"。返躬自问，从小涂鸦，那几笔篆、隶、草、真，还勉强看得，就想从此生发，卖卖字罢。回头一想，不好，卖字生涯果然是超然独立了，但书画这种东西，寒不可衣，饥不可食，人家花了钱去做装饰品，那么，我的生活等于开了奢侈品制造厂，依旧替社会分利，吃白饭，做米蛀虫，良心上总觉惭愧，于是才半路出家，学起医来。又因为中医的治效很有胜过西医的地方，可是中医的说理总是恍恍惚惚，不像科学有真凭实据。科学的大部分是真确的，中医治疗的大部分也是真确的，料得中医的治法一定暗合科学，苦于无人能理会出来，在下就决计投身中医，努力搜求中医治法的科学原理。从甲子年起，翻出《伤寒论》来从头细读，这是在下学医的动机。若问在下甲子年前有无医学根柢，哈哈，那简直是一窍不通。在下以前所用功的，国学方面，如经学、小学、性理学、文学、史学（包括政治、地理等）以及目录、版本、金石考据，都有些门径；科学方面，最用功的是数学与天文；至于理化、生理之等，也略知大概；其他阴阳术数一流，汉宋易学之外，如大六壬文王课的占卜、子平神峰的命理、皇极经世的推数，也因好奇心盛，理会过一二。近来几位保存国粹的大医家，见在下极端反对五行运气一派话头，往往大骂离经叛道，说"中医须深通阴阳造化之理"，以为在下是门外汉。哼！若使在下真同他谈起阴阳造化来，只怕他们虽自命深通，也未必难得倒在下哩。可是在下一肚子的杂货，于中若要挑些医药知识时，实不相瞒，恰恰只有两件，只晓得吃了麻黄会出汗，吃了大黄会出恭，除此之外，一无所知。这几句话，在下对朋友常说，对医校里学生也屡说不一说。这叫作学问公开，大张晓谕。在下羞耻之心未泯，何必藏头露尾，搭空架子吹牛呢？在朋友学生们，听了在下这些话，却也不加轻视。至于远地神交，尽有不明真相的。有人到南京，遇到一位西医，他从《广济医刊》里见过在下的议论，问起："你们上海有位医界耆宿陆渊雷，这人想必六十多岁了，老兄可认识他？"哪里知道在下学医不过六七年，年龄也只好苏州人讨价，打个对折，不过三十开外。如今据实招供了，省得外界胡猜瞎说。

话愈说愈远了，诸君可知道学问的浅深，不可以修学的年岁为比例。果能用功，则"别来三日，便当刮目相看"。在下六七年工夫，只有这些心得，自己还觉得惭愧哩。同一用功，而进步大有迟速。一则资质有敏锐与迟钝，二则用功有得法与不得法。现在的学校制度，限定了课程，定要挨过若干年才能毕业，在下觉得埋没了不少英才。这是在下亲身经历的事情，当时在下做学生上教室听讲时，以为这种功课一望便明，可以不学而能，何必晓晓细讲？于是桌上摊着课本讲义，桌下膝盖上却是木版旧书，埋头偷看，耳朵里听到教员讲到精彩之处，才一抬头看看讲义本。出了教室，与课本讲义更是无缘了。同学中尽多驯良用功的人，上课时目不斜视，耳不旁听，下了课还摊出课本来细细温习。等到大考时候，在下总不会落在他们后头，因此在下颇自喜聪明。哪知更有聪明的人，他上课时与在下一样视而不见，听而不闻，却并不另外看木版旧书，终日嘻天哈地，胡说八道，考起来也是名列前茅。在下偶然同他谈些学问，他也应答如流，把在下惊得呆了，不过觉得性情不投机，不能十分知己而已。后来这人太落拓了，嫖、赌、鸦片，无不尝试，以致潦倒起来，真是可惜。这样看来，人的资质相差，竟有如此之远。若论用功的得法不得法，似乎比资质更紧要。科举时代，多数人知道"时文"是猎取功名的唯一利器，于是把些高头讲章、小题文府之类，埋头没案价揣摩；少数人不屑屑于举业，把经学、小学切实用功，临考试的一年半载中，略略读几篇时文。结果，前一种人，时文并不高明，只落得一身酸腐；后一种人，时文更觉超绝，而且腹满五车。这就是用功得法、不得法的区别。读者诸君不少高年硕学，定知此言不谬。在下十五六以后，用功经学，那时从着一位老师，姚孟醺先生，指点门径，教从《汉书·艺文志》入手，从此得到目录之学，自知哪一门学问该读哪几种书，这是在下终身不忘的得益老师。因此，虽未学医，那《内经》早已当作子书看过了，《伤寒》《金匮》《本草》也大概浏览过了。一到立志学医的时候，知道《伤寒》《金匮》是中医第一部要书，便从此入手。对于医书，尽量买、尽量看。无论哪部书，看了一二页，便知此书的长短。例如，张志聪的书，好比高头讲章的酸秀才，咬文嚼字，不通世情；陶节庵、吴又可的书，好比持筹握算的大腹贾，熟悉行情，时嫌俗俗。看来看去，中医书中，佩服徐灵胎、柯韵伯、尤在泾诸君；日本书中，佩服丹波元简父子，其后又得吉益东洞书，益信古方，得浅田宗伯书，不废时方。而且所从学医的老师是恽铁樵先生，头脑比并世中医为清楚，一方面在览德轩善堂看送诊，每天有三四十病人供我诊察。六七年来，教学相长，造诣到现在的境界。虽不敢夸妙手回春，也不至于草菅人命，更不敢把些果子药搪塞敷衍。这是在下从事医学的经过情形，一字不敢虚假。可笑近年上海出了位学识、经验一时"无两"的名医，吃在下批评过他的"无两"学识，怀恨起来，在他机关报上说"陆某学医不过六七年"，其意以为六七年的医学不配批评"无两"学识，而且唯恐人家误认陆某是个老医，所以说破只得六七年。他哪知道"六七年"的话，在下早经自己宣传，并不隐瞒；又不知道为学方法，以为学问的浅深只以修学年岁为比例，又不想想自己学医共有几年，学的功课是些什么东西。原来他母校里学的《内经》是薛生白的《医经原旨》，《伤寒》《金匮》是《医宗金鉴》，就算埋首用功，已经见不到古书本来面目。这还罢了，还有什么《医学三字经》《本草便读》，都是他所修的"无两"学识。论他年龄，未进他那母校之前，想必在小学校里唱"梅花扫腊"罢（后来又有人说，他在那母校里，终日在外边三朋四友，招揽闲事，做律师跑街的生活，并不用心功课。好在那个学校是不问成绩的，挨到年头，自然算毕业）。这样胎毛未干的黄口孺子，想同在下较量高下，真所谓"虮蜉撼大树，可笑不自量"了。不过他本是鼠一般赶无人处偷窥作闹的东西，如今敢这样放肆，这就是所谓非同小可的原因，教在下灰心，不肯载笔的缘故了。原来"无两"在他机关报上诽谤在下时，在下不合听人挑拨，托律师向临时法院递了一状。等到传审时候，在下早把日期忘记了，没有到庭，"无两"却招了他们一派党羽在法庭上作证，于是判决了"无两"无罪。这原不值什么，但是一推考那些作证的人，他是扰了"无两"一席酒，也因为在下平日的言论太锋芒，无形中得罪了他们，所以肯替"无两"撑腰。这要怪在下自己不好，做医生自顾自吃口饭算了，中医学说的腐败、人物的卑鄙，与我什么相干，要我大声疾呼呢？为了学术的存亡，却自己招得一身怨毒，这是何苦来？因此就有些灰心，不大高兴说话了。此案报上宣布（当然也有大菜效力在内）之后，接得不少慰勉的信，浦东李君融之，因为忘却了地址，没有作书答谢，在此附带向李君道歉。

　　不但如此，上海中医界里活动的人物，什么医会的会长、委员，都是清一色一派。在下虽然也在上海，自恨多了些学问门径、科学知识，少了些吹牛拍马、交际应酬的工夫，当然格格不入，挤不进队伍去。遇事又太径直，眼见一班中医健将张口说"神农岐黄，相传四千年""西医长于解剖，中医长于气化"。在下以为，如此说法正是授人以柄，自暴其短。曾经自告奋勇，凡有对付西医的文字，不妨由我拟稿，由诸公出名，可以少出纰漏。无如他们听了，却有两种怀疑，一是防我夺权，二是完全用了我的学说，他们怕无立足之地。因此，在下愈热心，他们愈痛恨。全国大会的成立，他们费了多少苦心，造成偌大地盘，讵奈许多外埠代表不识相，把陆渊雷也推举为执行委员，打破了清一色纪录，不免加上一种嫉忌。第二次开大会时，他们不过弄个小小玄虚，造些假徽章，场上增添些假代表，吃在下小题大做，当场揭破出来，便格外把在下恨得牙痒痒地。在下与几位同志办的国医学院小有声誉，一色派的两校不免相形见绌。要知道学院的稍有起色，原不是在下的力量，全靠院董、院长与徐衡之、章次公诸君的合力撑持。他们却认错了道路，以为擒贼擒王，打倒了陆渊雷，国医学院便不打自倒。因此，无两的诽谤案发生，那些健将便蜂涌地出庭诬证，若不为打倒在下，无两不过他们队里的后生小子，他们决不肯如此卖力。诸君试想，在下因为怕是非才做医生，如今反弄得是非聚于一身，这是何苦来？

　　照这样下去，还有可怕的事情在后呢。上海的医会，早经名目繁多，一色派的健将，早经身兼数职，黾勉从公，平时替会员代办登记，代领执照，成绩大有可观。新近又发起一会，规模很大，在下姑且叫它新会。新会的发起人倒是一位忠厚长者，但苦眼睛里分不出贤愚，做事没有煞断罢了。春夏之交，有位有体面的会员，不知怎的，人家说他药死了人，大起纠纷，新会里挺身而出，把这风波平息下去。在下何从知道的呢？那天晚上找一朋友，他家中人说："吃大菜去了，因为会里替某君平息了风波，今晚某君请客谢将。"过了几天，新会发出开会通告，在下是照例不到的。又过一天，寄来议决案特刊，约记得有几桩：①同会会员所处药方，无论如何，不得向病家非议。②如有刁诈病家向会员索诈，他会员须一致互相拥护。③如有医家与病家之纠纷，由会向各报馆疏通，勿遽登载。④拟用病家信任委托书，大致是委托某医诊治，生死无悔的意思（以上四条，约略记得如此，原文不能悉记）。

在下心知这种议案，当然因那体面会员有过风波，惩前毖后，想出的方法。这方法是否适当，在下不敢妄议，只是医会发起的如此多，做的事又如此轰轰烈烈，当然是好现象。到了夏天，在下的邻近有个外科医生，附近很有微名，那天治一小孩外症，刀下晕厥，登时死了。病家不肯放过，声张起来，那医生马上被卫生局吊销了执照。据人传说，这医生也经新会会员的介绍入会，也曾缴会费、当会员，所以出了事他就援前例，向会声诉，请求援助，只因与会中诸头领没甚交情，会中置之不理。这样看来，会员尽了同等的义务，却享不到同等的权利，须要看交情起。幸亏这外科医生不过没交情，只落得个不理，倘与头领有些嫌隙，说不定还要落井下石，倘使是头领们欲得甘心的人，就没有病家的交涉，也许会生出风波来，因为他们既会出人于罪，也会入人于罪啦。这样一看，在下便不寒而栗了。医生须不是阎王，饶你本领高强，医一百个，哪里活得五十双。在下用的药，又都是些麻桂姜附、芩连膏黄，不像一色派的豆豉豆卷、焦栀石斛。中医又学说不统一，没个评议标准。倘有在下医不好的人，任凭拿张药方，都可以入人于罪。这话似乎是神经过敏，然而君子见微知著，诗所谓"忧心悄悄，愠于群小"，哪得不深自韬晦，明哲保身呢？在下本想从此不问外事，只管治病读书、吃饭睡觉，至于谬说的流传、庸流的奔竞、学术的显晦、中医的存亡，什么都不管他。如今读者诸君既殷殷属望，只得战战兢兢地赓续下去。说些个人的心得，对于医界里的魑魅魍魉，不敢再铸禹鼎了。还有一层须声明，国医学院与《自强医刊》虽然意气相投，却是各办各事。《自强》报登载诸稿，国医学院事前既不授意，事后亦不过问。《自强医刊》以前是徐庚和主办，托了院中一个学生收发，就在宿舍中做事，庚和商量于学院门首挂块报馆牌子，学院因他不占房屋，就允许了他。如今是唐景韩主办，连牌子都乔迁了。前几期登载卢君宗强的样本与学院的讲义，都是庚和主动，学院非但不授意，而且并不把讲义给他。庚和是学院毕业生，他自有讲义，不须向学院索取。最不好的，还有几篇议论卢君的稿子，事前不但在下不知道，学院诸同人俱不知道。在撰稿的人也许误认卢君是一色派人物，他们在学院中受过一色派多少排挤，未免悻悻。其实，卢君是广东人，在下曾见过，其人诚笃长者，其学说虽完全旧说，亦颇淳粹，不像某氏医宗，八卦、生理等之笑话百出。附记于此，以告读者及前期撰稿者。以上所记，如有虚伪，在下是自堕人格。本篇的题目，要说桂枝的用法标准，如今篇幅已长，景韩需稿已急，又当学院开学期间，在下格外无暇，求诸君宽假一月，下期一定单刀直入，不复迁折，并不是在下卖关子。

　　○以上第九期，庚午九月出版。

　　桂枝，谁都知道是发表解肌辛散之药，唯有吉益东洞的《药征》说得很别致。他说："桂枝主治冲逆也，旁治奔豚、头痛、发热、恶风、汗出、身痛。"现今日本医药界里，桂枝治冲逆已成普通常识，我们中国人听了，不免要疑为胡说。但东洞说的药性都根据《伤寒》《金匮》而来，绝对不是杜撰。如今姑拈出两条，便知桂枝治冲逆的确是仲景遗法。《伤寒论》云："太阳病下之后，其气上冲者，可与桂枝汤。若不上冲者，不得与之。"可见用桂枝汤的标准是上冲。桂枝汤以桂枝为主药，可见上冲就是用桂枝的标准了。《伤寒论》又云："奔豚，气从少腹上冲心者，与桂枝加桂汤。"这一条，《金匮要略》里也有。奔豚的主证是气从少腹上冲心，而治之以桂枝加桂汤，尤可见桂枝是主治冲逆的药品了。仲景的药方，用桂枝的倒有十之七八，可见仲景之用桂枝等于上海医生的用豆豉、豆卷，简直是家常便饭。读者诸君倘把《伤寒》《金匮》细细一翻，就知道药方中用桂枝时，它的病证多半有冲逆的了。

在下钩深索隐地用功，精光赤裸地公布，满望对于中医界里有些小贡献。可是名震一方的时医，决不会光顾到拙著，因为时医生意兴隆，有吃有喝，就使每天有几个钟头的诊余之暇，也要想些消遣法，陶情适意，排除他一天的辛苦。至于青囊秘术，业已足用有余，谁耐烦看这劳什子的医药杂志。唯有知识阶级中的人物，家里眷属曾经病魔缠绕，尝遍了西药的科学疗法，觉得效验不多，尝遍了中医的气化妙术，又觉得言不入耳，很想研究些医药常识，备而不用，免得临时慌张。偶然见到在下这种不中不西、非驴非马的论调，转觉恰配胃口，不住地点头。又有许多时医门下的高足，悬壶伊始，主顾未多，尚肯虚心，自求进步，也有把医药杂志当作正经功课的，见到在下的议论，觉得与师傅的老套法儿大相径庭，不免背地里批评起来："医药须临证实验，读死书是不中用的。岂不闻读书十年，天下无可治之病？桂枝治上冲，就算仲景书中有考据，倘若据以施治而不效，岂非等于纸上空谈？像敝业师那样门庭若市，从不见他用过桂枝。仲景常用桂枝，想必是古今人体质不同，或者是南北方地气殊异，我们现代的江南人，这种大热药谁敢尝试？"不错，医学重实验，不专尚考据。可是像时医的传说，把桂枝当作大热药，不敢尝试，那就一辈子没有实验的机会，一辈子不省得桂枝的妙用了。在下对于桂枝，可说千尝万试，统计他结果，虽有用得不中病的，却罚咒也不见大热的流弊，更没有吃桂枝吃死了的。如今把在下的实验说几桩出来，诸君照样去用桂枝，请放一千二百个心，倘或热坏了，在下可以拍胸脯赔偿。在下未学汤液之前，曾先学过针灸，那位针灸老师替人治病，有时也开药方，却是完完全全的古方。那天在下偶患感冒，咳嗽很厉害，去请教老师，老师说是膀胱咳，开了一剂桂枝汤，加三钱象贝、三钱杏仁，桂枝、白芍也是三钱，叫吃两剂。在下因为从未吃过桂枝，怀着好奇心、尝试心，照单煎服，但觉十分香甜可口。服完两剂，咳嗽居然好了，丝毫没有热象。在下幼年在乡间，体弱多病，乡医断定是什么内热体气，吃起药来，总有一味鲜铁皮石斛，计十三岁以前所吃石斛，不折不扣，总在十斤上下。今番两天之内，吃下六钱桂枝，不觉其热，从前耳濡目染，把桂枝当作大热药的观念，从此一扫而空了。后来从恽铁樵先生学汤液，读《伤寒论》。其时恽先生治病，不大用经方，对于桂枝尤其十分把细，往往很显明的桂枝证，他老人家只用一分桂枝，旁边还注上四个小字，叫作"泡汤煎药"，意思是叫病家先用开水泡桂枝，然后撩出桂枝渣，把这汤来煎其他药味。在下问为什么这样煎法，恽先生说："用桂枝曾经跌过筋斗，不敢不把细。"在下呢，因为自己吃过六钱，又见到吉益东洞的书，深信经方的奇效，等到自己动手治病，便跃跃欲试起来。诸君，做医生的把病人当作药把子试验，这原是不道德的事情，若要试验药效，最公平是自己吃，吃掉了性命也好死而无怨。若把外来病人做试验品，岂非与北平最著名的某医院一样不仁呢？可是自己吃药，先须要自己害病，若使无病时空吃，哪里看得出这味药治病的效验？可恨贱躯从十五六以后，渐渐顽健起来，轻易不肯害病，简直没有试验的机会，没奈何，只得把病人试验起来。不过虽是试验，却根据了仲景的成法、东洞所考征，绝对不是盲人瞎马，无的放矢。还有一说，即算存心不作试验，规规矩矩治病，那么，"幼而学之，壮而欲行之"。既读了仲景、东洞的书，除却仲景、东洞之法，还有什么别的标准呢？这样一想，心君泰然。遇到可用桂枝的病，放胆尽用，分量少则一钱，多则三钱，通常总是一钱半。用法也有因冲逆证而用的，也有因成方而用的（如桃仁承气汤、桂枝茯苓丸等），却从来未见吃坏了的。而且在下的试验，有一件特别便宜机会，你道是什么？原来普通病家吃了甲医的药觉得不对时，明天便另请乙医，所以甲医用药的不对，甲医自己永远不会知道。在下却在一个小小善堂里送诊给药，来者都是贫苦阶级，即使服药不对，苦于无钱另请高明，只得依旧来请教在下。在下把前次的原方留下来，查问服药后情形。若是服药后病势大减的，或服药后病势有大变动

（即所谓瞑眩），随即病势大减的，就在原方上打上两个圈儿做记号；服药后逐渐减轻的，打上一圈；服药后病势转增的，打上一叉；不变不动的，就不做记号。如此记了一个月，把出来统计，打双圈的只有十分之二，单圈的却有十分之五，叉儿的也有二十分之一，其余是无记号的。至于服药后霍然痊愈的，不来复诊，不能叫他送还原方，就不在统计之内了。读者诸君要开口批驳了："陆渊雷休得夸口，病人吃了你的药也有马上呜呼尚飨的，这原方上本该打上两个叉儿，只是死尸也无须复诊，你也不在统计之内了。"诸君不消费心，陆渊雷药死的人，自有公安局统计得明明白白。因为上海改称特别市后，市政府的工作非常努力，公安局恐怕市民有被人谋害，匿不告发之弊，凡遇装棺材、出棺材时，局里印有报告表格，须由诊治过的医生签字盖章，证明因某种疾病而死。在下平日施诊，夏秋间，常每日三四十号，深秋以后，至少也有十余号。自从公安局立下死亡报告书的章程以后，丧家拿我药方来签字盖章的，屈指不到十人。其中死得出于意料之外者，只有一大个中年男子，其病胸胁苦满而呕，在下开了一剂小柴胡汤，服药后不到两小时死了，弄得在下莫名其妙。后来打听，方知其人本患某种急性热病，刚刚轻快些，便动了房事，因此复病。可是诊察时病人、病家俱未实告，在下也自惭脉理肤浅，三个指头上诊不出是女劳复，白白地送了一命，至今心上抱歉。其余死的，都是久病重病，早经说明性命危险，不足为异。切记得有一死者，是五十余岁男子，来诊时不过自诉精神不佳，浑身无力，诊察得脉结代，心动悸，肌肤有营养不良之状，老话所谓"阴亏之极"，在下开了一剂复脉汤，方案末两句是"虽行动如常，却危险万分"。过了三天，拿死亡报告书来签字盖章了。

吹牛标榜，希图推广生意经，在下最是引为深耻，不屑做的。诸君读在下的医学文字不止一天了，在下对于治病成绩可曾吹过一次牛？如今要公布用药标准的实验，为取信于读者起见，故敢不避嫌疑，先说一说治病情形，这是希望读者诸君自己会用药，不是在下自己吹牛拉生意，差可以告无罪吧。

桂枝治冲逆的实验，今年春间，遇到很显明的两案。一案是二十余[①]岁壮盛男子，来诊时，两人扶绰而行，看他呼吸，连头颅肩背一齐动摇，油光光的一脸极汗，自诉胃气痛，困苦欲死，历数医，痛愈剧。细问痛发情形，乃小腹右边先起一块，渐大、渐上攻而痛。在下告以此非胃气痛，特奔豚耳。病家问："诸医一律断为胃气痛，先生云何说是奔豚？且奔豚之名，未之前闻，世岂有此病耶？"在下告以："胃气痛但痛而已，此则疼痛之外，腹中似有气上冲，更为难受。"病人虽不能言，闻言亦点头首肯。病家乃问："性命可保否？务请直说。"在下大笑告之曰："只吃我的药，不许乱吃别的东西。倘若有人见了我的药方吐舌害怕，休得睬他。如此依我施治，倘或死了，我可以自己偿命。"病家亦知重病须重药，表示唯命是听。乃与桂枝加桂汤，桂枝用五钱。隔了一天，病人走来复诊，已气息安和，语言无阻，唯隐隐小痛未全止耳。原来在下治病的善堂给药，与近地两家药铺订了合同，凭条付药，限定每条一剂。这两家药铺看惯了在下的经方，倒也恬不为怪。那人取服一剂后，一身大汗，奇臭非常，痛与冲逆便好了大半，觉得药方对，明天自己掏腰包连一剂，却换了别一家药铺。药铺里一见五钱桂枝，咕哝着说："哪里来的野郎中，桂枝可以用五钱的么？这药怕吃不得！"病家告以："业已吃了一服，病都好了一大半，你省得什么？"药铺才照配给他。于是复诊把方减轻些，加些大黄通了大便，完全复原。后来过四个月光景，又发一次，远不如前次之剧烈，吃了一服三钱桂枝，马上痊愈，至今不复发。

还有一案，是一家小本经商的江北人，来报急病，要求拔号出诊。去时，见病人是四十岁左右的妇女，盘膝坐在地板上，三数人扶持之，闭着眼睛，张着嘴，面赤筋胀，浑身大汗。望她胸脯的呼吸，只见一阵阵上气，不见下气。抚她下颏，试使闭口，则僵硬如石，再也闭不拢来。摸她肚子，皮肉一块块虬结起，形状委实可怕。热度大概高起一度左右，脉象、舌色却甚平和。方持脉时，旁人慰之曰："先生来了，来搭救你，你

---

① 余：原作"除"，据文意改。

有命了。"病人则张目微仰其头，作困苦求救状，告以"病尚可治，安心服药，可以即愈"，则复闭目俯头，作安慰感谢状。因其闻言能表示态度，知其神志自清，并非中风脑出血。细问既往症，据云："十年以前有宿病，常常发厥，十年之内久不发。近因新殇幼女，时时啼泣，顷中饭时忽然泪下，放下饭碗，即便发厥，自始发厥至诊察，不过两小时。"在下因其病有发作性，断为脏躁，又以其冲逆挛急特甚，遂用甘麦大枣、桂枝加桂汤合方，桂枝用四钱。明日上午，病人安然来复诊，适门诊甚拥挤，病人与其他候诊者杂坐闲谈，喉咙甚高，满耳朵"拉块拉块"，听得在下烦躁起来，戏之云："替你医好了病，不知言谢，反来高声'拉块'，是何道理？"因问其服药情形，据云："药下刻许钟，即困倦思睡，扶上床去酣眠，黄昏醒来，病已霍然若失。"这两案皆是桂枝治冲逆的事实，在下因此格外听信张仲景与吉益东洞，知他们决不哄人。

○以上第十期，庚午十月出版。

读者诸君看了本期的题目（仍是桂枝），怕要诧异起来。小小一味桂枝，前一期里已经说了四五千言，难道还没说完，本期还得继续说么？照这样说起来，一部《本草》，怕一百年也说不完哩。诸君休得烦躁，在下并不是拉长调、充篇幅，实因桂枝是用途最广的要药，却被市上俗医当作大热猛烈之药，习非成是，造成空气，弄得稍知药性的病家，一见药方上有了桂枝，便畏虑不敢照服，甚而至于强迫他服了，服后病好了，还说在下打重拳头，行险侥幸，不可为训。社会上有了这种风气，请问不痛不痒的豆豉、豆卷，哪里会消灭？仲景的方法，哪里会推行？中医哪里会显真成绩？哪得与西医较量高下？医药疗病救死的目的，哪里会达呢？在下抱着振兴中医、悲天悯人的弘愿，不肯和光同尘，说几句"中医长于气化，西医长于解剖"的浑话，又见不痛不痒的豆卷、豆豉正在掌着中医的旗帜，狂吹大叫，人人想做中医的"迭克推多①"。结果，丢尽了中医的脸

---

① 迭克推多：英语 *dictator* 的音译，谓独裁者。

面，灭尽了中医的威风。在下若不把中医的道地货表扬出来，社会上必以为中医不过尔尔，中医学怕真要灭亡了。因此，借了一味桂枝矫正中医的错误观念，话便说得多了一些。至于陈陈相因的老套话，决不敢抄袭片词只字，消费读者诸君的金钱、时间、目力、脑力。

用桂枝的标准是上冲，前一期业已说完了，至于上冲与发表解肌的关系，比较的深奥些。这是学理方面的事，不是技术方面的事，已在拙著《伤寒论今释》里说明，本篇也就不说了。本期所说，是与桂枝同体异物的肉桂。桂枝是桂树（不是江浙一带的木樨花）的细小树枝，切开来，里面很硬很白的干儿，外面绝薄一圈很红很香的皮儿，它的有效成分（旧说所谓气味）就在皮儿上。肉桂是桂树大干上剥下来整块的厚皮，足有二三分厚，不带些微树干。依照植物生理学，多年生的乔木灌木，它的躯杆一年便长大一圈，年数多了，中心白色的所在，俱是死过了的老骨壳，不过借它挺硬之力，把树身撑将起来，生机却在外面一层树皮上。空旷处的白果树，往往从树心里自己发出火来，烧剩一个空壳，只要树干没有上下烧断，便依旧枝叶扶苏，年年开花结子。若使一颗合抱不交的大树，用锯子周围锯这么四五分深，不锯断树干，虽依旧高耸入云，却从此枯死，再也不会鞯青了。这都是数见不鲜的事实。可知树皮是树木的生命所寄，不容轻易剥去的。肉桂既是桂树的厚皮，采药的村农不懂植物生理，不省得上下左右一块块交互挖取，一味地贪多务得，一剥一个罄尽，这样剥一回，便得断送一株桂树，不比桂枝，折完了明年会重新钻出来。因此，肉桂的价值比桂枝高起百倍。上海药铺里最上等的肉桂值一百换，即每两一百元，普通将就用的也要十五换、二十换。可是肉桂的效力自然比桂枝来得厚，用四五分尽能有效了。桂枝却不然，中间占分量的是枯死的白干，有效成分只绝薄一层红皮，用少了当然无效。在下家住川沙，是江苏沿海的小县。前几天老父抱病，在下回家侍疾，药方中用二钱桂枝，煎时一点不觉香味，检起药滓看时，那桂枝足有毛笔那么粗，自然皮少干多，效薄而不香了。上海药铺里桂枝，最粗的不过像抽水烟的纸煤那么粗，用一钱，煎起来便喷香。唉，药材的精粗，相差这样远！做医生的处方命量，某药几钱，某药几分，自以为轻重适宜，君臣佐使配合得尽善了，哪知药力厚薄的权衡，实际上操之于药铺的进货员。说破了，真是哑然自失！这样看来，中国药若不提取有效成分，而先要一味味规定他最低量、最高量，真所谓纸上空谈了。

肉桂是桂树干上的皮，桂枝是桂树细枝，有效成分也是皮。枝干虽殊，为皮则一，功效当然不能大异。只是现在市医的观念，桂枝是发散药，肉桂是温补药，立于相反的地位。倘从书本子上研究，《本草经》有牡桂、菌桂两味，人们总以为一味就是肉桂，一味就是桂枝。若问牡桂、菌桂孰为桂枝，孰为肉桂，说的人便主张不一了。而且《本草》上两味的主疗，也看不出什么别异的所在。仲景书中只用桂枝，既无牡桂、菌桂之分，也没有什么肉桂。假令现在的医生，药方上开了牡桂或是菌桂，药铺里包管会退回问讯，因为药铺朝奉只识肉桂、桂枝，不知牡桂、菌桂故也。那么，《本经》上的名目，徒乱人意，只索丢开，还是研究桂枝、肉桂罢。仲景用的一律桂枝，到《千金方》《外台秘要》里便很不一律起来，有桂，有桂枝，有肉桂，有桂心。在下曾经发过呆，把《千金》《外台》彻底翻检，一一与仲景方比较。比较的方法，写桂枝的不必说，是桂枝；写桂心、肉桂的，就姑且当它现在的肉桂；单写桂的，姑且提开一边再讨论。岂知翻检了两天一夜，弄得头昏脑胀，结果丝毫没有头绪。尤其是《外台秘要》，格外夹杂。例如一个桂枝汤，它却先后复出好几处，一处写桂，一处写桂心，也有写肉桂、写桂枝的。这样，要辨别它异同时，岂非问道于盲么？唐以前的古书上，既考不出桂枝、肉桂之异，所以吉益东洞在《药征》上爽爽快快说道："桂枝也，肉桂也，桂心也，一物而三名也。"不过这话也有语病。肉桂与桂心可以说是一物，因为把肉桂去掉外面的枯皮，里面的嫩皮，只用中心油多香烈的一层，就叫桂心。至于桂枝与桂肉，分明形态不同的两种东西，怎能说是一物呢？若说"桂枝也，肉桂也，桂心也，本出一树，其效同"，则无语病矣。

金元以后的医家，说病理则五行运气，说药效则气味厚薄，其实是一派空谈臆测，千百言中难得一两句有实理的。偏生这一派学说，深入人心，牢不可破，这确是中医学日趋退化的大原因。关于桂枝、肉桂，李东垣说过一番话的，他说："气之薄者，桂枝也；气之厚者，桂肉也（即肉桂）。气薄则发泄，桂枝上行而发表；气厚则发热，桂肉下行而补肾，此天地亲上、亲下之道也。"不知桂枝的有效成分也是皮，在树上未剥割时，本与肉桂接连一片，没有什么气薄、气厚的分别，不过桂枝带着许多无气味的白肉，一样用这么些分量时，觉得桂枝味薄、肉桂味厚罢了。假使用大量的桂枝，他的气味也会厚，用微量的肉桂，气味也会薄。据他说桂枝上行，那么前一期里记的两个医案，上冲何等厉害，用了上行的桂枝，怎的反平降下来呢？这样看来，"桂枝上行"简直是无稽之谈。桂枝与肉桂，一样治上冲，不过桂枝宜用大量，肉桂宜用小量，大小之比，总须四五倍以上才行。

现在的医家、病家以及药铺朝奉，深信东垣之论——这些医家也不见得真读李氏书，不过有此观念而已——总以为桂枝是发表药，肉桂是温补药。若使在下说给他们"桂枝、肉桂一样功效"，保管看得见拨浪鼓一般地摇头，千百个不信，这也无可如何。在下呢，很想效法《外台秘要》，把桂枝、肉桂任意混写，可是有些顾虑，不敢孟浪。譬如，麻黄汤、桂枝汤、青龙汤、葛根汤等解表药，有了桂枝，病家便已踌躇不敢服了。若使写上一味肉桂，一定被人骂得狗血喷头："外感风寒的病，用温补药把邪气补住了，岂不要送命！"因此，解表药中的桂枝，在下未敢用肉桂试验过。至于八味丸、复脉汤等，照现代的规矩，必须用肉桂的了，在下却常常代以桂枝，结果依然有效，并不会出汗掏虚身子。甚而至于桃仁承气汤、桂枝茯苓丸等，桂枝、肉桂任意乱用，不过分量注意，其功效也一般无二。可知《外台秘要》把桂枝、桂心、肉桂乱写，其实无须分别啦。

桂枝、肉桂总算都说完了，还要说说煎煮收藏的法子。凡是芳香的东西，它的成分总属挥发性，容易向空气里逃跑，因此芳香药不可久煮，收藏时须密密盖塞，勿令泄气。医生用薄荷时，旁边一定注上"后下"两字。他们只知道久煮无效，不知是芳香容易挥发完的缘故，这叫作"行矣而不著，习焉而不察"。也不要怪他，用肉桂时，或是丸吞，或是末冲，多半不煮，这方法都很对的。独于桂枝，因为是不值钱的东西，夹在成大把药料里乱煮百沸，不管它有效成分挥发掉，这就可商之至。在下主张，凡是芳香药都得后下，香味愈烈，愈不耐久煮。铁樵先生用一二分桂枝泡汤煎药，诸君试想，一泡就出来的东西，一定是最善挥发的成分，再经撩出桂枝久煮，那桂枝成分不要挥发完么？所以这泡汤煮药的法子，小子却不敢效颦。至于药铺里收藏方法，只问价钱贵的，便用瓷器密盖，贱的就当风散置，因此麝香、冰片的收藏法是对的，薄荷、桂枝的收藏法便不对。上文说的二钱桂枝煮不香，一半因为干儿太粗，一半也怕是乡下医生不用这味药，药铺里备而不用，积年累月放置抽斗内，香味早已挥发完的缘故。

〇以上第十二期，庚午十二月出版。

我们的敝高徒

《自强医刊》

诸君倘或刚领教过尊夫人的娇嗔薄怒，或是刚打过八圈麻雀，吃了人家一副五百和勒子，心里有些不痛快时，读了在下这个带些矛盾式（既称"敝"又称"高"）的题目，也许会破涕为笑吧！"陆渊雷花样真多，倒要看他又怎样一回把戏。"唉！诸君便乐了，可知我陆渊雷才苦哩，从前的《中国医学月刊》，现在的《自强医刊》，在下不合一时嘴软，对主办人许下了常期撰稿。忙得不可开交的人，稿子迟做了一二天，便信哩，电话哩，催个不歇。若使只顾拖迟下去，那主办人少不得大驾光临，在下便得倒贴他香烟与茶，稿子还是赖不掉。说句奶奶经："不知是哪世里短了他的！"今天早晨，照例洗脸刷牙之后，刚刚爬上诊病桌子，病人刚伸出枯柴般的手向脉枕上一靠，外面便送进一封邮件来。一看之后，乃是端端正正两册《自强医刊》。虽然不敢违犯邮局规例，里面没有夹着字条子，可是在下一颗心已经卜突卜突跳个不住，耳根里好像是景韩的声音："陆先生，请你把《用药标准》赶紧做下去哩。"好容易按定心神，看完了病，接着便是吃饭、洗脸，还有生平深恶痛绝的大恭、小便也一件件催逼上来，以及日常几桩应做的事一一应付过去。冬天的日子真短，已经是黄昏时分了，索性吃了晚饭，便磨墨伸纸还这笔墨债。要是诌不到二三千字，这一夜便与衾枕无缘了。诸君你道苦不苦，可怜不可怜！

诸君可知道在下自出题自作文，为什么出了个"用药标准"的题目呢？实不相瞒，当初担任了长期撰稿，自己想想，要是仿照外面风起云涌的医书、医报，一把剪刀，一罐浆糊，剪剪贴贴，改头换面，那么，一晚晌便可编成挺大一部医书。省力是省力了，可是读者诸君目光如电，一朝西洋镜拆穿下来，陆渊雷的小小牌子便会弄得稀糊歹烂，与夫己氏一样无聊了。要是不袭陈言，做得有精彩些，休说是下笔成文，便每期找个题目，也得爬耳搔腮、吸烟喝茶闹个不歇，这就觉得太麻烦了。想来想去，还是一部《本草》题目最多，什么三百六十味哩，一千二百味哩，取之无穷，用之不竭。任便取一二味，拼着把自己些少小关子无条件公布出来，也得一期期敷衍过去，再加上些嬉皮俏脸，把读者诸君哄得笑口常开，便完了我的责任。如此办法，又省事，又精彩。有理有理，到底陆渊雷有出息，亏你想出来，得，就是这么玩吧……因此，就做了那些《用药标准》了。这法子果然不错，扳上指头一算，只得人参、桔梗、麻黄、桂枝四味药，已经敷衍过十二期，还博得诸君不少采声哩。

话可是要说回来，用药标准究竟与药物学有极密切的连带关系。若讲药物学，我们那位又落拓又肮脏的贵友章次公，比在下要高明多了。我们做这劳什子的医报稿子，既是捞不到一文大钱，多少总想响响名气。这就好比名伶唱戏一样，《霸王别姬》是梅兰芳的拿手好戏，程艳秋便不肯同时也唱；《红拂女》是程艳秋的拿手好戏，梅兰芳便不肯同时也唱，为的是唱出来不如他人，怕因此坏了名声。如今，药物学既是章次公的拿手好戏，在下唱起这"用药标准"同样的调调儿来，无论如何卖力，哪里唱得过次公！若使读者诸君说一声"渊雷不及次公"，那才值得呕人呢！这样说来，在下这个题目毕竟想得不大巧妙。老实说，以前几篇东西，下笔时要避免与次公的雷同，很出了几身臭汗哩。即如用柴胡、附子的标准，在下是老早想献丑出来的，可是翻出《自强医刊》一看，次公的大作，业已登载过了。若使在下再做这两味，其实翻不出什么新腔来，不但如此，便是戏码，也厌排得太重叠了，柴胡了又是柴胡，附子了又来附子。诸君不要听腻烦么？今天晚上，除掉柴胡、附子两味，要想一味仲景常用的要药，而时医所不敢用、不会用的，一时哪里想得起来。正在急得屁滚尿流的当儿，忽然起了下面两个动机，便临时变更戏码，来一个"我们的敝高徒"了。当在下拍着洋卷儿，扮着鬼脸儿，前面一张素纸，手里一杆①秃

---

① 杆：原作"干"，据文意改。

笔，找不出一味药做题目的时候，一手翻着那册早上寄到的医刊，见江晦鸣君（这位仁兄的姓名、地址很奇怪，怕就是江惠民，那又是我们的敝高徒了，江君休得藏头露尾，也请你把庐山真面现出）的建议："盖尝闻人言，《自强医刊》只谈学理，不务实验，为说空话之医报。"这几句话，很足以开在下的话匣了。不知那位说话的人，以为哪几种医报是实验的，是说实话的？是不是连篇累牍登载些手淫、遗精、白浊方子，以及女子子宫病等，就算实话么？是不是登载些他人医不好我医好的医案，病人既无姓名，又无住址，就算实验、说实话么？说到这里，又记起一件事来了。当年在下初登医校讲坛，在医界里原是个悄没声儿的下等角色，奇怪那些学生偏生太听信在下的怪学说，弄得那些名教授恨如切齿，替在下定一两句考语，叫作"只会空谈，不会治病"。可是在下教医书一直到如今，居然在国医学院里胆大脸老，当起教务主任来，而且把那些一拨一跳的青年学子要打要骂，摆布得伏伏贴贴。学生的自身以及家属亲戚倘找在下医病时，没有法子推辞，只得硬着头皮去医，靠仲景菩萨的威灵默佑，总算没有栽筋斗。要不然，现代的青年学生何等调皮强硬，肯饶我空吹法螺，空提威阔么？如今《自强医刊》载着在下的文字，医刊便也变成空谈了。如今之计，要找些验案登载呢，壁厨角里检些旧方贴，未尝不可塞责。可是登载活医生验案的玩意儿，已经各医报做下模范，读者诸君也早心领神会，知道是营业广告了，在下何必拿着火腿向阴沟洞里塞？这是在下请出敝高徒的第一个动机。

上海国医学院的学生，那就是我们的敝高徒了。他们在红卍字会医院临诊实习，在那里，次公做中医部主任，就由他负指导之责。在下只信任次公的学力，不信任次公的落拓，怕他贪赖，听凭学生们胡乱药人，不就轨范，于是出了个"临诊一得"的题目，叫他们写些医案事实来，由我也指导一下。那个医案，卍会里都有存根，假造不来，比出题作文更来得硬碰硬。课卷收齐了，正在求疵索瘢地批阅，衡之、次公想着要印第三期院刊，叫在下做几句。在下也为省力起见，提议把这些"临诊一得"一律登上去，不过在批语中稍微带些对外的口气，衡之、次公赞成了。在下正自喜省力得乖巧，岂知《自强医刊》又要做几句哩。闻得报馆里的投稿家有一稿两投的妙法儿，又有什么抄袭的妙法儿，在下何妨两法并用，既抄袭，又两投，这是请出敝高徒的第二个动机。

有了这两种动机，便老实不客气，直抄四篇，庶几这一期的医刊，又厚，又有实验、说实话了。而且这些敝高徒都是在院的学生，没有毕业，没挂医生招牌，当然没有广告的嫌疑。不过要声明，这四篇并不是挑选顶好的，只取他四种格式而已（琰按：原文取四种不同之疾病），诸君欲观全豹，请看《上海国医学院院刊》第三期。至于在下的批语，因为要登《院刊》，不便做油腔滑调的白话文，只得诌几句文言，诸君休嫌沉闷。

还有晦鸣君所说的两位主干，徐庚和跑到日本去了，现在的景韩，他尊姓唐，医刊上有唐景韩的医室广告，晦鸣君难道未见么？这两位，哈哈，也正是我们的敝高徒哩。阿也，在下要想省些力，才请出敝高徒来，如今下笔滔滔，不觉又是数千言了。对不起，在下今晚偏要早些睡觉，再会。下文便是敝高徒，一掀帘子，袍笏登场哩。

○以上第十三期，辛未一月出版。

琰按：《自强》十三期载母院同学"临诊一得"课卷四篇，此其序文也。课卷乃同学作品，故不录入。此篇系接续《用药标准》而来，此后《用药标准》未曾继续，《自强》亦旋即停刊，故编次于此。